Psychotherapie: Praxis

Die Reihe Psychotherapie: Praxis unterstützt Sie in Ihrer täglichen Arbeit – praxisorientiert, gut lesbar, mit klarem Konzept und auf dem neuesten wissenschaftlichen Stand.

Mehr Informationen zu dieser Reihe auf http://www.springer.com/series/13540

Marie-Luise Althoff

Macht und Ohnmacht mentalisieren

Konstruktive und destruktive Machtausübung in der Psychotherapie

Springer

Marie-Luise Althoff
Bielefeld
Nordrhein-Westfalen
Deutschland

Psychotherapie: Praxis
ISBN 978-3-662-50328-7 ISBN 978-3-662-50329-4 (eBook)
DOI 10.1007/978-3-662-50329-4

Die Deutsche Nationalbibliothek verzeichnet diese Publikation in der Deutschen Nationalbibliografie; detaillierte bibliografische Daten sind im Internet über http://dnb.d-nb.de abrufbar.

Umschlaggestaltung: deblik Berlin
Fotonachweis Umschlag: © dadima/de.fotolia.com

Gedruckt auf säurefreiem und chlorfrei gebleichtem Papier

Springer ist Teil von Springer Nature
Die eingetragene Gesellschaft ist Springer-Verlag GmbH Germany
Die Anschrift der Gesellschaft ist: Heidelberger Platz 3, 14197 Berlin, Germany

Vorwort

Machtstreben und Machtausübung sind oft negativ konnotiert. Es wird meist über die eigene Ohnmacht und die Macht „der da oben“ gesprochen, äußerst selten über das eigene Streben nach Macht. Die alltägliche Machtausübung bzw. Machtergreifung geschieht unbemerkt, heimlich und ist tabuisiert. Es scheint erforderlich, sich angesichts der Phänomene der unsichtbaren Macht und auch der zunehmenden Macht- und Herrschaftskonzentration in unserer globalisierten Gesellschaft mit eigenen und fremden Vorstellungen von Macht zu konfrontieren.

„Willst du den Charakter eines Menschen erkennen, so gib ihm Macht“, soll Abraham Lincoln gesagt haben. Heute wird meist entgegnet, dass dann nicht der wahre Charakter sichtbar werde, sondern ein neuer. Möglicherweise ist letztere Feststellung erst in unserer Gegenwart zutreffend, in welcher der Charakter nicht festgefügt, sondern wandelbar scheint, in der Menschen sich vielschichtige Identitäten erarbeiten – vor dem Hintergrund moderner Individualisierungstendenzen, in der Konzepte wie „Bastelbiografie“, „Patchwork-Identität“, „Der flexible Mensch“ (Eickelpasch u. Rademacher 2010) formuliert werden können.

Oder kann man das so genannte Stanford-Gefängnis-Experiment (Zimbardo 1971) doch als Beweis für die unter bestimmten Umständen zum Bösen tendierende Natur des Menschen nehmen, unabhängig davon, in welchem Zeitalter wir uns gerade befinden? Das Stanford-Gefängnis-Experiment, das Philip Zimbardo mit Freiwilligen im Sommer 1971 im Keller der Psychologischen Fakultät der Universität in Kalifornien durchgeführt hat, wurde vorzeitig nach sechs Tagen in einem Desaster abgebrochen. Die Teilnehmer, die sich freiwillig gemeldet hatten, waren sorgfältig ausgesucht und auf psychische Durchschnittlichkeit und Gesundheit getestet worden. Und verwandelten sich bis auf wenige Ausnahmen in machtbesessene Wärter und unterwürfige, sich selbst erniedrigende Gefangene. Zimbardo geht davon aus, dass wir alle, wenn wir in eine Machtposition kommen, damit in einer neuen Situation sind und uns anders verhalten, also einen anderen Charakter ausbilden können. Zimbardo (2008) spitzt seine These zu, indem er meint, dass jeder unter bestimmten Umständen gut oder böse werden könne. Welcher Anteil daran muss den Umständen bzw. dem Rahmen zugerechnet werden, welcher Anteil der Integrität oder Charakterstärke des Einzelnen?

Wie kann der Einzelne seine Integrität bewahren angesichts widriger Umstände? Nietzsche z.B. befasste sich mit der Überwindung von Ohnmacht. Er formulierte einen Willen zur Macht: „Nur wo Leben ist, da ist auch Wille: aber nicht Wille zum Leben, sondern – so lehr ich's dich – Wille zur Macht“ (Nietzsche 1980). Wille zur Macht zeigt sich seiner Meinung nach, indem einem Menschen Weltinterpretation angesichts von Schicksalsmächten gelingt. Das bedeutet u.a., sein Schicksal nicht zu erdulden, sondern es zu wollen. Wollen – so Nietzsche – befreie von Abhängigkeit und Ohnmacht. Deshalb habe der freie Mensch „das größte Machtgefühl über sich“. Wenn der Mensch aber bestimmte Erfahrungen machen will, dann ändert sich die Frage „Warum ich?“ zu einem „Wozu will ich diese Erfahrung machen? Welche Erkenntnisse sind mit dieser Erfahrung verbunden?“.

Machterfahrung und Machtausübung in Beziehungen werden in diesem Buch untersucht im Hinblick auf die dabei wirksamen Faktoren des inneren Rahmens eines Individuums, u.a. Ethik, Moral, Überzeugungen über gutes Zusammensein, religiöse Vorstellungen, Sinngebungen, und die wirksamen Faktoren des äußeren Rahmens, u.a. Menschenrechte, Gesetze, Rechte, Institutionen, Berufsordnungen, Patientenrechtegesetz, Psychotherapie-Richtlinien sowie die Wechselwirkungen von innen und außen. Dadurch wird es möglich, herauszustellen, wie Machtausübung und Überwindung von Ohnmacht in privaten und professionellen Beziehungen gelingen können und dabei gleichzeitig der gesellschaftliche Kontext einbezogen sein kann.

Stellen Sie sich eine Person namens Herr Gutwille vor, die davon überzeugt ist, dass alles auf friedlichem Weg erreicht bzw. gelöst werden kann. Was passiert, wenn jemand Herrn Gutwille in einem „Überraschungsangriff" etwas vorsetzt, was er nicht gut findet und auch nicht will? Beispielsweise könnte Herr Gutwille mit seiner Frau zusammen kürzlich ein Reihenhaus in einem Neubaugebiet erworben haben. Eines Samstagmorgens wacht er von lautem Rufen und Hämmern auf. Er geht zum Fenster. Er sieht, dass sein Nachbar mit zwei anderen Männern begonnen hat, einen Zaun (auf seinem eigenen Grundstück – der Nachbar übertritt also kein Gesetz) zu errichten. Seine Frau ist empört: „Der hätte uns fragen müssen. Geh raus und sprich mit ihm! Übrigens, das Grün des Zauns finde ich schrecklich." Beide Eheleute erleben es so, dass eine Kampfansage vom Nachbarn ausgeht. Herr Gutwille denkt nicht, dass er selbst es z.B. versäumt hat, über einen Zaun nachzudenken und sich mit dem Nachbarn in Verbindung zu setzen, dass er nun seine Ansprüche durchsetzen müsste. Stattdessen definiert er sich als Opfer seines aggressiven Nachbarn und bedenkt nicht, dass er damit verdeckte Kampftechniken anwendet wie Keine-Ansprüche-Stellen, Unauffällig-Bleiben, Pflegeleicht-Sein und dass er damit unter Zuhilfenahme des Machttabus agiert, als Reagierender den anderen schlecht macht und die eigene Meinung über die des anderen setzt. Ich will damit nicht sagen, dass diese Reaktionen von Herrn Gutwille schlecht sind, will sie also nicht bewerten, sondern lediglich feststellen, dass seine Reaktionen die Anwendung einer speziellen Machtstrategie unter Ausnutzung des Machttabus beinhalten. Nebenbei bemerkt, bedient er sich einer Strategie, die häufig mit Selbstschädigung und Krankheit einhergeht, weil es ein Kampf darum werden kann, wer zuerst angesichts von Schuldgefühlen kapituliert.

Die bewusste Entscheidung zur Durchsetzung des eigenen Willens und der eigenen Interessen ist eine notwendige und oft sogar überlebenswichtige Fähigkeit. Ich werde untersuchen, warum die Fähigkeit zur Machtausübung dennoch in weiten Teilen unserer Kommunikation so ausgeblendet bzw. verschleiert wird. Insbesondere geschieht die Ausblendung dieser Fähigkeit auch in psychotherapeutischen Beziehungen (Springer et al. 2005), obwohl paradoxerweise die Frage des Umgangs mit Macht und damit auch die Gefahr von Machtmissbrauch in jeder Therapie gegeben sind. Die Gefahr besteht aufgrund der Asymmetrie der therapeutischen Beziehung. Es stellt sich darüber hinaus die Frage, wie Macht in Psychotherapie auf beiden Seiten ausgeübt wird.

In erster Näherung könnte man die Situation so charakterisieren, dass ein Hilfesuchender mit einer ungelösten Fragestellung, gegenüber der er sich ohnmächtig fühlt, zu jemandem kommt, der Wissen und Expertentum anbietet, also implizit erklärt, dass er sich mächtig genug fühlt, das Problem meistern zu können. Dieser Sachverhalt ändert sich auch nicht, wenn Therapie als Hilfe zur Selbsthilfe verstanden wird. Umgekehrt sind Psychotherapeuten Anbieter einer Leistung, die auch von Kollegen angeboten wird. Der Hilfesuchende ist also nicht auf den Psychotherapeuten angewiesen, kann auch zu einem Kollegen wechseln und dadurch Macht ausüben.

Angenommen eine Patientin, nennen wir sie Frau Spielviel, wäre bei Ihnen zu einem Erstgespräch. Das Gespräch läuft gut, Sie können sich vorstellen, sie weiterhin zu sehen, und Sie bieten ihr am Ende weitere Termine an. Nun lächelt Frau Spielviel: „Ja, ich habe mich gut gefühlt bei Ihnen, aber ich habe noch drei weitere Erstgespräche bei Therapeuten, die ich mir auch noch anschauen möchte." Ich will nicht sagen, dass Frau Spielviels Verhalten schlecht ist oder sie das so nicht machen sollte, sondern dass sie ihre Machtposition nutzt und Sie als Therapeut möglicherweise in einer derartigen Situation ein Ohnmachtsgefühl spüren könnten.

Dass Macht und Machtausübung in der Psychotherapie auf beiden Seiten ein grundsätzlich unausweichliches Thema darstellt, dürfte unstrittig sein. Dennoch beginnen Psychotherapeuten gerade erst, die konstruktiven und destruktiven Aspekte von Macht zu reflektieren. Ich verstehe diese Lücke sowohl aufseiten der Psychotherapeuten als auch aufseiten der Patienten als Mentalisierungsdefizit. Kürzlich fragte mich eine Supervisandin, als ich von der Entfaltung der destruktiven Seite von Macht in einer von ihr durchgeführten Psychotherapie sprach, ob es denn überhaupt auch „gute Machtausübung" gebe.

Die Gefahr, die mit einer Verleugnung der Machtverhältnisse in einer Psychotherapie einhergeht, ist die, dass destruktive und missbräuchliche Strukturen unbemerkt, z.B. durch gemeinsames Verlagern nach außen, verschleiert und bagatellisiert werden und dann nicht mehr bearbeitet werden oder dass sie unbemerkt zu einer malignen Entwicklung in der Psychotherapie führen können.

Psychotherapeut Winsoft und Patient Immerschwarz glauben, dass sie beide unter der Macht leiden, die vonseiten der gesetzlichen Krankenversicherung auf sie ausgeübt wird. Sie regen sich darüber auf und können nicht verstehen, dass der Kostenträger – in der Person des Gutachters – wissen möchte, wie lange die Therapie voraussichtlich noch laufen wird und ob eine gute Entwicklung absehbar ist. Beide fragen sich gegenseitig nicht, ob der jeweils andere nicht aktiver und hilfreicher oder motivierter sein könnte und „ob das Ganze denn überhaupt schon etwas gebracht hat". Damit klammern sie das Machtthema aus ihrem Verhältnis aus. Ich will nicht sagen, dass das gemeinsame Klagen über das Außen schlecht ist bzw. letztgenannte Fragen für sich genommen gut sind. Vielleicht würde jeder von uns derartige Fragen aus Bequemlichkeitsgründen sogar ausklammern wollen. Meiner Meinung nach gehen Herr Winsoft und Herr Immerschwarz mit einer Auslagerung der Machtthemen nach Außen das Risiko ein, dass sich zwar ihr psychologisches Allgemeinwissen und ihr persönlicher Handlungsspielraum erweitern – z.B. erlebt Herr Immerschwarz neue Dimensionen in der therapeutischen Beziehung wie Zuhören-Können, Empathie, Authentizität, Nähe –, dabei jedoch die Dimensionen der Entwicklung eigener Durchsetzungsfähigkeit, des eigenen taktischen und strategischen Denkens und Verhaltens außen vor bleiben.

Dieses Buch handelt von bewusster und ausgesprochener Machtanwendung, ist ein Plädoyer für gemeinsam verhandelte Machtgestaltung und -kultivierung sowie für den Erwerb von Machtkompetenz auf beiden Seiten. Diese Themen werden für den Bereich der Psychotherapie expliziert, jedoch beschränken sich die Anwendungsmöglichkeiten natürlich nicht darauf (▶ Kap. 8). Die Fallvignetten, die in ▶ Kap. 5 und ▶ Kap. 6 dargestellt werden, sind gegenüber der Realität so verändert, dass eine Identifizierung der jeweiligen Patienten und Psychotherapeuten nicht mehr möglich ist.

Erwarten dürfen Sie u.a. Antworten auf die Fragen:

- Ist es etwas Schlechtes, Macht zu nutzen, Einfluss auszuüben, um sich durchzusetzen?
- Wie kann man lernen, machtvoll zu agieren?
- Wo ist die Grenze zwischen konstruktiver und destruktiver Machtausübung?
- Wie kann ich konstruktive Machtspiele genießen und aus destruktiven Machtspielen aussteigen?
- Wie kann ich Ohnmacht überwinden?
- Erfordern manche Situationen Durchsetzungsstärke und eine gewisse Distanz und andere Situationen eher Nähe und Glaubwürdigkeit und Überzeugungskraft?
- Wie können Interventionen und Reaktionen hinsichtlich ihrer Wirkung evaluiert werden?
- Wie kann es gelingen, eine Vorstellung von der Macht der initiierten Bewusstseinsprozesse und Visionen für die individuelle psychotherapeutische und private sowie gesellschaftliche Dimension zu gewinnen?

Marie-Luise Althoff
Bielefeld, im Sommer 2016

Danksagung

Mein herzlicher Dank gilt zunächst meiner wunderbaren Familie, die mich in der Phase der Manuskripterstellung ermutigt und unterstützt haben. Durch die Geduld aller konnte ich überhaupt die Kraft für die Fertigstellung des Buches erfahren.

Allen Freunden, Supervisanden und Seminarteilnehmern, die mich motiviert haben, mich diesem Thema zuzuwenden und es zum Abschluss zu bringen, danke ich vielmals. Meinen Patienten und Selbsterfahrungsteilnehmern, durch die ich so viel lernen durfte und die Geduld mit mir haben, danke ich ganz besonders.

Das kritische Korrekturlesen und die anregenden Gespräche mit Freunden und Verwandten war mir eine Freude – vielen, vielen Dank dafür!

Ich danke ganz herzlich meiner Bürokraft, die mich in dieser Zeit besonders unterstützt hat und die Abbildungen grafisch umgesetzt hat, für ihre Treue und ihr Engagement.

Bei Monika Radecki vom Springer-Verlag, die das Thema dieses Buches begeistert aufgenommen hat, mir stets Mut machte und mich geduldig begleitete, und ebenso bei Sigrid Janke für die vielen aufmunternden Worte und die schnelle und unkomplizierte Hilfe, wo es nötig war, bedanke ich mich herzlichst.

Bei meinem Lektor Volker Drüke bedanke ich mich zutiefst, der mich beeindruckt hat mit seinen wertschätzenden, behutsamen und zugleich kompetent-konstruktiven Veränderungs- und Verbesserungsvorschlägen. Es war sehr hilfreich, sich seiner Erfahrung anvertrauen zu können.

Zuletzt möchte ich meinen Dank richten an die Kraft des Lebens selbst, die mich durch diesen Prozess geleitet hat.

Marie-Luise Althoff
Bielefeld, im Sommer 2016

Die Autorin

Dr. phil. Marie-Luise Althoff, studierte Mathematik, Psychologie und Pädagogik; sie ist Psychoanalytikerin, Dozentin, Supervisorin und Lehrtherapeutin. Sie arbeitet in freier Praxis in Bielefeld und unterrichtet im Rahmen von Lehraufträgen an mehreren Ausbildungsinstituten und Universitäten. Interessengebiete: sicherer Rahmen, Mentalisieren und mentalisierungsbasierte Therapie sowie Paartherapie. Sie ist Gründungsmitglied des deutschsprachigen Netzwerks Mentalisieren.

Inhaltsverzeichnis

Einleitung

M.-L. Althoff, *Macht und Ohnmacht mentalisieren*, Psychotherapie: Praxis,
DOI 10.1007/978-3-662-50329-4_1

Psychotherapeuten arbeiten stets im Spannungsfeld von Macht und Ohnmacht. Dabei fällt auf, dass sie gerade erst anfangen, diese Gegebenheit explizit zu reflektieren. Ein wichtiger Grund besteht meiner Einschätzung nach darin, dass viele Psychotherapeuten sich – plakativ gesprochen – eher als menschenfreundliche Idealisten denn als egoistische Materialisten fühlen. So erklären sie meist, dass sie ihre Arbeit mehr aus idealistischen denn aus kommerziellen Beweggründen tun. Insofern scheint es dann nicht notwendig, die Spielregeln der Macht zu erkennen bzw. kennenlernen zu müssen. Hielte man es für notwendig, dann müsste man vor sich selbst und vor anderen das eigene Interesse am Thema, vielleicht sogar das eigene Machtstreben rechtfertigen. Eine Auseinandersetzung mit dem Thema „Machtausübung in der Psychotherapie" halte ich für sinnvoll, weil sich unsere heutige Welt gewandelt hat zu einer Gesellschaft des „real existierenden Neoliberalismus" mit entsprechendem Wertesystem. Über die Auseinandersetzung mit diesem Wertesystem komme ich zu einer Positionierung, welche Machtausübung konstruktiv und welche destruktiv genannt werden sollte.

1.1 Psychotherapeuten und ihr Selbstverständnis

Obwohl Psychotherapeuten schon immer im Spannungsfeld von Macht und Ohnmacht arbeiteten, wurde erst in neuerer Zeit die systematische Auseinandersetzung mit dem Thema eingeleitet (Buchheim u. Cierpka 2000) und gefordert (Person 2003). Mit dem Sammelband „Macht und Ohnmacht" (Springer et al. 2005) wurde die Diskussion angeregt.

Alle dort zu lesenden Beiträge befassen sich mit der Komplexität von Macht- und Herrschaftsstrukturen – sowohl in der inneren als auch in der äußeren Realität – aus psychoanalytischer Sicht. Zum einen sind Psychotherapeuten im Behandlungsraum gleichermaßen mit fremden wie auch mit ihren eigenen Vorstellungen von Macht und Ohnmacht konfrontiert, mit der Versuchung, diese zu agieren oder zu inszenieren. Sie sind dabei gefordert, mit diesen Vorstellungen verstehend und nicht agierend umzugehen und dieses Verstehen den Patienten zur Verfügung zu stellen. Zum anderen sind sie Teilnehmer der Öffentlichkeit und Berufspolitik. Um diese aktiv mitzugestalten, müssen sie ihre Macht- und Ohnmachtsphantasien kontinuierlich selbst analysieren.

Auf der Ebene von Aus- und Weiterbildung hat sich bislang trotz Kritik an den hierarchischen Macht- und Ausbildungsstrukturen – formuliert u.a. schon von Anna Freud, Michael Balint, Otto Kernberg und Johannes Cremerius – bislang wenig verändert. Auch aktuell wird über dieses Thema ausführlich reflektiert (Wiegand-Grefe u. Schuhmacher 2006; Schmidbauer 2015; Thorwart 2015; Tibone u. Schmieder-Dembek 2015).

Viele Psychotherapeuten haben ein ungeklärtes Verhältnis zu diesem Thema. Ich vermute, dass die meisten Psychotherapeuten sich eher als menschenfreundliche, philanthropische, altruistische Idealisten (φιλανθρωπ ος) denn als egoistische, geldliebende Materialisten (¢fil£rguron) fühlen. So erklären die meisten, dass sie ihre Arbeit mehr aus idealistischen denn aus kommerziellen Beweggründen tun (Kernberg et al. 2005; Kämmerer u. Funke 2004).

Mein eigenes Selbstverständnis änderte sich vor einigen Jahren schlagartig, als mich ein guter Freund fragte, warum ich denn so viel Geduld und Verständnis für Menschen aufbringen würde, mit denen ich weder verwandtschaftlich noch freundschaftlich verbunden bin. Ob ich das auch machen würde, wenn ich kein Geld dafür bekäme. Ich war froh, dass mir die allermeisten Menschen so sehr am Herz lagen, dass ich beruhigt sagen konnte, dass ich meine Zeit auch ohne Geld zur Verfügung stellen würde. Etwas unbehaglich war mir schon dabei, denn würde ich kein Geld bekommen, könnte ich nicht so viel Lebenszeit zur Verfügung stellen. Und was meinte ich mit „am Herzen liegen"? Des Weiteren fielen mir auch vereinzelt Menschen ein, die ich ohne Geld nicht hätte sprechen wollen. Wenn ich selbst jetzt froh bin, dass ich das Wort „vereinzelt" nutzen konnte und kann – was ist die Gefahr? Was war bzw. ist meine Motivation, hilfsbedürftigen Menschen Psychotherapie anzubieten? Bei mir ist es das gute Gefühl, hilfreich gewesen zu sein, gebraucht zu werden, Vertrauen und Anerkennung entgegengebracht zu bekommen. Mir wurde bewusst, dass das natürlich anderen nutzt, dass es aber *mein* gutes Gefühl ist, das mir die Anstrengung wert ist bzw. die Freude an der Arbeit erhält. Bekanntlich ist der Altruismus, die Uneigennützigkeit oder Nächstenliebe, ebenso schwer zu fassen wie sein Gegenspieler, der Egoismus, die Selbstliebe. Vermutlich handelt es sich um zwei Seiten derselben Medaille.

In nahezu allen sozialen Berufen wird das so genannte Helfersyndrom diskutiert. Dieser Begriff wurde 1977 von Wolfgang Schmidbauer geprägt. Er benannte die möglichen psychischen Probleme in helfenden Berufen und fasste diese unter dem Begriff „Helfersyndrom" zusammen. Nach Schmidbauer gehen viele Menschen in helfende Berufe, weil sie dort unbewusst ihre eigenen Abhängigkeitsbedürfnisse leben können. Ursachen dafür werden in der frühen Kindheit des Helfers verortet. Alles läuft letztlich darauf hinaus, dass der Helfer gegenüber seinen Klienten versucht, die ideale Elterngestalt zu sein, die der Helfer selbst sich in seiner Kindheit phantasiert hatte. Dieser Zusammenhang wird oft unter dem Stichwort „Helfen als Abwehr" genannt. Eine Begleiterscheinung ist, dass oft Gefühle und Beziehungen zu Nicht-Hilfsbedürftigen abgewehrt werden oder Personen als hilfsbedürftiger eingeschätzt werden, als sie sind.

In einem meiner Seminare zum Thema Macht wurden als Motivationen, den Beruf des Psychotherapeuten zu ergreifen, u.a. spontan genannt:

- Verständnis aufbringen und verstehen können
- Mitleid haben
- Für eine bessere Welt eintreten
- Anderen die Hilfe geben, die man selbst gern gehabt hätte
- Eltern helfen
- Traumatisierungen lindern

Macht ausüben wollen wurde erst in zweiter Linie von den Teilnehmern diskutiert – und „weil es ja Thema des Seminars ist".

Dass Psychotherapien wirken, ist mittlerweile anerkannt (Meyer et al. 1991; Wampold 2001). Wenn der Erfolg gegeben ist, dann könnte es ja unnötig sein, das Thema Macht genauer zu reflektieren, also die Spielregeln der Macht erkennen und anwenden zu wollen. Ein Nachteil einer solchen Reflexion könnte sein, dass man dann sein eigenes Selbstbild in Frage stellen muss, vielleicht sogar das eigene, bislang unerkannt gebliebene Machtstreben rechtfertigen müsste.

Beispiel

Ein ganz „armer" Mensch, Herr Niewasdabei, hat mit Psychotherapeut Vertrauensselig einen zweiten Termin vereinbart. Glaubhaft versichert er, dass er wieder nicht pünktlich habe kommen können, dieses Mal sei die Bahn nicht gekommen. Zunächst denkt Herr Vertrauensselig noch, dass Herr Niewasdabei ja auch zur Sicherheit eine frühere hätte nehmen können. Als der „arme" Mensch dann aber berichtet, dass immer ihm Ungerechtigkeiten passieren – er sei schon kein erwünschtes Kind gewesen, und dann habe er auch noch ein Mädchen werden sollen –, da kann der Psychotherapeut schon nicht mehr protestieren, als Herr Niewasdabei meint, es tue ihm leid, aber seine Versicherungskarte habe er auf dem Küchentisch liegen gelassen. Er habe sie gerade nehmen wollen, da habe es geklingelt und der Gerichtsvollzieher habe vor der Tür gestanden. Ganz sicher bringe er sie nächstes Mal mit, deshalb könne man den nächsten Termin schon vereinbaren. Natürlich wisse er, dass die Versicherungskarte wichtig sei, und er hole sich auch morgen sicher einen Termin beim Arzt für das Formular (Konsiliarbericht), das der Therapeut (!) brauche.

Während ein Machtspezialist hier schon denkt: „Ich bin doch nicht blöd, das sind doch alles Lippenbekenntnisse", denkt Herr Vertrauensselig noch: „Der Arme, dem muss ich helfen". Er aktiviert all seine Hilfsbereitschaft, vereinbart einen neuen Termin und verschwendet keinen Gedanken daran, dass er hier das ohnmächtige Opfer einer Täuschung ist.

1.2 Gründe für die Ablehnung von Macht

Was lässt Psychotherapeuten, ebenso wie auch andere Angehörige helfender Berufe, die eigenen Interessen, das Bewusstsein eigener Mächtigkeit, das eigene Machtstreben bzw. die eigene Machtposition so leicht vergessen bzw. verdrängen? Ist es die Angst, dem anderen nicht gewachsen zu sein, was denjenigen präventiv eher in die defensive Position gehen lässt, oder ist es im Gegenteil die Angst, die eigene Macht und Überlegenheit auszunutzen oder zu missbrauchen, letztlich also die Angst vor der eigenen Destruktivität, die verleugnet wird und, ins Gegenteil gewendet, in eine Helferposition umgedeutet wird. Diese Helferposition ist dann aber durch die Ohnmacht, den anderen beeinflussen zu können, gekennzeichnet. Dann muss oft im Gegenzug die eigene Ohnmacht aus Angst vor der Destruktivität des Gegenübers verleugnet werden.

Fortsetzung des Beispiels
Dieser Zirkel der Verdrängung von Macht und Ohnmacht (auf beiden Seiten!) könnte auch im Zusammensein mit Herrn Niewasdabei in Gang gesetzt sein. Ohne Einlesen der Versicherungskarte, ohne Vorliegen eines Konsiliarberichts und ohne Mitbringen des unterschriebenen Therapievertrags, von dem „vergessenen" Anamnesefragebogen ganz zu schweigen, macht sich Herr Vertrauensselig in der offenen und vertrauensvollen Atmosphäre und mit der Versicherung des Patienten, der Psychotherapeut sei der Letzte, der helfen könne, schon mal an die Erstellung des Berichts an den Gutachter. Machtspezialisten hätte die Formulierung „der Letzte" schon stutzig gemacht. Seine Machtstrategien sind Herrn Niewasdabei natürlich nicht bewusst. Er hat sich vermutlich schon voll und ganz in einer Opfer-Identität eingerichtet und verdrängt die Tatsache, dass er dem Psychotherapeuten Versprechungen über Versprechungen macht und diese nicht einhält. Er zieht nun den Psychotherapeuten immer tiefer hinein in seine heimlichen Machtstrategien, die er jedoch absolut nicht als solche erkennen und erleben kann.

Die Frage ist, wie das Phänomen der heimlichen Machtübernahme in helfenden Berufen, insbesondere in unserer Profession, unbemerkt bleiben und wie dem begegnet werden kann. Warum ist es ein Tabu, Macht auszuüben bzw. ein Machtwort zu sprechen?

Psychotherapeuten sind darauf eingestellt, in ihrer Arbeit ihre Persönlichkeit als wichtigstes Werkzeug einbringen zu müssen. Insofern steht die eigene Persönlichkeit ständig auf dem Prüfstand. Es gibt Persönlichkeitskonstellationen, die für heimliche bzw. unbewusste Macht- und Ohnmachtskonstellationen prädestiniert sind. Prototypisch kann die von Schmidtbauer (1977) beschriebene Helferpersönlichkeit genannt werden.

Kindheitserfahrungen, die einen tabuisierten Umgang mit Macht begünstigen, können vielfältig sein, wie die folgenden Beispiele zeigen.

▪ Übersteigerte Harmoniesuche

Diese kann zur Verleugnung von Machtszenarien führen. Wenn Kinder sich mit den Handlungen und dem Verhalten ihrer Eltern identifizieren und sich dann selbst entsprechend verhalten, erwarten sie Anerkennung und Liebe dafür. Hat das Kind das Gefühl, dass die Anerkennung ausbleibt, dann kann es sein, dass das Kind sich von den Eltern unverstanden und abgelehnt fühlt. Bedingt dadurch kann die Sehnsucht nach Harmonie, Liebe und Geborgenheit ins Unermessliche steigen und bewusste Abgrenzung durch Übernahme einer Machtposition verhindern. Es kann eine Tendenz da sein, sich selbst zu boykottieren – um der Anerkennung und Liebe willen.

- **Abhängigkeit**

Eine Abhängigkeit von den Vorgaben anderer kann zur Verleugnung von Machtszenarien führen. Kinder erleben ihre Eltern anfangs als allwissend und allmächtig. Sie können sich normalerweise durch die Entwicklung eines immer stabiler werdenden Ich-Ideals von dieser Sichtweise lösen. Ist das Ich-Ideal eines Menschen nicht besonders stark, z.B. durch Kränkungen und Entwertungen, dann orientiert er sich weiterhin noch vorrangig an den im Über-Ich verankerten elterlichen Vorgaben und nimmt eigene Machtansprüche nicht wahr bzw. ist leicht korrumpierbar durch Versprechungen anderer.

- **Unbewusste narzisstische Bedürftigkeit**

Eine unbewusste narzisstische Bedürftigkeit kann zur Verleugnung von Machtszenarien führen. Kinder können zu der Überzeugung gelangen, dass sie zwar für ihr Verhalten oder ihre Leistungen geliebt werden, nicht aber um ihrer selbst willen. In diesem Fall kann es sein, dass eine verborgene unbewusste narzisstische Bedürftigkeit bestehen bleibt. Die Menschen suchen dann nach Bestätigung von Leistung, um damit die ihnen selbst verborgen bleibende Sehnsucht nach Zuneigung, Nähe, Liebe und Anerkennung zu stillen. Da das nur ansatzweise für kurze Momente gelingt und die Umwelt diesen unbewussten Tauschhandel meist nicht versteht, bleibt das Streben nach Zuneigung, Nähe und Liebe letztlich unerfüllt. Die offene Äußerung von Machtansprüchen wird nicht gewagt – aus Angst, dann nicht geliebt zu werden. Unbewusst kommt es dann manchmal dazu, andere zu übervorteilen.

- **Beziehungen zu Hilfsbedürftigen**

Die verstärkte Aufnahme von Beziehungen zu Hilfsbedürftigen kann das unbewusste Ausleben von Machtansprüchen verschleiern. Kinder, die verstärkt nach Liebe und Anerkennung suchen, beginnen manchmal irgendwann damit, bevorzugt Beziehungen zu Hilfsbedürftigen zu suchen, weil sie dann der Zuneigung und Dankbarkeit gewiss sein können bzw. beim Ausbleiben derselben „zurecht" wütend sein dürfen. Als Erwachsene erleben sie Beziehungen zu Nicht-Hilfsbedürftigen als langweilig, oberflächlich, unbefriedigend, weil sie sich selbst ohne die Anerkennung einer Helfertätigkeit nicht liebenswert bzw. überhaupt wertvoll finden. Sie selbst nehmen nicht wahr, wie sehr sie sich über die Position des Helfers aufwerten und damit Macht ausüben. Die Auswirkungen altruistischen Verhaltens aus Abwehr können das Leben der Betroffenen bestimmen – bis hin zur Berufs- und Partnerwahl.

- **Indirekte Aggressionen**

Indirekte Aggressionen gegen Nicht-Hilfsbedürftige können aus einem (unbewussten) Gefühl der Machtlosigkeit hinzukommen. Aufgrund der Erfahrung oder Vorstellung, in der Kindheit nicht frei in seiner Entwicklung gewesen zu sein, kann eine unbewusste aversive Haltung gegenüber normalen sozialen „freien" Beziehungen entstehen. Diese Aversion kommt oft in indirekter Aggression zum Ausdruck, z.B. indem die Bedürfnisse oder Rechte eines Dritten verteidigt werden. Es wird ein Gefühl der Machtlosigkeit erlebt, weil Nicht-Hilfsbedürftige nicht so leicht zu Anerkennung und Dankbarkeit „verpflichtet" werden können.

Als Folge dieser Persönlichkeitszüge bzw. eines tabuisierten Umgangs mit Macht kann beim Psychotherapeuten
- eine Ideologie vom „guten Menschen" entstehen,
- ein persönliches altruistisches Wertesystem hochgehalten werden,
- sich ein hohes soziales Gewissen und Schuldgefühl ausprägen,
- Angst vor der eigenen unerfüllten Bedürftigkeit entstehen,
- sich Angst vor den eigenen destruktiven Kräften entwickeln,
- Angst vor Macht und Machtausübung vorhanden sein,
- ein hoher psychotherapeutischer Anspruch entstehen,
- sich ein hoher Druck aufgrund der in Theorien vermittelten Ideale aufbauen,
- ein hoher Druck aufgrund der an Psychotherapie herangetragenen gesellschaftlichen Ansprüche entstehen,
- sich eine Tendenz zu unbewussten verschleierten Formen der Machtausübung intensivieren (z.B. Machtausübung unter Bezugnahme auf Autoritäten)
- sich ein hoher Druck aufgrund der Unverträglichkeit mit der allgemeinen Entwicklung der Normen und Werte entwickeln (► Abschn. 1.1).

Es wird deutlich, dass aus den genannten Folgen schon eine Tendenz zu Aggressionshemmung und Ablehnung von offenem Machtstreben abgeleitet werden kann. Nun könnte man natürlich sagen, dass alles gut wäre, wenn alle Psychotherapeuten ihre offenen und latenten Bedenken gegenüber Aggressionen und Machtstreben über Bord werfen könnten.

Schauen wir zunächst, was weiter zwischen Herrn Niewasdabei und dem Psychotherapeuten Herrn Vertrauensselig geschieht.

Fortsetzung des Beispiels

Vermutlich würde der Psychotherapeut seine eigenen wütenden Gedanken und Gefühle nicht zur Verfügung stellen, weil er sich dieser gar nicht bewusst ist (starke Aggressionshemmung) oder weil er das für nicht zielführend halten würde (im Dienste des Patienten).

Wohin würde es führen, wenn er Herrn Niewasdabei seine eigenen Machtstrategien vor Augen führen würde? „Sie vertrösten mich. Sie machen mir Versprechungen und halten diese nicht ein. Sie haben sich mit Ihren Zusagen mir gegenüber überfordert und anstatt mir das zu sagen, ziehen Sie mich in Ihr Chaos mit hinein."

Vielleicht würde Herr Niewasdabei sagen: „Was wollen Sie von mir? Sie haben mir doch neue Termine gegeben. Und dass Sie mit dem Bericht angefangen haben, war doch Ihre Entscheidung." Dann würde er möglicherweise wütend für immer gehen, ohne eine Einsicht über sich selbst oder den bisherigen Prozess erlangt zu haben. Nebenbei bemerkt wäre der Psychotherapeut „angesichts von so viel Unverschämtheit" mittlerweile auch wütend und hätte keine Erkenntnis über seine eigenen Machtstrategien. Beide würden sich als Opfer fühlen. Vielleicht würde Herr Niewasdabei aber auch deprimiert sagen: „Ja, ich kriege es nie hin." Und würde zum nächsten vereinbarten Termin nicht mehr kommen und wäre auch telefonisch nicht mehr erreichbar.

Es ist natürlich keine Alternative, es so weiterlaufen zu lassen, mit Verspätungen, nicht eingehaltenen Terminen, nicht gezahltem Bereitstellungshonorar, nicht abrechenbaren Therapiesitzungen. Was könnte nun Herrn Vertrauensselig geraten werden, wenn er die Situation verändern möchte? Er sollte darüber nachdenken, wie es überhaupt so weit kommen konnte, was seine Beteiligung am Zustandekommen der Situation ist. Er könnte sich beispielsweise daran erinnern, dass er zu Beginn, bevor er dachte, „was für ein armer Mensch" Herr Niewasdabei wäre, sich noch durchaus dessen bewusst war, dass Herr Niewasdabei unentwegt Entschuldigungen, Ausreden, Täuschungen auf Lager hatte. Zu Beginn hätte er noch einfach sagen können: „Wäre es Ihnen möglich, nächstes Mal zur Sicherheit eine frühere Bahn zu nehmen?" Ich würde Herrn Vertrauensselig nun raten, 1. sich zu fragen, was ihn davon abgehalten hat, diese oder eine ähnliche Frage zu stellen ob er z.B. – möglicherweise sich selbst nicht bewusst – froh war, hier ein Exemplar der Sorte „hilfsbedürftig" vor sich zu haben und die Hierarchie Helfer-Hilfsbedürftiger etablieren zu können, und 2. eine Chronologie der Geschehnisse aufzuschreiben in Form von: Wer hat wann was geleistet?

Sollten Sie sich selbst immer wieder in Situationen befinden, in denen Sie irgendwann feststellen, dass Sie in einer Atmosphäre von Vertrauen, Verlässlichkeit und Freundschaft oder Freundlichkeit und mit der Bekräftigung von Offenheit und Hilfsbereitschaft einem Vorhaben mündlich oder schriftlich zugestimmt haben, und ihr Gegenüber seine Versprechen nicht einhält, Sie vertröstet, anbettelt, belügt und ins Chaos zieht, dann haben Sie es mit einem Machtszenario zu tun.

Schritte zur Lösung und Vorbeugung eines destruktiven Machtszenarios

- Durch Selbstreflexion oder Selbsterfahrung die eigene Beteiligung an diesem Szenario ergründen, d.h. sich im Mentalisieren des Machtszenarios üben.
- Messbare Fakten protokollieren (Wer hat wann was zugesagt, und welches Ergebnis ist zu verzeichnen?) und dabei unbedingt der Übersichtlichkeit halber jegliche Entschuldigungen, Gefühle, Übertragungs- und Gegenübertragungsüberlegungen weglassen.

Die Darstellung der Fakten ist wichtig, weil es sein kann, dass Sie anderenfalls unangenehme Details vergessen oder den anderen sofort wieder in Schutz nehmen. Es würde Sie zwar ehren, wenn Sie „die Dinge nicht auf die Goldwaage" legten, „sich nicht so anstellen" würden, „nicht so egoistisch" wären oder „schlicht nicht so geizig" wären – jedoch würden Sie in einer derartigen Situation dann möglicherweise vergessen, dass Sie damit einseitig das gute Verhältnis wiederherstellen. Mitgefühl, Hilfsbereitschaft und Verständnis sind nicht hilfreich zur Analyse der Situation! Vertrauen ist erst wieder angebracht, wenn die Taten des Gegenübers dafür sprechen. Je stärker man Züge einer Helferpersönlichkeit ausgebildet hat, umso schwerer fällt es einem, von Gefühlen Abstand zu nehmen und sich ganz auf die Fakten zu beziehen. Denn es gibt ein starkes Bedürfnis, gute Beziehung herstellen und aufrechterhalten zu wollen, weil man sich von Beziehung abhängig fühlt.

Natürlich möchte ich nicht sagen, dass Mitgefühl, Hilfsbereitschaft, Verständnis, Überlegungen zu Übertragung und Gegenübertragung überflüssig oder sogar hinderlich sind. Ebenso sind Aggressionshemmung an sich und eine verdeckte Verhandlung des Macht-Themas weder gut noch schlecht. Meine Frage ist hier: Wie nähert man sich dem Thema „Umgang mit Macht" unter Einbeziehung der eigenen Persönlichkeit und des eigenen daraus resultierenden Wertesystems?

1.3 Heimlicher Wertewandel

Unsere heutige Welt ist geprägt davon, der Entfaltung des Individuums und seinen individuellen Interessen eine hohe Wertigkeit – über denen der Allgemeinheit – zuzugestehen. Sicherlich: *Die* heutige Welt gibt es nicht. Dazu sind die Strömungen, Verhältnisse, Erlebnisse und Schicksale zu verschieden. All das erfordert eine individuelle Betrachtung, welche jedoch den Rahmen dieses Buchs sprengen würde. Insofern benenne ich nur einige prägende Strömungen der Zeit nach dem Zweiten Weltkrieg in Deutschland. Nach wie vor sind die kurz nach dem Zweiten Weltkrieg Geborenen die Entscheidungsträger, die in Politik, Berufspolitik und Wirtschaft an der Macht sind. Es sind diejenigen, die die Folgen des Kriegs noch direkt in Form von Hunger, Zerstörung und Familientraumata – bedingt durch Gewalt, Flucht oder Vertreibung – erlebt haben. Die nachfolgenden Geburtsjahrgänge ab Mitte der 50er wuchsen hinein in eine Zeit der Verdrängung und den beginnenden Genuss des Wohlstands. Die Welt wurde zwar in Atem gehalten durch die Bedrohungen des Kalten Kriegs, aber irgendwann beruhigten sich alle damit, dass die Supermächte sich gleichzeitig gegenseitig in Schach hielten. Lange wurde es nicht für möglich gehalten, dass irgendwann wieder ein Weltkrieg drohen könnte, jedenfalls sagen viele das z.B. angesichts der plötzlichen, durch die Ukraine-Krise 2014 ausgelösten Verunsicherung.

In Deutschland konnte sich in den 50-er Jahren ein System etablieren, das soziale Marktwirtschaft genannt wurde. Moralvorstellungen waren eher kleinbürgerlich, z.B. Sauberkeit, Pflichtbewusstsein, Familienorientierung, Religiosität, Leistungsorientierung. Als Tugenden standen in Schule und Beruf Fleiß, Genauigkeit, Verlässlichkeit, Loyalität ganz oben auf der Skala. Insbesondere Tüchtigkeit, Einsatzbereitschaft und Sicherheitsstreben waren beherrschende Werte dieser Zeit. Auf der Welle des Rock 'n' Roll kam ein Bedürfnis der Kinder der 60-er Jahre nach Genuss, Freizeit, Lockerheit in alle gesellschaftlichen Bereiche; insbesondere die Studentenbewegung und die sexuelle Revolution verärgerten und bedrohten das Kleinbürgertum der 60-er Jahre. Höhepunkt war das Jahr 1968, in dem der Druck auf die kleinbürgerlichen Werte offensichtlich wurde, z.B. in der Revolution an den Universitäten, der Frauenbewegung, dem Leben in Wohngemeinschaften und wilden Ehen, den Kinderläden, dem Schlabberlook und langen, offenen Haaren. Ideen waren dauerhafter Friede und Wohlstand für alle; es gab ein beginnendes Umweltbewusstsein. Zwar sorgte die „Ölkrise" der frühen 70-er Jahre für kurze Irritation, wurde dann jedoch eher unter dem ökologischen Gedanken verarbeitet. Bildung sollte für alle zugänglich sein. Bildungs- und Aufstiegschancen schienen kaum mehr etwas mit Herkunft und Schicht zu tun zu haben. In dieser Stimmung konnte sich auch Freuds Vorstellung von der Psychotherapie für die Massen einnisten.

In Westdeutschland wurde 1967 die Psychotherapie – zunächst beschränkt auf die analytische und tiefenpsychologisch fundierte Psychotherapie – als kassenfinanzierte Leistung eingeführt (Rüger et al. 2015). Der Zugang zu psychotherapeutischer Versorgung sollte für alle offenstehen; dazu musste die Vorstellung von psychischer Erkrankung mit der Krankheitsdefinition der Reichsversicherung in Einklang gebracht werden. Dabei ist es bis heute geblieben, wenngleich mit den Themen von evidenzbasierter und methodenabgesicherter Psychotherapie neue Anforderungen an die Rechtfertigung von Psychotherapie ins Spiel kommen.

In den 70-er Jahren war das erklärte Ziel die Vollbeschäftigung, wirtschaftspolitische Auseinandersetzungen wurden durch Konsenspolitik gelöst. Der Bürger konnte gewinnen: 1975 z.B. wurde in Wyhl der Bau eines AKWs blockiert. Aus den wilden Linken formierte sich die ökologische Bewegung, die mit der Gründung der Grünen-Partei eine Heimat fand. Es gab gesellschaftlich verschiedene Strömungen. Einerseits die Konservativen, die weiterhin dem Leistungsgedanken und dem wirtschaftlichen Erfolg nachhingen, andererseits die Linken, an deren äußerstem Ende sich die APO formierte, sowie die sich dem Innenleben Zuwendenden, die der Psychoanalyse, Esoterik, Psychologie, der freien Pädagogik oder östlichen Weisheit anhingen. Man glaubte, den Frieden dauerhaft gesichert zu haben (trotz Wettrüstens der beiden Supermächte); die verschiedenen Strömungen (mit Ausnahme der APO) waren geduldet, belächelten sich zuweilen großzügig. Grundkonsens auf breiter Basis bestand in freiem Zugang zu Bildung und in Arbeit für alle. Die kassenfinanzierte Psychotherapie erstarkte weiterhin. 1987 kam die Verhaltenspsychotherapie ins System (Rüger et al. 2015).

1989 veränderte sich relativ unerwartet die politische Situation durch den Fall des Eisernen Vorhangs, die Vereinigung der beiden deutschen Staaten, den Zusammenbruch der sozialistischen Staatengemeinschaft. Während viele Jahre die friedliche Revolution gefeiert wurde, konnte der westliche Kapitalismus sich als Sieger positionieren und sich radikalisieren. Die psychotherapeutischen Versorgungsstrukturen der Neuen Bundesländer wurden mithilfe von Übergangsrichtlinien in die Versorgung nach den (ehemals westdeutschen) Psychotherapie-Richtlinien überführt.

Der Kapitalismus schien entfesselt, die soziale Marktwirtschaft wurde seltener beschworen. Immer häufiger hörte man das Schlagwort Haushaltsdisziplin, und das Gespenst vom „unfinanzierbaren Sozialstaat“ konnte sein Unwesen treiben. Mit den Verträgen von Maastricht wurden die Disziplinvorgaben zur staatlichen Budgetverwaltung enger. Dem Bürger wurde leicht verständlich gemacht, dass der Staat sparen müsse. Zumindest zeigten das doch die laufenden Uhren der Neuverschuldung ganz plakativ und öffentlich.

Zeitgleich sorgten die kriegerischen Handlungen in Europa (Balkankrise) für eine Erschütterung der Menschen. Die Verunsicherung war in der Bevölkerung angekommen und begünstigte den Wertewandel à la Amerika in Europa, den Wandel von der sozialen Marktwirtschaft zum Neoliberalismus. Warum gab es dagegen so wenig Widerstand? Vielleicht hat es hauptsächlich damit zu tun, dass die Mitte-Links-Parteien den Verführungen des Neoliberalismus reihenweise erlagen. Die rot-grüne Regierung unter Schröder („Genosse der Bosse“) verabschiedete sich endgültig von einer Politik der Arbeiterklasse und einer Linkskoalition. Selbst die Gewerkschaften ließen sich auf Spekulationen ein und mussten Verluste mit der Streikkasse der Mitglieder besichern. Es wurde lange übersehen, wie im neuen System Gewinne maximiert wurden. Während weiterhin Wohlstand für alle und private Vorsorge propagiert und auch der kleine Anleger an die Börse gelockt wurde, wurde spätestens mit der Börsenkrise 2001 deutlich, dass die Fondsgesellschaften und Börsengänger nichts außer ihrem eigenen Profit im Blick hatten. Das wurde und konnte noch als bedauerlicher Irrtum verkauft werden, und viele glaubten das auch, vertrauten ihren Bankberatern und erlebten 2008 mit der durch Lehman Brothers ausgelösten weltweiten Krise, wie alle kleinen Anleger, die sich auf Anraten der Politiker um ihre private Altersabsicherung gekümmert hatten, gnadenlos abgezockt wurden und die Banken als systemrelevante Institutionen sogar noch staatlich gestützt wurden und gleichzeitig in dieser Krise die größten Gewinne einfuhren. Mittlerweile leben wir in einer Zeit, in der die Schere zwischen Arm und Reich immer weiter auseinanderdriftet, in der immer mehr Menschen mehr als einen Job brauchen, um genug zum Leben zu haben, und gleichzeitig viele propagieren, es gehe nicht mehr um die Arbeitsleistung, sondern darum, Wege zu finden, sein passives Einkommen ohne Arbeitseinsatz zu vervielfachen. Begünstigt wird das dadurch, dass Einkommen aus Arbeit wesentlich höher – fast doppelt so hoch – versteuert werden muss wie Einkommen aus Kapitalvermögen. Die unteren und die oberen Schichten verkünden: Schön blöd, wer arbeitet!

Widerstand regt sich mittlerweile flächendeckend. Es gibt Foren, die sich gegen Sozialabbau und unkontrollierte Privatisierung (z.B. von Strom, Gas und Wasser) wenden. Während in den alten EU-Staaten die linken Kräfte wieder erstarken, erliegen die neuen EU-Staaten den Verführungen des Neoliberalismus. Parallel dazu erleben wir militärische und terroristische Bedrohungen; der Ukraine-Konflikt bringt erstmals wieder Warnungen vor einem Weltkrieg hervor; wir sind in Sorge um den Schutz unserer Privatsphäre.

Unser gegenwärtiges System zeigt eine Doppelgesichtigkeit: Einerseits gibt es sich weltoffen, dynamisch und Chancen und Gehälter nie dagewesenen Ausmaßes bietend für flexible, ungebundene, hungrige, gebildete, loyale Menschen; andererseits wird es für immer mehr Menschen zur Schreckensvision durch die Wandlung von Wertschätzung zu Wertschöpfung. Kleine und mittlere Unternehmen, die früher mit ca. 90% die Stütze der Wirtschaft darstellten, verlieren zunehmend an Image und werden dazu noch bei Kreditvergaben sowie steuerlich benachteiligt, während Firmengiganten Steuerzahlungen von praktisch 0% durch die Beschäftigung hochbezahlter gewiefter Finanzberater erreichen. Und niemand scheint etwas dagegen ausrichten zu können.

Dass das Wirtschaftsleben zunehmend nach Gesetzen des Kriegs geführt wird, belegen Metaphern (z.B. der Film „The Wolf of Wall Street", 2013); Berater aus militärischen Kreisen haben in der Wirtschaft Hochkonjunktur; Psychotherapeuten gelten als Berater in diesen Kreisen als ungeeignet. Der Psychoanalytiker David Tuckett hat sich intensiv mit diesem Bereich befasst (Tuckett 2011) und kann vertiefend hinzugezogen werden.

Was hat sich für den Einzelnen geändert? Im Ernstfall soll jeder um sein eigenes Überleben kämpfen. Das Individuum erhält eine hohe Bedeutung; jeder ist auf sich gestellt.

Gab früher der Rechts- und Sozialstaat Sicherheit und versprach Solidarität, soll man heute auf Sicherheit durch Kapitalbildung vertrauen; eine Kapitalbildung, die angesichts der Zinsentwicklung und Anlagemöglichkeiten ironischerweise nicht für jedermann erreichbar ist. Fürsorge, Mitmenschlichkeit, Solidarität sind dann allenfalls Lippenbekenntnisse, die jedoch im Ernstfall ins Lächerliche gezogen werden. Kränkungserleben und Herabsetzung muss individuell und im Privaten verarbeitet werden. Wir verstehen mittlerweile, dass sich fast unbemerkt und schleichend ein Wertewandel durchgesetzt hat. Die Menschen in den neuen Bundesländern Deutschlands haben diesen Wechsel viel krasser gespürt.

Ganz aktuell werden wir von den Kriegsherden der Welt, die vor Jahren noch weit entfernt schienen, ganz direkt und unmittelbar eingeholt – in Form von Flüchtlingsströmen. Es wird erlebbar, dass es in naher Zukunft möglicherweise keine insgesamt armen oder reichen Länder mehr geben wird, sondern nur machtvolle, reiche und machtlose, arme Schichten in jedem Land der Erde.

Natürlich sind diese beiden Positionen, die soziale und die neoliberale, nicht neu, und ich habe die vorherrschenden Strömungen bewusst pointiert dargestellt. Schon im 16. Jahrhundert gab es eine –dem Fürsten Machiavelli zugeschriebene – Theorie, nach der zur Erlangung von politischer Macht und wirtschaftlichem Einfluss jedes Mittel Recht ist – unabhängig von Ethik und Moral. Vielleicht ist der Unterschied darin zu sehen, dass der so genannte moderne Machiavellismus ein flächendeckendes Phänomen darstellt. Schauen wir uns nur den Wandel des in der Psychotherapie so viel zitierten Begriffs „authentisch" an.

1.3.1 Authentisch: echt und ehrlich oder glaubwürdig und überzeugend?

Im Bereich der Psychotherapie hat die Eigenschaft der Authentizität einen ungeahnten Siegeszug angetreten. Aussagen wie „Ich möchte in meinen Reaktionen authentisch sein" oder „Interventionen wirken nur, wenn sie authentisch sind" sind bei Psychotherapeuten aller Verfahren zu hören. Kompetent, verlässlich, empathisch, kreativ sind wünschenswerte Therapeuteneigenschaften, jedoch scheint der Gipfel der Wirkmächtigkeit, die Summe aller Tugenden, mit dem Erreichen von Authentizität verbunden zu sein. Aber was bedeutet das? Ist es nicht so, dass ein Psychotherapeut am Ende seiner Ausbildung oder in verschiedenen Phasen seines Berufslebens jeweils andere eigene Reaktionen als authentisch bezeichnen würde? Stern (Stern et al. 2012) z.B. erwähnt, dass er durch seine analytische Ausbildung so sozialisiert sei, dass es für ihn authentisch sei, in Psychotherapien minutenlang zu schweigen. Ist diese Intervention dann, nur weil sie authentisch ist, passend bzw. wirksam?

Wir verstehen allgemein unter authentischem Verhalten

- offen und ehrlich zu handeln,
- sich so zu zeigen, wie man sich fühlt,
- sich nicht zu verstellen,
- nichts zu verheimlichen.

Echtheit und Unverfälschtheit der Persönlichkeit stehen hoch im Kurs. Diese Zuschreibung leitet sich aus einem Wertesystem ab, in dem die psychologische Betrachtung der Welt eine hohe Bedeutung hat. Sicherlich sind diese Werte in Familie und Freundschaften, insbesondere in Liebesbeziehungen, unschätzbare Qualitäten. Aber lässt sich diese Haltung auch in die Berufswelt übertragen? Die Psychologie, Pädagogik und Sozialwissenschaften bestärken uns darin, dass unsere Welt menschlicher und gesünder wäre, wenn wir alle authentisch im Sinne von „offen" und „ehrlich" und „echt" wären. Die Variablen der Authentizität und Wahrhaftigkeit haben in allen Formen der Selbsterfahrung seit Rogers einen zentralen Stellenwert.

Aber kann man Teilnehmern in Selbsterfahrungsgruppen und Gruppen-Encountern tatsächlich empfehlen, sich immer und ohne Ausnahme mit ihren Befindlichkeiten und Gefühlen zu zeigen? Machtexperten würden das absolut verneinen, ja „selbstmörderisch" nennen. Niemals würden sie sich ohne genaue Prüfung der Situation einem solchen Risiko aussetzen. Allenfalls würden sie anderen raten, sich ganz offen zu zeigen, um das Gegenüber besser einschätzen zu können.

Aber ist Authentizität nicht etwas, was auch Karriere- und Wirtschaftsberater den Berufspolitikern und Funktionären raten? Nein, nicht im gerade beschriebenen Sinne; sie raten dazu, unbedingt authentisch zu sein, im Sinne von „glaubwürdig wirken" und „überzeugend sein"! Das Ziel heißt dann

- überzeugen können,
- den Eindruck erwecken, als sei man von der eigenen Methode überzeugt,
- suggestiv zu sein,
- sympathisch „rüberkommen".

Das Ziel wäre also nicht, die Wahrheit zu sagen, sondern zu erreichen, dass die Zuhörer einer Weihnachts- oder Neujahrsansprache, einer Werbeveranstaltung, eines Vortrags, einer Psychotherapie-Sitzung einem glauben, einen sympathisch finden, sich wohlfühlen und sich nach dem Gehörten oder Erfahrenen handeln und richten. Wenn der Zuhörer den Eindruck gewinnt, dass der Redner von seiner Botschaft überzeugt ist, ihn als menschlich angenehm empfindet, wächst Vertrauen und Suggestibilität. Der Redner selbst muss nicht glauben, was er da sagt. Der Redner ist daran interessiert, seine Botschaft „an den Mann zu bringen", um damit ein übergeordnetes Ziel zu erreichen. Ein Psychotherapeut kann z.B. sagen: „Natürlich gibt es eine gute Chance, dass diese Psychotherapie Ihnen hilft, gesund zu werden!", weil eine frühzeitige Infragestellung die Hoffnung des Patienten auf Gesundung radikal schmälern könnte. Ein Berufspolitiker kann ein Wahlversprechen formulieren, das ihm zum Sieg verhilft. Und er kann dadurch die Zeit gewinnen, sich in der Politik bewähren zu können. Wenn er dann noch eine Möglichkeit findet, vom nicht eingehaltenen Wahlversprechen abzulenken, hat er die Macht, seine Position auszubauen, und kann noch mehr Macht und Einfluss gewinnen.

Aber ist diese Einstellung nicht unmoralisch? Lügt man dann nicht anderen ins Gesicht? Bedient man sich dann nicht aufwändiger Täuschungsmanöver? Die Frage ist, ob es eine Alternative ist, dem Patienten von Anfang an zu sagen, dass sein Zustand sich durch die Psychotherapie auch verschlechtern kann, und zu riskieren, dass dann diese Angst möglicherweise genau zu dem Ergebnis führt. Kann der Politiker auf unrealistische Wahlversprechen verzichten, um dann eventuell keine Chance auf Bewährung zu bekommen, schlicht und einfach, weil er dann nicht gewählt wird? Soll ein Manager eines Konzerns es riskieren, authentisch-ehrlich über die Vorüberlegungen des Vorstands für einen massiven Personalabbau zu sprechen und damit riskieren, dass bei dieser Bekanntgabe der Börsenkurs in den Keller sinkt und „sein Kopf rollt"?

Wer diese Fragen bejaht, wird bei der Durchsetzung seiner Ziele eher scheitern und in seiner Selbstüberzeugung „Hauptsache, ich bin ehrlich" auch noch von Machtexperten bestärkt. Das aber nicht, weil sie es genauso gemacht hätten, sondern weil sie sich dann sicher sind, von diesem Kollegen nicht angegriffen oder überholt zu werden. Sie sind froh, diesen Menschen kontrollieren und leicht führen zu können. Die Machtexperten selbst müssen nur so wirken, als wäre alles ehrlich gemeint, und möglichst gute Erklärungen für die Diskrepanzen zwischen Versprechungen und Handlungen abgeben. Insofern ist man in unserer modernen Welt in vielen Bereichen des Berufslebens massiv im Nachteil, wenn man sich authentisch-echt statt authentisch-glaubwürdig verhält.

Vielleicht haben Sie gemerkt, wie Sie während meiner Argumentation allmählich an sich selbst erkannt haben, dass Sie sich auch mal authentisch-echt-ehrlich und mal authentisch-glaubwürdig-überzeugend verhalten. Wenn man das Wort authentisch hört oder es selbst nutzt, wird die Bedeutung je nach Kontext verschieden sein. Und es lohnt sich, sein Gegenüber darauf hin einzuschätzen, welche Bedeutung gerade gemeint ist.

Beispiel

Frau Ehrlich war empört: Die Punktwerte der KV waren in den Keller gesunken. Mit Familiengründung, Hausbau und Praxiseröffnung meldeten sich existenzielle Ängste. Natürlich war nicht nur Frau Ehrlich betroffen und außer sich. In allen Teilen des Landes schlossen sich Kolleginnen und Kollegen zusammen. Frau Ehrlich stellte fest, dass in manchen Landesteilen sogar schon gut vernetzte Strukturen und genaue Vorstellungen über einen bundesweiten Zusammenschluss vorhanden waren. Die Gründung eines neuen Berufsverbandes erfolgte, und Frau Ehrlich wurde sogar aufgrund ihres Engagements, das aus ihrer großen Betroffenheit und ihren Gerechtigkeitsvorstellungen resultierte, bis in den Bundesvorstand, dann in die Vertreterversammlung ihrer KV und als stellvertretende Delegierte in die Vertreterversammlung der KBV gewählt. In diesen Gremien standen plötzlich die Sachfragen scheinbar gleichberechtigt neben den Fragen der Wahrung eigener Positionen, der Verteidigung der Eroberungen der eigenen Fachgruppe und des eigenen Berufsverbandes. Geschicktes Taktieren und Verhandeln stand implizit auf jeder Tagesordnung. Ein Vorstandskollege war ihr sympathisch, und sie besprach viel mit ihm. Eines Tages wurde offenbar, dass dieser Kollege die Position innerhalb der Gruppe ausgenutzt hatte, um sich in einer anderen Organisation mit Diskussionsergebnissen, die andere erarbeitet hatten, hervorzutun und nach oben zu kommen. Zunächst fassungslos enttäuscht, aber dann durchaus fasziniert und mit einer realistischen Einschätzung, was die eigenen strategischen Fähigkeiten angeht, entschied sich Frau Ehrlich gegen ein weiteres Engagement in der Berufspolitik, weil es „nicht zu mir passt", wie sie sagte.

Selbst wenn man sich nicht in der Berufspolitik oder auf einer ähnlichen Bühne engagiert, halte ich eine konkrete Auseinandersetzung mit dem Thema von Machtausübung in der Psychotherapie angesichts des beschriebenen Wertewandels für überfällig, weil auch Patienten mit dem Wertewandel zurechtkommen müssen. Sie brauchen dabei unsere Unterstützung für ihre täglichen Auseinandersetzungen in Familie, Freundeskreis, Kindergarten, Schule, Studium und Arbeitswelt, und wir können bzw. sollten deshalb in unserer Praxis keine Enklave bilden. Es ist nicht weiter tragisch, dass Macht oft nicht bewusst oder heimlich ausgeübt wird. Tragisch wird es erst, wenn – bildlich gesprochen – das trojanische Pferd in die eigene Stadt geschoben wird und die Aufschrift „Ich bin schwach“ oder „Ich will dir etwas ganz Besonderes zum billigen Preis verkaufen“ den wahren Inhalt verschleiert. Wohin würde es führen, wenn wir uns in unserem täglichen Praxisalltag fast ausschließlich in die Nische der Wahrung der alten Werte zurückziehen und die Einbeziehung der neuen Werte moralisch ablehnen bzw. die Auseinandersetzung damit anderen überlassen?

Natürlich sind wir nicht eine homogene Gruppe von „ewig Gestrigen“! Da wir uns als Gruppe sicherlich nicht immer und überall und auch nicht jeder von uns in gleichem Maße in diese Nische zurückziehen oder zurückziehen wollen, möchte ich meine grundsätzlichen Überlegungen zu den Machtstrategien, die verschiedene Menschen anwenden, pointiert und mithilfe einer Metapher verdeutlichen. Stellen Sie sich ein Volk vor, in dem zwei Gruppen, die Gutfreunde und die Bestleister, leben (das Wort „Gutmensch“, das den 2. Platz bei der Wahl des Unwortes des Jahres 2011 belegt hat, möchte ich hier vermeiden).

- **Gutfreunde**

Die Gutfreunde haben bestimmte Normen und Werte. Man erkennt sie daran, dass sie Weltverbesserer wie Rousseau, Marx und Freud kennen und zitieren können. Sie würden von sich selbst sagen, dass sie das Herz am rechten Fleck haben. Sie sind großzügig, gutgläubig, glauben an das Gute im Menschen; sie sind sehr altruistisch und politisch korrekt. Ihr moralisches Empfinden ist stark ausgeprägt und kann bis zum Gesinnungsterror gehen. Werte, die sie vertreten, sind Humanität, Zivilcourage, Solidarität, soziale Gerechtigkeit, Sozialismus, Idealismus, Pazifismus, Feminismus, Antirassismus. Sie sind vertreten in der Ökologie- und Alternativbewegung, stehen Esoterik und New Age positiv gegenüber, sind medienkritisch und bemühen sich um eine antidiskriminierende Haltung. Sie bekennen sich zur Gemeinschaft, zum Sozialstaat, zur Umverteilung von Reich zu Arm im Sinne ausgleichender Gerechtigkeit, zur Daseinsvorsorge als Aufgabe des Staates, zu einer für alle frei zugänglichen Gesundheitsversorgung und Bildung, zur Solidarität mit den Entwicklungsländern. Sie stehen dem Neoliberalismus und den Auswüchsen der Globalisierung ablehnend gegenüber und formulieren häufiger den Wunsch nach stärkerer staatlicher Kontrolle. Sie fühlen sich der arbeitenden Bevölkerung näher als dem Großunternehmertum und den Inhabern exponierter Machtpositionen. Autoritäten sind ihnen schnell suspekt, ihre Angriffsschwelle ist niedrig, sie fühlen sich moralisch überlegen und halten ihre Ziele für ethisch höherwertig. Von anderen werden sie oft als lächerlich, penetrant und arrogant gesehen, als „Sozialromantiker“, „Gesinnungsterroristen“ und „weltfremde Idealisten“.

- **Bestleister**

Die Bestleister dagegen verstehen sich als Materialisten, Monetaristen, Calvinisten und begründen damit ihr individuelles Gewinnstreben. Wenn jeder für sich sorgen würde und egoistisch wäre, würde alles automatisch, „wie durch eine unsichtbare Hand“ gutgehen, in Freiheit und Selbstregulation. Sie treten ein für freien Wettbewerb und gegen staatliche Regulation und kommunistisches Gleichheitsdenken, für die Entfaltung der Leistungsfähigkeit des Einzelnen in Konkurrenz. Ihrer Meinung nach hat sich der neoliberale Kapitalismus als einzig funktionierendes

System, als Sieger hervorgetan. Gewerkschaften behindern Erfolg und sind letztlich Schuld an der Arbeitslosigkeit, weil Firmen ins Ausland gehen müssen. Globalisierung ohne Reglementierung würde zu Wohlstand und Frieden für alle führen. Der typische Bestleister ist leistungsorientiert, diszipliniert, strukturiert, organisiert, kaufmännisch denkend, strategisch, taktisch, verhandlungssicher, durchsetzungsstark, selbstbewusst, loyal, mit einer intakten Familie und lebt nach der Devise „Alles muss sich rechnen".

1.4 Altes und neues Wertesystem in Konkurrenz

Ist das eine System überholt und das andere das der Zukunft? Nein, sicher nicht; ich möchte Sie lediglich dafür sensibilisieren, dass Sie sich selbst beobachten, wie Sie selbst mehr oder weniger mal der einen Seite zustimmen, mal der anderen.

Die Gutfreunde sind natürlich auch nicht frei von Absichten und Wünschen und geraten auch unter Druck. Sie verhalten sich dann jedoch eher wie gestresste Eltern, sie nörgeln, beklagen sich, setzen sich nicht durch, sind beleidigt oder machen Vorwürfe. Sie setzen keine Konsequenzen, weil sie den Frieden nicht stören und die Stimmung nicht verderben wollen. Tun die Kinder dann, was verlangt wird?

Der Prototyp des ausschließlich kalten Managers, der seine Großmutter verkaufen würde, der im Zweifelsfall sogar sich selbst wegrationalisieren würde, ist ein Horrorszenario am anderen Ende: ständig in Arbeit und Stress, Angst um den Job, bedroht von Vereinsamung und in Anpassungsdruck durch die Verpflichtung zur Doppelzüngigkeit in Bezug auf die Lippenbekenntnisse der Sozialverträglichkeit. Ein moderner Machiavellist kann z.B. öffentlich nicht sagen, dass eine Produktion ins Ausland verlegt werden muss, weil es ihn sofort den Job kosten könnte, wenn seiner Firma dadurch Nachteile entstehen. Er kann kaum über seine Strategien sprechen und muss hohe Risiken eingehen und „verlernt" es vielleicht, sich überhaupt noch für Liebesbeziehungen öffnen zu können.

Gutfreund versus Bestleister – wessen Macht-Strategien sind sinnvoll und zukunftsweisend, insbesondere im Bereich der Psychotherapie? Oder gibt es einen dritten Weg, der uns aus dem moralischen Dilemma hilft? Natürlich wird es neue Entwicklungen geben, und jeder von uns kann dazu beitragen. In diesem Buch zeige ich individuelle Wege und Lösungen auf. Wir als Psychotherapeuten verfügen, wenn wir uns im Status der Freiberuflichkeit oder Selbstständigkeit befinden, über vergleichsweise große Freiheitsgrade. Dennoch haben wir die Verpflichtung, uns für die Spannungen, die sich für unsere (meist abhängig arbeitenden) Patienten aus dem alltäglichen Machtgerangel ergeben, zu interessieren. Anderenfalls ziehen wir aus den gesellschaftlichen Verwerfungen tendenziell unseren Profit, ohne unseren Patienten bei der Bewältigung derselben zu helfen, bzw. verstärken deren Druck evtl. sogar noch. Wir müssen uns deshalb auf zwei Ebenen mit Machtstrategien befassen (► Kap. 4):

- mit den gesellschaftlich vorherrschenden Machtstrategien, um unsere Patienten besser zu verstehen und hilfreich sein zu können,
- mit den gesellschaftlich vorherrschenden Machtstrategien, um zu erkennen, welche Strategien wir selbst (unbewusst) anwenden, und um zu entscheiden, welche wir anwenden wollen und welche wir für schädlich halten.

Um noch einmal im Bild zu bleiben: Welche Lebensart bringt welche Vorteile mit sich?

Vorteile der Lebensart der Bestleister

- Offenes Machtstreben kann im Einklang mit der eigenen Person erfolgen, muss nicht verleugnet werden.
- Motivation, eine Spitzenposition erreichen zu wollen, kann offen gelebt werden.
- Erlaubnis, authentisch-glaubwürdig sein zu können, ist kompatibel mit Zielen.
- Macht der Gefühle und Empathie nutzen zu wollen ist kompatibel mit Werten.
- Selbstbeherrschung, -regulierung lernen wollen ist kompatibel mit Zielen.
- Wenn langer Atem strategisch vonnöten ist, kann der andere außen vor gelassen werden.
- Wenn Gesetzmäßigkeiten der Seele genutzt werden sollen, können diese ausgenutzt werden.
- Wenn Aufwertung der Leistung eines Einzelnen erfolgen soll, hat man keine Skrupel.
- Wenn jemand eine gute Geschichte erzählen kann, kann diese Kunst anerkannt werden.
- Wenn jemand Suggestion nutzen möchte, kann man dieses begrüßen.
- Wenn Zahlen, Fakten, Ergebnisse entscheidend sind, lässt man sich nicht durch Gefühle behindern.

Vorteile der Lebensart der Gutfreunde

- Wenn soziale und menschliche Motive überwiegen, weiß man sich von anderen akzeptiert.
- Wenn Konkurrenz gescheut wird, versichert man sich des Wohlwollens des Gegenübers.
- Wenn Partnerschaft gelebt werden soll, kann man sich gemeinsamen Zielen widmen.
- Wenn es eine Liebesbeziehung ist, kann emotionale Nähe erlebt werden.
- Wenn ein Gemeinschaftsprojekt gewünscht ist, kann man Gemeinwohl verwirklichen.
- Wenn das Gegenüber auch moralisch argumentiert, ist es möglich, sich über Moral verständigen zu können.
- Wenn der Austausch über Emotionen und Beweggründe gewünscht ist, kann man sein Innenleben mit anderen erkunden und teilen.
- Wenn Dramatisieren von Befindlichkeit dazugehört, trifft man auf Gleichgesinnte.
- Wenn Solidarität gewünscht ist, kann man sich in Gemeinschaft stark fühlen.
- Wenn emotionale Überraschungsangriffe zur Überrumplung des Gegenübers eingesetzt werden, wird unmittelbare Leidenschaft und Lebendigkeit gelebt.
- Wenn die Realebene das Wichtigste ist, muss keine Geschichte erfunden werden.

Bei dieser Gegenüberstellung wird eher eine idealtypische Diskussion entworfen, die verdeutlichen soll, dass man in Abhängigkeit von Kontext und Zielen andere Verhaltensweisen bevorzugt. Wertesystem und Strategien müssen zur Situation und zu einem selbst passen. Erst dann kann der Einzelne seine Integrität fühlen und leben. Postuliert wird, dass man im sozialen Miteinander immer Machtstrategien anwendet. Die gewählten Strategien unterscheiden sich dann in

Abhängigkeit vom Wertesystem und situativ in Abhängigkeit von den avisierten Zielen und der Art der Beziehung. Dabei gehe ich davon aus, dass jede Beziehung irgendwo auf dem Kontinuum von absoluter Liebesbeziehung bis absoluter Dienstleistungsbeziehung angesiedelt werden kann.

In der Psychotherapie ist sicher jede therapeutische Beziehung auf einem anderen Punkt dieses Kontinuums anzusiedeln, denn weder sind psychotherapeutische Beziehungen reine Liebes- (hier verstanden als Gefühls-) noch reine Dienstleistungsbeziehungen. Die Bestimmung ist u.a. von den folgenden Fragen abhängig: Besteht in der konkreten Psychotherapie eine Sicherheits- und Vertrauensbasis? Wie ist mein Gegenüber eingestellt? Sind sich die Beteiligten darüber klar, dass für Psychotherapie Nähe wichtig ist, aber auch die wirtschaftlichen Interessen eine Rolle spielen? Kann ich so weit vertrauen, dass ich, während ich spreche, meine Einstellung entwickeln kann, oder muss ich mir vorher darüber im Klaren sein, was ich sagen will? Kann ich mein Gegenüber einschätzen? Welche Indizien für Glaub- und Vertrauenswürdigkeit habe ich? Welche Konsequenzen und Umgangsweisen empfehlen sich? Womit könnte ich bei Bedarf Druck aufbauen? Wann ist die Beziehung so weit gereift und ist Nähe möglich, dass ich Authentizität im Sinne von Offenheit und Ehrlichkeit zur Geltung bringen kann?

Um sich über all diese Aspekte in der therapeutischen Beziehung klar werden zu können, zu wissen, wann die eine und wann die andere Strategie angebracht ist und sich bestenfalls auch darüber austauschen zu können, benötigt man eine Menge Sozialkompetenz.

Machtkompetenz verstehe ich als Teil von Sozialkompetenz.

Wo auch immer man lebt und arbeitet, es wird sich nie ganz vermeiden lassen, strategisch zum eigenen Vorteil vorzugehen, um nicht in Nachteil zu geraten bzw. bestimmte Ziele erreichen zu können. Hier sind Kosten-Nutzen-Analysen hilfreich. Es geht dabei mehr oder weniger um das berufliche Überleben. In freundschaftlichen, helfenden Beziehungen oder in Liebesbeziehungen ist die Anwendung dieser Strategien hingegen schädlich. Wem es dann nur um den eigenen Vorteil geht, wird Familie, Patienten und Freunde schnell enttäuschen und verlieren. Emotionale Nähe entsteht durch Vertrauen, Toleranz, Offenheit und Ehrlichkeit, entsteht dadurch, dem anderen Einblick in die eigenen Motive und Absichten zu geben. Diese Nähe-Variablen ändern sich auch nicht mit neuen gesellschaftlichen Bezugs- oder Wertesystemen; sie sind universell.

Im folgenden Kapitel wird es darum gehen, wie Macht und Machtstreben mentalisiert und Machtkompetenz erworben werden kann.

Die Entwicklung der Mentalisierungsfähigkeit

M.-L. Althoff, *Macht und Ohnmacht mentalisieren*, Psychotherapie: Praxis,
DOI 10.1007/978-3-662-50329-4_2

Ausgangspunkt dieses Kapitels ist die Fragestellung, wie man Macht und Machtstreben mentalisieren und damit die Grundlage für Machtkompetenz erwerben kann. Die Fähigkeit, über sich und andere als Wesen mit geistig-seelischen Zuständen zu reflektieren, wird als Mentalisierung bezeichnet. Zunächst wird dargestellt, wie sich Mentalisierungsfähigkeit bei Kindern unter förderlichen Bedingungen entwickelt, ab welchem Alter Kinder strategisch denken und handeln können und welche Gefahren Eltern und Bezugspersonen dabei im Blick haben sollten. Dass unterschiedliche Mentalisierungsfähigkeiten gravierende Auswirkungen auf die Flexibilität und Kompetenz im Umgang mit Macht haben können, wird exemplarisch verdeutlicht. Eine hohe Mentalisierungsfähigkeit scheint vorteilhaft zu sein. Insofern stellt sich das Thema Anregung von Mentalisierung als wichtige Psychotherapie-Aufgabe für den Patienten und oft auch für den Therapeuten. Unterschiedliche Patienten (wie Therapeuten) benötigen verschiedene Arten der Förderung von Mentalisierung.

2.1 Was ist Mentalisierung?

Der von Peter Fonagy und Mary Target geprägte englische Begriff „mentalization“ ist abgeleitet vom Adjektiv „mental“ bzw. vom Substantiv „mind“ (lat. *mens*, den Geist betreffend). Es wird z.B. von „mental illness“ und „mental condition“ gesprochen. Im Deutschen kann der Begriff nicht wörtlich übersetzt werden; das englische „mental“ meint geistig, gedanklich, psychisch und seelisch zugleich. Insofern ist der englische Begriff „mentalization“ ins Deutsche übersetzt/übernommen worden mit „Mentalisierung“, da es keinen deutschen Begriff gibt, der die umfassende Bedeutung des Englischen „mentalization“ umfasst.

Mentalisieren meint die Fähigkeit, das Verhalten anderer Menschen oder das eigene Verhalten durch die Annahme mentaler Vorgänge oder Zustände zu interpretieren (vgl. Fonagy et al. 2004a). Dabei wird nicht nur auf das Verhalten des Gegenübers Bezug genommen, sondern auf die eigenen Vorstellungen und Phantasien über dessen innere Welt, wie z.B. Gedanken, Überzeugungen, Wünsche, Absichten und Einstellungen, die dieses Verhalten hervorbringen.

Mentalisieren bedeutet, ausgehend vom Verhalten eines anderen zu vermuten, was in dessen mentalem System vor sich geht. Auch die Intention und die Versuche, das eigene Erleben und Verhalten erfassen und erklären zu wollen, ist als Mentalisierung zu verstehen.

Stellen Sie sich vor, Sie beobachten in einem Café ein Paar, das sich in einem lautstarken Wortwechsel befindet. Sie können die Worte nicht verstehen, weil die beiden eine fremde Sprache sprechen. Sie beobachten heftiges Gestikulieren und ernste Mienen. Was denken und fühlen Sie? Sie vermuten vielleicht, dass die beiden sich streiten und unterschiedliche Positionen haben. So weit lässt sich die Vermutung erst einmal aus dem beobachtbaren Verhalten, den Zeichen ableiten. Aber es kann sein, dass sich bei Ihnen automatisch Vermutungen über die inneren Zustände der beiden Personen einstellen und Sie selbst Gefühle entwickeln, von denen Sie denken, dass sie den Gefühlen der beiden entsprechen könnten. Es könnte sein, dass Sie denken, dass das Paar sich in einer Krise befindet und dass Sie Gefühle von Traurigkeit, Angst empfinden und sich Erinnerungen an selbst erlebte Konfliktsituationen einstellen. Dann lächeln beide Partner von einer Sekunde zur anderen; sie stehen auf, nehmen sich in den Arm und gehen Hand in Hand aus dem Café. Sie bleiben verwirrt zurück, und wenn Sie Glück haben, klärt Sie ein Sprachkundiger darüber auf, dass die beiden Streitenden keinen partnerschaftlichen Streit oder gar eine Krise hatten, sondern einen Disput über das, was Mentalisierung eigentlich meint, geführt haben. Mentalisieren ist im Alltag allgegenwärtig und stellt sich normalerweise auch automatisch ein, so wie Sie in dem Café sich sofort und ohne bewusste Absicht vorgestellt haben, was wohl los sei. Mit diesen Vorstellungen kann man immer mehr oder weniger „richtig“ liegen.

Mentalisieren zu können setzt ein grundlegendes implizites Verständnis der Natur des Mentalen voraus. Wesentlich dafür ist das Wissen, dass die Realität in unserem Geist bzw. unserer Psyche lediglich repräsentiert ist, dass die Gedanken und Vorstellungen den Gegebenheiten in der realen Welt nur näherungsweise entsprechen. Die Fähigkeit zur Mentalisierung ist weitgehend unbewusst oder vorbewusst. Sie ist eine kognitive und emotionale Leistung, die dem eigenen Verhalten und dem anderer eine Bedeutung gibt. Mentalisieren zu lernen ist Teil der Selbst- und Ich-Entwicklung und ermöglicht Sinngebung, Verständigung, Denken als Probehandeln und Reflexion als Instrument von Impulskontrolle und Affektregulation. Die Fähigkeit des Mentalisierens entwickelt sich unter normalen Entwicklungsumständen in ihren wesentlichen Bestandteilen bis zum Ende des 4. Lebensjahres und differenziert sich durch immer umfangreichere Erfahrungen bis zur Adoleszenz. Die Reifung ist abhängig von Lebensumständen, Beziehungs- und Bindungserfahrungen und dem affektiven Austausch mit den ersten, aber auch allen späteren Bezugspersonen.

Wesentlich für die Bedeutung des Konzepts der Mentalisierung für die Psychotherapie ist, dass die Fähigkeit zur Mentalisierung unter bestimmten Bedingungen auch in späteren Lebensjahren noch nachreifen kann. Dies ist eine wichtige Voraussetzung für die Verbesserung von Wahrnehmungs-, Regulations- und Kommunikationsfähigkeiten.

Leider ist vor allem unter physischem oder psychischem Druck die Fähigkeit zu mentalisieren schnell mehr oder weniger stark eingeschränkt. Wir erkennen das daran, dass wir

- uns nicht mehr so ausgeglichen fühlen,
- nicht mehr so besonnen handeln,
- den anderen/die anderen plötzlich negativer oder sogar als Feinde sehen,
- uns nicht zurückhalten können, obwohl wir wissen, dass Handeln sich jetzt ungünstig auswirken könnte.

Das bedeutet, dass wir gerade dann, wenn wir die Fähigkeit am meisten brauchen könnten, diese oft am wenigsten zur Verfügung haben, z.B. wenn

- es Streit oder Missverständnisse gibt,
- wir unerwartet mit Krisensituationen konfrontiert sind,
- starke Interessenkonflikte unvermittelt auftauchen,
- heftige Gefühle, z.B. Enttäuschung, Misstrauen, Sich-betrogen-Fühlen, auftauchen,
- Wünsche, Bedürfnisse in für uns wichtigen Beziehungen nicht erfüllt werden,
- schwere Traumatisierungen geschehen oder zu verarbeiten sind,
- in Psychotherapien heftige Schuld- oder Schamgefühle andrängen,
- wir unter starkem Gewissensdruck stehen,
- wir Angst haben, Macht auszuüben,
- wir uns hilflos und ohnmächtig fühlen.

Um es vorwegzunehmen: In der Psychotherapie ist es das Ziel von gemeinsamer Mentalisierung, sich in derartigen Drucksituationen von impulsivem, zerstörerischem und/oder selbstzerstörerischem Verhalten distanzieren zu lernen, indem man (zunächst gemeinsam und bewusst) beginnt, zu reflektieren anstatt reflexhaft zu handeln, z.B. die Enttäuschung oder Angst zu spüren, sie wahrzunehmen, zu beobachten und nicht gleich „kopflos“ zu handeln. Allen et al. (2011) sprechen davon, den „Pausenknopf" zu drücken. Dies ist hilfreich, um sich selbst Zeit zu geben und wieder Macht über sich selbst und die Situation bekommen zu können. Das gilt für den Psychotherapeuten und den Patienten gleichermaßen.

Ein Psychotherapeut könnte z.B. sagen: „Ich merke, ich habe es noch nicht ganz verstanden. Ich möchte kurz nachdenken. Vielleicht können wir das auch gemeinsam tun." Oder er könnte zum Patienten sagen: „Vielleicht könnte es Ihnen in derartigen Situationen zu Hause gelingen, kurz den Pausenknopf zu drücken." Oder ein Patient könnte sagen: „Was Sie da gerade gesagt haben, verstehe ich nicht, wovon reden Sie?"

2.2 Wie entwickelt sich die Fähigkeit der Mentalisierung?

Mentalisieren als kognitive und emotionale Leistung entwickelt sich nicht mit der Gehirnentwicklung von selbst, entlang einer Reifungslinie, sondern wird in Beziehung erworben, d.h., der Mensch erkennt sich durch den anderen. Man geht davon aus, dass Säuglinge schon vorgeburtlich Wohlgefühl oder Unwohlsein empfinden können, das durch bestimmte Ereignisse ausgelöst wird. Sie haben aber kein Bewusstsein davon, dass sie selbst „zufrieden" oder „ärgerlich" oder „ängstlich" sind und wodurch bzw. durch welche Person diese Empfindungen ausgelöst wurden. Die Forschergruppe um Fonagy hält die Entwicklung der Fähigkeit, emotionale Zustände unterscheiden und Kategorien zuordnen zu können, für sehr bedeutsam. Diese Fähigkeit ermöglicht es, die eigenen emotionalen Zustände überhaupt als solche zu erkennen, und sie bildet die Grundlage dafür, dann im weiteren Entwicklungsverlauf anderen Menschen ebenfalls mentale Zustände zuschreiben zu können.

2.2.1 Frühe Affektspiegelung (bis ca. 9. Lebensmonat)

Fonagy und Target greifen für ihre Erklärung, wie Säuglinge die Fähigkeit der Affektwahrnehmung und -differenzierung entwickeln, auf das Modell der Affektspiegelung von György Gergely und John Watson (1996, 1999) zurück. Gergely und Watson beschreiben den Prozess der bewussten Affektwahrnehmung von Seiten des Säuglings, der im Zusammenspiel mit seinen Bezugspersonen geschieht. Gelingt dieser Prozess, ist damit auch eine Grundlage für die Entwicklung der Fähigkeit zur Regulation der Affekte geschaffen. Fonagy und seine Arbeitsgruppe schließen sich Gergely und Watson (1996, 1999) darin an, dass Säuglinge ihre Emotionen und die sie begleitenden körperlichen Gefühle noch undifferenziert, unreflektiert und dementsprechend vage wahrnehmen (sie sprechen von „primary awareness"). Postuliert wird weiter, dass Säuglinge sich ihrer eigenen Zustände erst durch die Reaktion der Bezugsperson auf ihre Emotionsausdrücke bewusster werden, und zwar durch eine Antwort der Bezugsperson, die dem Emotionsausdruck des Säuglings entspricht. Oder anders ausgedrückt: Der Säugling findet sich selbst im anderen; Eltern bzw. Bezugspersonen wiederum reagieren, ohne darüber nachzudenken (man geht von biologisch angelegtem Verhalten aus), auf die Emotionsausdrücke des Kindes in spezifischer Weise. Sie kommunizieren in der so genannten Ammensprache mit ihrem Säugling. Diese Sprache zeichnet sich aus durch eine erhöhte Tonlage, viele Wiederholungen, einen einfachen Wortschatz und übertriebenen Emotionsausdruck in Reaktion auf den Emotionsausdruck des Säuglings. Sie markieren ihren spiegelnden Emotionsausdruck als übertrieben und als eine Mischung aus verschiedenen Affekten (ggf. auch beruhigenden Anteilen), damit es dem Säugling möglich wird, zu erkennen, dass die Bezugsperson auf ihn reagiert (referentielle Verankerung auf Seiten des Kindes), es nicht nur der Ausdruck der Bezugsperson ist (referentielle Entkopplung auf Seiten des Kindes) und dass *sein* Zustand gespielt wird (Bewusstwerdung auf Seiten des Kindes). Mit einer gelungenen Phase von Affektspiegelung bis zum Alter von ca. 9 Monaten sind die Grundlagen der Mentalisierungsfähigkeit, nämlich Affektwahrnehmung und -differenzierung, geschaffen. In diesen ersten Monaten entwickelt der Säugling entlang der bestenfalls hinreichend guten kontingenten und kongruenten Spiegelung ein Lebensgefühl, das als **Kontingenzerleben** beschrieben wird. Danach entwickelt sich in Auseinandersetzung mit der äußeren Realität ein zunehmend komplexeres Weltbild.

2.2.2 Entwicklungsschritte der weiteren Mentalisierungsfähigkeit

▪ Zielgerichteter Modus (ab ca. 9. Monat bis 1,5 Jahre)

Der zielgerichtete Modus wird auch teleologischer Modus genannt. Das Kind kann eigene und fremde Handlungen aus der Beobachtung heraus erfassen und als zielgerichtet interpretieren. Eigenes Versuch-und-Irrtum-Verhalten ist auf ein Ziel gerichtet. Es kann eine Urheberschaft wahrnehmen. Es kann jedoch noch nicht dahinterliegende Ursachen wie Motive, Absichten, Wünsche erkennen, und es kann leicht getäuscht werden.

Beispiel

Lässt man einen Ball aus kurzer Distanz mehrmals knapp an einem Tor vorbeirollen und sagt leise: „Oh, nein“, krabbelt das 9- oder 10-monatige Baby heran, schiebt den Ball ins Tor und lächelt einen zufrieden an. Es durchschaut noch nicht, dass man den Ball selbst ebenso leicht in das Tor hätte rollen lassen können.

In dieser Zeit entsteht die Objektpermanenz (Piaget), in der das Kind realisiert, dass ein Objekt oder eine Person weiter existiert, wenn es sich außerhalb des eigenen Wahrnehmungsfeldes befindet. Parallel dazu tritt auch die so genannte Acht-Monats-Angst bzw. das Fremdeln auf, weil das Kind nun unterscheiden kann, welche Personen ihm vertraut und welche fremd und unheimlich sind. Auf Gesichter, die ihm fremd sind, reagiert es abweisend oder weinerlich.

In der Psychoanalyse wird die Objektkonstanz (Objekt hier als Person verstanden) als Errungenschaft des Alters von ca. 18 Monaten formuliert. Gemeint ist, dass das Kind eine konstante Bindung an die primären Bezugspersonen entwickelt hat und eine Beziehung relativ unabhängig von Bedürfnisbefriedigung halten kann. Ein Kind, das Objektkonstanz erworben hat, hat eine Vorstellung von Mutter und Vater, auch wenn diese außer Sicht- und Hörweite sind, selbst wenn dieser Zustand für das Kind momentan relativ unbefriedigend ist. Die Pflege und Sorge werden auch bei vorübergehender Abwesenheit weiterhin gespürt. Man kann davon ausgehen, dass dieses Gefühl der Nähe der Bezugsperson auch impliziert, weiterhin ein Gefühl der eigenen Existenz, des eigenen Selbst zu haben und sich nicht verlassen zu fühlen. Gleichzeitig ist das erfolgreiche Durchstehen solcher Abwesenheitszeiten auch die Grundlage für das wachsende Erleben des Kindes von Mut und Vertrauen, sein eigenes Leben führen zu können und zu dürfen.

Gibt es in diesem Alter schon soziale Kompetenz insbesondere Machtkompetenz?

Forscher der Universität Portsmouth unter der Leitung von Vasudevi Reddy (2008) haben mehr als 50 Säuglinge und Kleinkinder mit ihren Eltern anhand von Tests und geschickter Befragung untersucht und kamen zu erstaunlichen Schlussfolgerungen im Hinblick auf infantile Täuschungsmanöver. Die früheste Form der gezielten Täuschung beim Menschen sei das taktische Weinen. Die ersten sechs Lebensmonate weinen Babys elementar, ungebremst, mit

Wucht und ohne „Hintergedanken". Ab einem Alter von ca. einem halbem Jahr, so das Ergebnis der Studie, täuschen Kinder Weinen und wenig später auch Lachen vor, um die Aufmerksamkeit der Eltern auf sich zu ziehen. Außer Hunger und Unwohlsein als Triebfeder kommt schon bald der Vorsatz hinzu, die Nähe der Bezugsperson herstellen zu wollen. Das Kind weiß sein Umfeld schon recht gut zu dirigieren, denn es kennt die Wirkung von Tränen genau: Männern wie Frauen bricht der Schweiß aus. Im Allgemeinen versuchen sie, das Weinen zu beenden, indem sie das Kind nähren, pflegen und liebkosen. Dann hat das Kind sein Ziel erreicht. Zwei Monate später scheinen die Kinder eine (natürlich noch grobe) Vorstellung von „richtig" und „falsch" zu haben und können „Verbotenes" vertuschen oder ihre Eltern mit Ablenkmanövern in die Irre führen.

Eltern durchschauen das mehr oder weniger gut. Diese frühen Formen des Dirigierens kann man durchaus als Vorformen von sozialer Kompetenz genauer Führungskompetenz oder Machtkompetenz verstehen.

- **Psychische Äquivalenz (ab ca. 1,5–4 Jahre)**

In diesem Stadium der Entwicklung von Mentalisierung kann das Kind Gedanken und äußere Wirklichkeit noch nicht (sicher) unterscheiden. Innere Zustände wie z.B. Gedanken, Vorstellungen, Phantasien, Wünsche und Ängste lösen ähnliche Empfindungen und Gefühle aus wie reale Ereignisse und werden nicht von diesen unterschieden. Im Äquivalenzmodus erlebt das Kleinkind somit die innere Welt mit der äußeren Welt identisch. Eigene Gedanken werden als real und mit den Gedanken anderer identisch wahrgenommen. Alles ist für das Kind konkret, aus erwachsener Sicht konkretistisch. Das Kind kann noch nicht verstehen, dass Denken und Wünschen Repräsentationen und Interpretationen der Umwelt sind, nicht die Realität selbst. Das hat zur Folge, dass eigenen Affekten oder Phantasien, die nur in der Vorstellung existieren, potenziell Auswirkungen in der Realität zugeschrieben werden und diese dadurch als angsterregend erlebt werden.

Eltern gehen idealerweise in doppelter Weise mit dem Erleben ihres Kindes um: Sie nehmen den inneren Zustand des Kindes ernst, geben dem Kind z.B. zu verstehen, dass sie seine Angst wahrnehmen und verstehen können, stellen aber eine andere Perspektive zur Verfügung, indem sie die Realität überprüfen, und zeigen damit auch, dass sie nicht geängstigt sind.

Beispiel

Wenn das Kind abends denkt, ein Krokodil wäre unter dem Bett, dann scheint diese Vorstellung so real und bedrohlich, dass es sich nicht mehr aus dem Bett traut. Wenn es den Vater herbeigerufen hat, der Vater dann das Licht anmacht, er die Angst des Kindes anerkennt und das Kind beruhigt, indem er selbst keine Angst zeigt und initiiert, dass beide unter das Bett schauen, stimmt das Kind den Erklärungen des Vaters zu. Das bedeutet nicht, dass die Angst nicht wieder auftaucht, wenn das Licht aus ist und der Vater das Zimmer wieder verlassen hat.

- **Parallel dazu: Als-ob-Modus (ab ca. 1,5–4 Jahre)**

Unter dem Als-ob-Modus wird ein Zustand verstanden, in dem im Erleben des Kindes die Realität suspendiert, gewissermaßen aufgehoben ist. Innere und äußere Realität sind entkoppelt. In diesem Modus kann das Kind versunken spielen, ohne dass es befürchtet, dass das Spiel reale Konsequenzen hat. Das Kind kann auf diese Weise seine inneren Zustände darstellen und extern Repräsentationen erschaffen (ohne sich dessen bewusst zu sein). Dadurch bleiben die in der Phantasie auftretenden Gedanken und Wünsche und Impulse ungefährlich, bzw. es wird phantasiert, diese mithilfe von Phantasie bewältigt zu haben. Dieser Modus wurde auch oft als magisches

Denken bezeichnet. Ein berühmtes Beispiel ist das von Freud beschriebene Garnrollenspiel seines Enkels (Freud 1920): Sein 1½-jähriger Enkel hatte eine Holzspule, die mit einem Bindfaden umwickelt war, immer wieder über den Rand seines Bettchens geworfen, sodass die Spule unter das Bett rollte, um sie danach mit großer Freude wieder hervorzuziehen. Das Verschwinden der Spule kommentierte er mit einem Laut, der „Fort" bedeutete, und das Auftauchen mit einem freudigen „Da". Freud deutete dieses Spiel als Inszenieren des Fortgehens und Wiederkommens der Mutter, als Entdeckung der Überwindung von erlittener Ohnmacht durch spielerische Aktivität, also die Bewältigung des Trennungserlebens durch Verschiebung auf einen Gegenstand, der unter Kontrolle gebracht werden kann.

Die Rolle der Eltern besteht darin, die Spiel-Handlung als Inszenierung zu verstehen. Durch ihre Kommentare zu den Spielhandlungen können sie die inneren Zustände des Kindes verbal spiegeln, indem sie mitspielen, d.h. markiert die Handlungen und Gefühlsausdrücke des Kindes spiegeln. Idealerweise werden auch destruktive Phantasien und Wünsche im Spiel durchgearbeitet, wobei das Kind dazu einen mitspielenden Erwachsenen oder ein älteres Kind an seiner Seite braucht, um fest in der Überzeugung bleiben zu können, dass eine Idee nur eine Idee ist, die sich nicht direkt auf die Realität auswirkt.

Beispiel

Spielt das Kind z.B. Vater-Erschießen, kann ein zu realistisches Mitspielen beim Schieß-Spiel die Ängste des Kindes unvermittelt einbrechen lassen. Bei einem Verbot eines solchen Spiels kann es denken, dass der Wunsch, erschießen spielen zu wollen, schon böse sei. In beiden Fällen würde das Kind in der Gefahr stehen, in den Äquivalenzmodus zu kippen, d.h. im einen Fall zu denken, der Vater wäre jetzt tot, im anderen Fall, sich selbst für böse zu halten, weil es ein böses Spiel spielen wollte.

Diese Spielerfahrungen organisieren und vermitteln zwischen den Modi psychischen Funktionierens des Äquivalenzmodus und des Als-ob-Modus, sodass das Kind immer sicherer seine mentalisierende Haltung beibehalten und probehandelnd experimentieren kann.

Wie zeigt sich in diesem Alter soziale Kompetenz bzw. Machtkompetenz?

Schon als Zweijährige – auf dem Höhepunkt der eigenen Größenvorstellung – beherrschen Kinder taktische Tricks, obwohl die Manöver immer noch leicht zu durchschauen sind oder auch fehlgeleitet sein können. Tritt die erwartete Wirkung nicht ein, zeigt das Kind seine Wut und seinen Trotz sehr heftig und versucht so, seine Ziele zu erreichen. Das Nachdenken über das Innenleben anderer ist aber nur begrenzt möglich, sodass Kinder im Alter von zwei Jahren schon mal als Bestrafung der Eltern das Wegwerfen ihres Schnullers oder Zerstören von eigenem Spielzeug einsetzen (vgl. Kohlbergs Stufenmodell in ▶ Abschn. 2.4).

Hier sind Eltern mit ihrer Geduld und ihren vermittelnden Fähigkeiten gefragt. Wenn Kinder in diesem Alter nicht verständnisvoll und sanft begrenzt werden, können die in diesem Alter unverhohlen gezeigten Macht- und Führungsansprüche, die z.B. auf dem Spielplatz oder im Kindergarten auch durchaus mit Einsatz körperlicher Mittel wie Schlagen, Schubsen unterstrichen werden, nichtmodifiziert erhalten bleiben und möglicherweise in der Schule zu großen Problemen führen. Das Spiel als Medium ermöglicht Kontrolle und Modifikation (Als-ob-Modus) und das Spielen-Können der Bezugspersonen verhindert den allzu harten Einbruch von Realität (Äquivalenzmodus).

Des Weiteren erweitert sich in der Altersspanne von 1½ bis 4 Jahren der Erfahrungsraum des Kleinkindes enorm. Die motorischen Fähigkeiten, die kognitive Entwicklung, die emotionalen Erfahrungen bedingen eine Ausweitung sozialer Kompetenzen. So wird es mit der Ausbildung von Einfühlung und Empathie auch möglich, sich vom Egozentrismus hin zur Einbeziehung von Wünschen, Vorstellungen und Absichten anderer zu entwickeln. Es ist für das Kleinkind immer noch schwierig, eigene Bedürfnisse zurückzustellen, aber Ansätze von altruistischer Abtretung können beobachtet werden. Geschwister untereinander, die sich von Erwachsenen unbeobachtet fühlen, können noch sehr grausam zueinander sein und weit davon entfernt lieb zum Bruder oder lieb zur Schwester zu sein, aber sie wissen genau, dass die Eltern das von ihnen erwarten. In Gegenwart der Eltern zeigen sie insofern das aggressive Verhalten nach Möglichkeit nicht und versuchen die Eltern dahingehend zu täuschen, dass sie ja „lieb" zum anderen sind. Kommen die Eltern unerwartet in den Raum, kann der Sekunden zuvor Geschlagene gestreichelt werden – auch ein Achselzucken ist nicht unüblich, begleitet von der Aussage: „Ich weiß auch nicht, was er/sie hat". Auch Vorschläge, die als „für den anderen" deklariert werden, verfolgen noch relativ durchsichtig die eigenen Interessen. So kann z.B. das zwei Jahre ältere Kind sagen: „Mama, wir bringen Daniel erst zu Bett, der ist ja immer abends so müde, und dann kannst du mit mir spielen, das Spiel, das er nicht mag." Die Bedeutung von Geschwisterkonstellationen und insbesondere Geschwisterrivalität ist ein bedeutsames Thema (vgl. König 2008; Sohni 2011), das einer weitergehenden Untersuchung bedarf.

- **Reflexiver Modus (ca. ab 4.–5. Lebensjahr)**

Der reflexive Modus integriert die vorher nebeneinander existierenden und abwechselnd genutzten Äquivalenz- und Als-ob-Modi. Ein Nachdenken über das eigene Selbst und über das vermutete Innenleben anderer Menschen wird möglich. Unterschiedliche Perspektiven werden anerkannt, und falsche Überzeugungen werden bei sich und anderen mit einbezogen. Das Kind erforscht, was die Handlungen anderer bedeuten, darauf aufbauend kann es lernen, eigene psychische Erfahrungen zu bestimmen und als sinnvoll zu erkennen (Fonagy 2003). Dem Mentalisierungskonzept liegt wesentlich die Idee der gemeinsamen Erfahrung zugrunde (Fonagy u. Target 2006): Die Reflexionsfähigkeit ab dem 4. Lebensjahr wird möglich, wenn das Kind die Erfahrung machen konnte, dass seine psychischen Zustände von den Bezugspersonen reflektiert werden.

> » Das Kind nimmt nun den Zusammenhang zwischen innerer und äußerer Realität wahr, während es gleichzeitig anerkennt, dass sie sich in bedeutsamen Aspekten unterscheiden und weder in eins fallen (Äquivalenzmodus) noch voneinander dissoziiert werden müssen (Als-ob-Modus). (Fonagy u. Target 1998, S. 32; Anm. in Klammern: die Autorin)

Wie zeigt sich in diesem Alter soziale Kompetenz bzw. Machtkompetenz?

In diesem Alter münden Reaktionsbildungen (bezogen auf Geschwister) bestenfalls in einer fürsorglichen Haltung. Das soziale Gewissen ist ausgeprägter und gereifter. Grundschulkinder wissen genau, was unfair ist, und sind trotzdem egoistisch:

Beispiel

Beim Tausch der Pokémon-Karten war dem kleinen Jungen klar, dass er übers Ohr gehauen werden sollte. Statt ihm für seine fünf Karten zumindest die erwünschte (keinesfalls seltene) und eine weitere Karte anzubieten, hatte ihm sein Freund nur die ersehnte Karte angeboten, wenn er noch eine weitere seiner Karten drauflegen würde, und zwar eine, die er eigentlich nicht abgeben wollte. Nur die eine und dann noch die wertvolle Karte drauflegen! Andererseits wusste er nicht, ob er die ersehnte Karte noch kaufen könnte, und warten wollte er auch nicht mehr. Was tun? Ablehnen? Für ihn wäre das nicht weiter schlimm gewesen. Seinem gemeinen Freund hätte er dann zumindest auch

nichts gegeben, aber die Freundschaft war jetzt sowieso in Frage gestellt. Er wollte aber so gern die eine Karte! Er willigte ein, obwohl er wusste, dass es ein unfairer Tausch war.
Auf der anderen Seite sah es ähnlich aus. Der Freund wusste auch, dass sein Angebot unfair war, aber er wusste auch, wie sehr sein Freund die Karte haben wollte, und konnte der Versuchung nicht widerstehen, so viel wie möglich rauszuholen – auch wenn er damit Gefahr lief, seinen Freund nicht nur zu verärgern, sondern auch zu verlieren.

Aber entwickeln wir uns wirklich weiter oder werden dieselben Strategien im Erwachsenenalter einfach nur verdeckter und damit perfektionierter ausgeführt? Möglicherweise sind die Teilungsangebote der Grundschüler nicht in Übereinstimmung mit den Vorstellungen von Eltern, Lehrern und Erziehern, aber sie sind nicht so weit entfernt von den erwachsenen Handelsabkommen, die nach Angebot und Nachfrage bzw. Macht und Einfluss gehen.

Beispiel
So ist das Recht auf Zugang zu sauberem Wasser am 28. Juli 2010 von der Vollversammlung der Vereinten Nationen als Menschenrecht anerkannt worden. Das hindert aber – wie 2014 bekannt wurde – eine Firma wie Nestlé nicht daran, das Wasser z.B. in Afrika direkt unter den Füßen der Bevölkerung abzupumpen und dann zu exportieren. Menschenwürde, Anstand, gesamtgesellschaftliche Verantwortung wird vergeblich angemahnt.

Obwohl Kinder im Grundschulalter schon ein recht ausgeprägtes moralisches Gerechtigkeits- und Fairnessempfinden haben, heißt das aber noch lange nicht, dass das, was sie selbst moralisch als richtig erkannt, gefühlt und verbal geäußert haben, auch das ist, was in ihrem Handeln zum Ausdruck kommt. Studien haben gezeigt, dass strategisches Handeln wider besseren Wissens bei Kindern bis zum Alter von 13 Jahren nicht besonders ausgeprägt ist.

Forscher um Tania Singer vom Max-Planck-Institut für Kognitions- und Neurowissenschaften in Leipzig (Steinbeis et al. 2012) postulieren, das habe mit der Entwicklung ihrer Gehirne zu tun. Der dorsolaterale präfrontale Kortex – eine Region im Stirnhirn, die für Impulskontrolle zuständig ist – reife erst nach und nach. Zu dieser Befundlage passt, dass Kinder erstaunliche Probleme dabei haben, abstraktes Wissen über gerechte Verteilung in die Tat umzusetzen.

Singer und ihre Kollegen ließen 146 Schulkinder zwischen 6 und 13 Jahren zwei klassische Spiele aus der Verhaltensforschung spielen: das Ultimatum- und das Diktator-Spiel. Im Diktator-Spiel kann der Diktator unabhängig von dem, was sein Gegenüber denkt oder fühlt, ein Angebot machen – und der andere muss es hinnehmen. Hier ohne Not mehr zu geben als nötig ist Wohlwollen und Großzügigkeit. Im Ultimatum-Spiel dagegen müssen die Spieler die Reaktion des anderen einkalkulieren. Wird man zu unverschämt, kann der andere dieses Verhalten abstrafen – und beide erhalten nichts. Wer mehr gibt, handelt insofern nicht altruistisch, sondern versucht, die eigenen Risiken zu minimieren.

Wie erwartet, waren die Angebote der Kinder, die Diktator spielten, fast durchgängig unverschämt. Im Ultimatum-Spiel dagegen waren die Angebote umso höher, je älter ein Kind war. Überraschend, so die Forscher, war, dass vor allem jüngere Kinder zwischen 6 und 9 Jahren im Spiel viel eher bereit gewesen seien, unfaire Angebote zu akzeptieren. Befragte man sie jedoch theoretisch dazu, ohne dass ein konkretes Geschenk winkte, wollten sie dem anderen solch eine Frechheit nicht durchgehen lassen.

In der Untersuchung sei es gleichgültig gewesen, wie intelligent oder empathisch ein Kind war, wie gut es sich in andere hineinversetzen konnte oder ob es zu risikoreichem Verhalten neigte. Entscheidend für das Verhalten sei die Willensstärke gewesen. Es gibt also Hinweise darauf, dass

Macht über sich selbst in Form von Impuls- und Regulationskontrolle zu erlangen, ein wichtiges Ziel für die Erziehung und Ausbildung von Kindern darstellt.

2.2.3 Entwicklung bis zur Adoleszenz

Eine kontinuierliche Verbesserung der Fähigkeit zur Reflexion ist mit der Erweiterung des Erfahrungshintergrunds bis ins frühe Erwachsenenalter messbar. Für Fonagy et al. (2004b) sollten adoleszente Krisen nicht – wie es oft der Fall ist – verstanden werden als normales inneres Chaos oder als Triebdurchbruch, sondern als Folge früherer Entwicklungsdefizite, die sich erst jetzt zeigen. Durch die Entwicklungsanforderung der Ablösung von den Eltern, der Anpassung an die Peergroup und die bevorstehenden Anforderungen und Unsicherheiten in Studium und Beruf kommt es leicht zu einer Reaktivierung früherer Konflikte. Traumatische Belastungen aus der Kindheit werden dann in Szene gesetzt (im teleologischen Modus oder Äquivalenzmodus) oder durch Flucht aus der Realität verleugnet (im Als-ob-Modus).

Zwar werden neurofunktionelle Veränderungen im Gehirn durch Geschlechtshormone strukturiert, zudem haben Adoleszente eine erhöhte Aktivität subkortikaler Strukturen (limbisches System), während die Reifung präfrontaler Kontrollareale verzögert (präfrontaler Kortex: Planung von Verhalten, Reflexion und Emotionssteuerung) ist. Dies führt dann zu einem spezifischen Ungleichgewicht, da das weiter gereifte limbische System zunächst die Oberhand über das noch nicht ausgereifte Kontrollsystem gewinnt. Und dieser Zusammenhang erklärt auch ein erhöhtes Risikoverhalten und mangelnde Reflexionsfähigkeit und Verhaltenskontrolle.

Aber das heißt noch lange nicht, dass Jugendliche keine Kontrolle mehr haben, es heißt nur, dass die Anforderungen an ihre Regulierungs- und Impulskontrollfähigkeiten erhöht sind (Konrad et al. 2013). Die reflexive Kompetenz, die der Jugendliche in seiner Kindheit erworben hat, ist entscheidend für seine Bewältigungsmöglichkeiten der Anforderungen der Pubertät und Adoleszenz. Und möglicherweise lassen ja gute Mentalisierungsfähigkeiten den präfrontalen Kortex schneller wachsen!

2.3 Ab wann können Kinder im sozialen Miteinander strategisch vorgehen?

Die im letzten Abschnitt referierten Ergebnisse und Überlegungen legen nahe, dass zwar schon im Säuglings- und Kleinkindalter Täuschungsmanöver möglich sind, sie aber nicht absichtlich und willentlich „mit Hintergedanken“ oder „einem Bewusstsein von Betrug“ als moralischer Kategorie herbeigeführt werden, sondern motiviert durch Bedürfnisse wie Hunger, Unwohlsein oder Nähe. Babys entwerfen im engeren Sinne noch keine kognitiven Strategien:

> » Kinder bis etwa 3 Jahre sind naive Realisten, sie halten die Weise, wie die Welt ihnen erscheint, unhinterfragt für wahr und für alle zugänglich, sie verstehen noch nicht, dass ihre Überzeugungen zu Sachverhalten nur Annahmen sind, die den realen Tatbestand treffen oder auch verfehlen können. (Bischof-Köhler 2011, S. 330)

Erst ab etwa 4–5 Jahren sind mit dem Verständnis des Zusammenhangs zwischen innerer und äußerer Realität die Integration von Äquivalenz- und Als-ob-Modus und damit ein Mentalisieren im reflexiven Modus möglich.

Die psychische Entwicklung bewegt sich also im Zusammenspiel von Hirnreifung auf der einen und sozialer Beziehungs- und Bindungserfahrung sowie Anleitung auf der anderen Seite von einer psychischen Realität, in der mentale Zustände nicht als Repräsentationen abgebildet sind, hin zu einer zunehmend komplexeren Sicht der inneren Welt, die durch die Fähigkeit gekennzeichnet ist, Gedanken, Gefühle im anderen und in der eigenen Person vorauszusetzen und auch zu erkennen, dass eine Verbindung zwischen diesen und der Außenwelt besteht.

Es ist – vor allem mit Anleitung älterer Kinder oder Erwachsener – ab einem Alter von 5 oder 6 Jahren grundsätzlich möglich, zugunsten einer erwünschten Zielerreichung oder langfristigen Perspektivenverwirklichung

- verlieren zu können, um z.B. den Respekt eines Freund zu erhalten,
- teilen zu können, um z.B. beim nächsten Mal nicht selbst leer auszugehen,
- Bedürfnisse zurückzustellen, um z.B. in einer Gemeinschaft akzeptiert zu sein,
- Ironie zu verstehen, um z.B. nicht wütend auf das Gegenüber zu werden,
- Witze zu verstehen, um z.B. mehr Verständnis für das Innenleben anderer zu entwickeln,
- jemanden zu bestrafen/zu ignorieren durch Nichtbeachtung, um z.B. die eigene Missbilligung auszudrücken,
- zu erkennen, wann man ungerecht behandelt wird, um z.B. dagegen vorgehen zu können,
- zu diskutieren, welche Strategie besser ist (ohne das Wort Strategie zu kennen), um z.B. mit anderen etwas erreichen zu können, was allein nicht möglich ist.

Diese Fähigkeiten sind natürlich noch begrenzt durch den Erfahrungshorizont und die kognitiven Möglichkeiten dieser Altersstufe. Beispielsweise hat Piaget gezeigt, dass Kinder in der konkret-operationalen Phase noch nicht so viele Variablen gleichzeitig beachten können wie Kinder ab dem 12. oder 13. Lebensjahr, die die formal-operationale Phase erreicht haben. Strategische Fähigkeiten sind insofern noch in ihrer Komplexität begrenzt. Mit zunehmendem Alter und den Möglichkeiten des abstrakten Denkens (der formal-operationalen Phase) können Strategien auch auf mittelfristige oder langfristige Ziele hin angelegt sein.

Eine große Bedeutung im sozialen Miteinander kommt dem Imitationslernen zu (Bandura 1976). Wesentlich dafür, dass Verhalten nachgeahmt wird bzw. die beobachteten Verhaltensstrategien angewendet werden, sind die Erwartungen, die jemand mit der Nachahmung verknüpft. Bezugnehmend auf Bandura (1979), der drei Erwartungsebenen herausgestellt hat, möchte ich diese Ebenen in ihrer Bedeutung als Motivationsanreiz für strategisches Verhalten von Kindern und Erwachsenen benennen.

▪ Ergebniserwartung

Das Verhalten eines Modells wird bevorzugt nachgeahmt, wenn man sich davon angenehme Folgen verspricht oder denkt, unangenehme Folgen vermeiden zu können. Damit werden erwartete Verhaltenskonsequenzen zu einem Anreiz für Verhalten.

Beispiel

Andis Freund berichtet, dass er jeden Tag eine halbe Stunde Vokabeln gelernt hat und nun eine gute Note geschrieben hat. Andi beneidet seinen Freund darum, dass dieser keine Angst mehr vor Nicht-Versetzung haben muss, und hofft nun, dieses auch erreichen zu können, indem er es ihm gleichtut und auch jeden Tag Vokabeln lernt. Die Ergebniserwartung (Versetzung), die er sich verspricht, ist für ihn also ein Anreiz, zu lernen.

- **Kompetenzerwartung (auch Selbstwirksamkeitserleben)**

Wenn ein Lernender ein Verhalten bei einem Modell beobachtet, so muss sich der Beobachter die Ausführung dieses Verhaltens auch selber zutrauen, um es tatsächlich nachahmen zu wollen bzw. zeigen zu können. Der Lernende nimmt also eine subjektive Einschätzung seiner Fähigkeiten vor, die er zum Nachahmen des Verhaltens benötigt. Man spricht hier vom Phänomen der Kompetenzerwartung. Eine Person wird ein Verhalten am ehesten dann zeigen, wenn die eigene Kompetenzerwartung relativ hoch ist.

Beispiel

Wird Maria bei einem Skispringen gefragt, ob sie auch einmal von der Schanze springen wolle, so wird sie dies nur dann tun, wenn sie glaubt, sie könne das bewältigen.

- **Erwartung von Selbstbekräftigung (auch Selbstregulation)**

Menschen beurteilen ihr Verhalten nach bestimmten subjektiven Kriterien und können sich selbst bekräftigen. Daraus folgt die Erwartung einer günstigen Selbstbewertung bei Übernahme eines nachzuahmenden Verhaltens, die dann wiederum zu Zufriedenheit und Wohlbefinden führt.

Beispiel

Marcel, der Spicken aus moralischen Gründen ablehnt, wird sich durch das Beobachten eines Mitschülers, der seinen Spickzettel zeigt, kaum zur Nachahmung dieses Verhaltens bewegen lassen, selbst wenn eine externe Bekräftigung, etwa eine bessere Note, dafür in Aussicht steht.

2.4 Welche Gefahren sollten Bezugspersonen im Blick haben?

Normalerweise wünschen sich Eltern, Lehrer, Erzieher und Betreuer, d.h. alle Bezugspersonen, dass Kinder sich überlegt und zielgerichtet, eventuell sogar strategisch verhalten. Gleichzeitig wird in der Kindererziehung und -ausbildung meist betont, dass das Verhalten auch sozialverträglich und nicht ausschließlich egoistisch ausgerichtet sein soll. Das heißt, dass Bezugspersonen – sicherlich aus unterschiedlichen Motiven – stets vermitteln, dass zusätzlich zu den Erwartungen, die jemand für sich selbst entwickelt, die Auswirkungen auf andere bedacht werden sollten. Wie kann diese Einflussnahme von Seiten der Bezugspersonen in den verschiedenen Entwicklungsphasen der Mentalisierung idealtypisch aussehen?

Phase der teleologischen Weltsicht Frühe Formen des Betrugs sollten humorvoll genommen werden, aber man sollte lächelnd zeigen, dass man die Situation durchschaut hat, und sich nicht immer dirigieren lassen. Das ist schwierig für Kinder, wenn sie merken, dass sie nicht bekommen, was sie wollen. Und nebenbei bemerkt, ist das natürlich auch schwierig für Erwachsene, die noch vorwiegend in diesem Modus leben. Auf dieser Stufe gibt es kein Unrechtsbewusstsein. Man sollte die Ergebniserwartungen stärken, indem man dem Kind verdeutlicht, welche Vorteile es hat, die anderen zu berücksichtigen, z.B. mitspielen zu lassen.

Phase des Äquivalenzmodus In dieser Phase ist es bezogen auf alle Themen so, dass die Angst von Kindern ernstzunehmen ist, es aber wichtig ist, sich nicht von der Angst anstecken und dirigieren zu lassen. Parallel dazu sollte man vorsichtig ansprechen, dass Strafangst ja auch seine Berechtigung hat, wenn man sich z.B. einfach etwas nehmen will, ohne dass es einem gehört.

Phase des Als-ob-Modus Kinder sollten mit Gaunereien und Theater spielend experimentieren können, aber nicht so heftig, dass die Realität aus der Welt rückt. Kinder müssen auch Lügen ausprobieren können, aber es ist wichtig, dass sie erleben, wo die Grenze des Ausprobierens liegt und wo echte Konsequenzen drohen bzw. was Papa oder Mama nicht mehr lustig finden.

Diese Haltungen und Maßnahmen sollen den Kindern helfen, ihre Kompetenzerwartungen bzw. das eigene Selbstwirksamkeitserleben realistisch einzuschätzen und Defizite ertragen zu lernen. Dabei ist es hilfreich, Selbstbekräftigung und Selbstregulation durch die erwachsenen Bezugspersonen vorgelebt zu bekommen.

Wenn ein Kind über die ersten vier Lebensjahre hinweg eine gute Mentalisierungsfähigkeit erworben hat, muss man sich als Lehrer oder Erzieher oder als Elternteil keine Sorgen machen; Kinder können verstehen und üben Strategien, wie sie ihre Impulse kontrollieren – durch Lernen am Modell – und somit später auch als Erwachsene erfolgreich sein können.

Beispiel

Dass es einen Zusammenhang zwischen Impulskontrolle in der Kindheit und dem Erfolg im späteren Leben gibt, konnte bereits Walter Mischel von der Columbia-Universität in New York nachweisen. In den 1960-er Jahren stellte er vierjährigen Kindern einen Marshmallow vor die Nase. Wenn sie ihn nicht anrührten, bis wieder ein Erwachsener ins Zimmer kommt, würden sie zwei bekommen, wurde ihnen gesagt. Manche hielten das keine halbe Minute aus, sie machten sich sofort über das Zuckerwerk her. Manche Kinder aber fingen an zu singen, drehten sich um oder lenkten sich sonst irgendwie ab und konnten der süßen Versuchung so teilweise bis zu 20 Minuten widerstehen. Mischel verfolgte über 40 Jahre lang, was aus diesen Kindern wurde. Das Ergebnis: Die, die sich von der unmittelbaren Belohnung ablenken konnten, waren Jahrzehnte später im Beruf und Privatleben erfolgreicher. Sparen, Diät halten, das Rauchen aufgeben, eine langwierige Ausbildung absolvieren – all das fiel ihnen leichter.

Phase des reflektierenden Modus Ab der Phase des reflektierenden Modus ist es möglich, bei den Kindern ein Gewissen vorauszusetzen, an das appelliert werden kann. Dabei ist von besonderem Interesse, sich als Bezugsperson vor Augen zu führen, welche Stufe der moralischen Entwicklung ein Kind oder Jugendlicher erreicht haben kann bzw. konkret erreicht hat.

Lawrence Kohlberg (1974) hat bekanntermaßen sechs Stufen der Moralentwicklung postuliert – aufbauend auf Piagets Stufenmodell der kognitiven Entwicklung. Es sei kurz erinnert an die Untersuchungsmethode: Den Probanden wurde das so genannte Heinz-Dilemma (in unterschiedlichen Varianten) präsentiert, dass in seiner grundlegenden Form folgendermaßen formuliert war. Der Ehemann Heinz steht vor einem moralischen Dilemma: Seine Frau ist todkrank, und nur ein Medikament, das für ihn jedoch viel zu teuer ist, könnte ihr helfen. Darf er stehlen, um damit seine Frau zu retten, oder muss er sie sterben lassen? Kohlberg machte deutlich, dass nicht die **Lösung** eines Probanden entscheidend ist, sondern die Art und Weise der Argumentation für eine Lösung. Er stellte drei Phasen mit zwei Subkategorien heraus.

Die drei Phasen der Moralentwicklung (nach Kohlberg)

Phase der **präkonventionellen Moral** (bis 9 Jahre und einige Jugendliche und Erwachsene, z.B. Straftäter)

1. moralisches Prinzip: Opportunismus und Ziel: Strafvermeidung
2. moralisches Prinzip: Egoismus und Ziel: Eigennutz

Phase der **konventionellen Moral** (Großteil der Jugendlichen und Erwachsenen)
3. moralisches Prinzip: Soziale Normen und Ziel: Soziale Wertschätzung
4. moralisches Prinzip: Rechtsnormen und Ziel: Pflichtgemäßes Handeln

Phase der **postkonventionellen Moral** (wenige Erwachsene nach 20. Lebensjahr)
5. moralisches Prinzip: Utilitarismus und Ziel: Größtmöglicher Vorteil für die Gesellschaft
6. moralisches Prinzip: Universalismus und Ziel: unabhängige Reflexion und Berücksichtigung ethischer Prinzipien

Nach Kohlberg muss ein Mensch in drei Bereichen Fortschritte machen, um von einer Stufe des Moralbewusstseins zu einer anderen zu gelangen:
1. Seine soziale Perspektive muss sich erweitern: von einer egozentrischen Perspektive zu einer Realisierung der Ansprüche anderer Menschen in der Gemeinschaft.
2. Seine moralische Selbstbestimmung muss sich erhöhen: er muss moralische Normen in Frage stellen und begründen können.
3. Die Begründung der Regeln seines Handelns muss sich schrittweise verändern: von einer rein egozentrischen Begründung je nach Lust oder Unlust hin zu einer immer abstrakteren, postkonventionellen Normbegründung.

Lügen, Betrug und Täuschungen müssen in ihren Schattierungen verstanden werden, und Menschen können sich moralisch-ethisch weiterentwickeln nach Vorbildern und schicksalhaften Ereignissen. Es gab in den 80-er Jahren (Gilligan 1983) eine Kritik an Kohlbergs Modell. Carol Gilligan weist z.B. auf die von ihr so empfundene Grundproblematik der Wissenschaft, den Androzentrismus, hin und traf damit einen empfindlichen Nerv der 80-er Jahre. Nach Kohlberg gelangen Frauen wesentlich seltener an den von ihm definierten obersten Grad der Moral (Stufe 6), was er auf **Defizite** von Frauen in der Sozialisation zurückführt. Gilligan meint jedoch, dass Kohlberg das spezifisch Männliche hierbei als Norm und allgemeingültig setzt. Sie stellt in einer Studie die These auf, das es zwei gleichberechtigte Formen moralischen Urteilens gibt. Die für Männer spezifische Form der Moral orientiert sich ihrer Meinung nach an abstrakten Prinzipien (**Fairness, Regeln und Rechte als Leitfaden**), die für Frauen spezifischen hingegen an sozialen Prinzipien (**Fürsorge, Mitgefühl und Anteilnahme an anderen**). Diese zwei Formen beinhalten einander **widersprechende Verantwortlichkeiten**, wobei beide meiner Meinung nach nicht unbedingt typisch männlich oder weiblich sein müssen. Möglicherweise sind moralische Urteile auch intraindividuell verschieden, je nachdem, ob sie Herz- oder Geschäftsbeziehungen betreffen.

2.5 Was gehört zur Sozialkompetenz eines Erwachsenen?

Mit der Gewissensbildung und Moralentwicklung entwickelt sich auch die Sozialkompetenz.

» Sozialkompetenz bezeichnet die Fähigkeit und Bereitschaft, zielorientiert mit anderen zusammenzuarbeiten, ihre Interessen und sozialen Situationen zu erfassen, sich mit ihnen rational und verantwortungsbewusst auseinanderzusetzen und zu verständigen sowie die Arbeits- und Lebenswelt mitzugestalten. (Definition Deutscher Qualifikationsrahmen für lebenslanges Lernen, www.dqr.de)

Sozialkompetenz („social skills“ oder „soft skills“) bezeichnet demnach die individuellen Einstellungen und Fähigkeiten, die helfen, eigene Ziele mit den Interessen und Werten einer Gruppe zu verbinden und zudem auch das Verhalten und die Einstellungen dieser Gruppe zu beeinflussen. Der zuweilen mit „Sozialkompetenz“ gleichgesetzte Teilaspekt der **sozialen Kompetenz** ist dabei die so genannte **soziale Intelligenz** als „Fähigkeit, andere zu verstehen sowie sich ihnen gegenüber situationsangemessen und klug zu verhalten“ (Sowarka 1995, S. 365).

In der Literatur werden „soft skills“ oft als die Fähigkeiten und Fertigkeiten benannt, die neben der sozialen Kompetenz im engeren Sinne auch Neigungen, Interessen und Persönlichkeitsmerkmale wie Belastbarkeit, Frustrationstoleranz einschließen. „Soft“ wird gesagt, weil diese Fähigkeiten und Fertigkeiten nicht so verlässlich über Testungen erfasst werden können wie „hard skills“, also etwa Fachkompetenz oder berufstypische Qualifikationen.

In unterschiedlichen Milieus eines Kulturkreises und erst recht in unterschiedlichen Kulturkreisen können die Erwartungen, die in einer bestimmten Situation an ein Individuum gerichtet werden, sehr weit auseinanderliegen. Somit können bei vergleichbaren situativen Anforderungen unterschiedliche Verhaltensweisen als kompetent bewertet werden. Dies bedeutet, dass eine Person, die innerhalb eines bestimmten Milieus als sozial kompetent angesehen wird, innerhalb eines anderen Milieus, in einer ähnlichen Situation, als sozial inkompetent eingeschätzt werden kann. Insofern kann es z.B. eine Festlegung von Verhaltensweisen, die in sozialen Situationen als sozial kompetent angesehen werden können, nicht geben (vgl. Stangl 2001; Hinsch u. Pfingsten 2007).

Aufbauend auf den Fähigkeiten der Affektwahrnehmung, Affektdifferenzierung und Selbst-Objekt-Differenzierung sowie Selbstkohärenz, Identitätssicherheit und kognitiver Reife, setzt sich Sozialkompetenz u.a. aus folgenden Fähigkeiten zusammen:

Fähigkeiten des sozial kompetenten Menschen

- Teamfähigkeit
- Kooperationsbereitschaft
- Kommunikationsfähigkeit
- Konfliktmanagement
- Interkulturelle Kompetenz
- Empathie
- Kritikfähigkeit
- Mündliche und schriftliche Ausdrucksfähigkeit
- Fähigkeit, die Sicht und Interessen anderer zu berücksichtigen
- Engagement
- Eigenmotivation
- Führung

Die Fähigkeit zur Führung möchte ich etwas genauer betrachten. Man trifft manchmal auf die Vorstellung, dass die Fähigkeit zu führen etwas Gegebenes ist, etwas, das nicht erlernt werden kann, oder etwas, das nur bestimmten charismatischen Persönlichkeiten quasi angeboren ist. Insgesamt hat sich heute jedoch die Vorstellung durchgesetzt, dass auch Führungskompetenz erworben werden kann wie ein Handwerk durch das Erlernen und Training bestimmter Fähigkeiten.

Zu diesen Fähigkeiten gehören allgemeine kontextunabhängige Fähigkeiten und in neuerer Zeit zunehmend auch ganz konkret definierte Fähigkeiten, die Unternehmen und Organisationen als notwendig für ihre eigenen Führungspositionen erachten. Führungskompetenz kann aus der Perspektive einer Organisation oder Firma nicht erschöpfend allgemein definiert werden, sondern muss jeweils für diese bestimmte Firma und die jeweilige Hierarchiestufe gesondert als Summe der unternehmensspezifischen Verhaltenserwartungen definiert werden. Es würde hier zu weit führen, umfassend auf spezielle von bestimmten Firmen und Organisationen formulierte Führungsfähigkeiten einzugehen. Beispiele für spezielle Fähigkeiten sind detailliert ausgearbeitete Erwartungen, was unter Ergebnisorientierung oder Risikobereitschaft zu verstehen sei, die dann je nach Branche und Hierarchiestufe konkret sehr unterschiedlich formuliert sind.

Ich beziehe mich im Folgenden auf allgemeine Beschreibungen der „Soft Skills für die Führungskraft", die zur Sozialkompetenz gehören und auf die Fähigkeit fokussieren, andere führen, beeinflussen und vertreten zu können. Beispielsweise schreiben Julia Kuhlmann und Julia Schmidt:

> » Um die Karriereleiter ganz nach oben zu steigen, brauchst Du nicht nur das fachliche Know-how und die langjährige Erfahrung einer zukünftigen Führungskraft, sondern auch die entsprechenden Soft Skills. Welche Branche Du auch immer favorisierst: soziale Kompetenz bringt Dich überall weiter. (www.staufenbiel.ch)

Allgemein wird die Fähigkeit zu führen verstanden als Mitarbeiter leiten, motivieren und vertreten zu können. Die soziale Kompetenz ordnet sich dann diesem Ziel unter. Die Leitung, Motivierung und Vertretung von Mitarbeitern erfordert Fähigkeiten:

Voraussetzung Ausdauer, Disziplin, Organisationstalent

Kommunikationsfähigkeit Diese beinhaltet sachlich diskutieren und verhandeln zu können. Es wird z.B. erwartet, dass die Führungskraft auf ansprechende Art und Weise und in angemessenem Ton Präsentationen halten und Kunden- sowie Mitarbeitergespräche führen kann. Wortgewandtheit und sicheres Auftreten gelten als unabdingbar dafür, als Führungskraft die Interessen des Unternehmens vertreten zu können. Im Kontakt soll eine zuversichtliche und souveräne Haltung den Respekt und die Anerkennung von Geschäftspartnern und Belegschaft sichern.

Urteilsvermögen Führungskräfte sollen die Leistungen von Mitarbeitern beurteilen und ebenso ihre Kritik annehmen können. Es wird als unverzichtbar betrachtet, Feedback annehmen und für sich verwerten zu können, denn dadurch wird es für möglich gehalten, sich der eigenen Stärken und auch Schwächen bewusst zu werden und daran arbeiten zu können. Zudem wird ein Austausch mit den Mitarbeitern als wichtiger Schritt in Richtung Mitarbeiterzufriedenheit betrachtet.

Diplomatie Die Kunst der Diplomatie wird meist als besonders wichtig für Führungskräfte erachtet. Mit Konfliktfähigkeit und dem Bemühen, auch in festgefahrenen Situationen den Durchblick zu behalten sowie mit Toleranz, Fairness und einem hohen Maß an Empathie soll es Führungskräften gelingen, Auseinandersetzungen zu führen, Missverständnisse zu klären und Kompromisse zu erarbeiten.

Engagement Das umfangreiche Engagement zeichnet die Tätigkeit von Führungskräften aus, z.B. sich zu engagieren, etwa in der Mitarbeitermotivation durch Variation von Aufgaben, und durch gezielten Einsatz von Lob und Kritik. Es wird davon ausgegangen, dass sich die

Arbeitseinstellung der Führungskraft kurz- oder langfristig auch auf die Mitarbeitermotivation auswirkt. Mit gutem Beispiel voranzugehen gilt als absolut wirksames Motivationsmittel.

Delegieren „Als Chef solltest Du bestimmte Aufgaben übernehmen können. Dazu gehören zum Beispiel: Ziele vereinbaren, Aufgaben delegieren und kontrollieren, Mitarbeiter fördern und weiterentwickeln, Feedback geben, motivieren und informieren", schreibt Sabine Olschner (www.staufenbiel.ch). Dazu werden qualifizierende unternehmensinterne und externe Seminare angeboten. Auch der Austausch mit Trainern oder erfahrenen Managern soll helfen, sich in die unterschiedlichen Aufgabenbereiche einzuarbeiten.

Empathie Neben den Führungsinstrumenten im engeren Sinne werden auch soziale Fähigkeiten für wichtig gehalten, z.B. auf Mitarbeiter eingehen und ihnen zuhören. Es wird davon ausgegangen, dass ein Chef seine Mitarbeiter umso besser für die verschiedenen Aufgaben einsetzen kann, je genauer er sie kennt. Sichere Menschenkenntnis und eine gute Beobachtungsgabe sind dabei ebenso unerlässlich wie Einfühlungsvermögen, Selbstbewusstsein und Durchsetzungsvermögen.

Weiterbildung Ohne die Teilnahme an Weiterbildungen und Seminaren zur Persönlichkeitsentwicklung können Mitarbeiter heute kaum in Führungspositionen gelangen. Die Teilnehmer lernen, wie sie in bestimmten Situationen reagieren sollten. Neben theoretischem Rüstzeug wird von erfahrenen Trainern auch einfach „learning by doing" vermittelt.

Eigenen Stil finden Angehenden Führungskräften wird vermittelt, welche unterschiedlichen Führungsstile es gibt. Beispielsweise gibt es Seminare, die mit folgenden Worten beworben werden: „Dabei wirst Du lernen, dass Du Deine Mitarbeiter stark autoritär führen kannst, indem Du ihnen enge Grenzen steckst. Setzt Du hingegen als Führungskraft auf einen demokratischen Stil, überlässt Du Deinem Team die Freiheit vieles selbst zu entscheiden. Entscheidest Du Dich für einen partnerschaftlichen Führungsstil, so begegnest Du Deinen Mitarbeitern auf Augenhöhe", schreibt Sabine Olschner (www.staufenbiel.ch)

Zusammenfassend betrachtet sind also die Fähigkeiten, die zu allgemeiner sozialer Kompetenz gehören, in weiten Teilen auch zur Führungskompetenz gehörig; sie unterscheiden sich jedoch in ihrer Zielausrichtung, die allgemein mehr Richtung Teamfähigkeit und Kooperation geht und bezüglich Führungskompetenz auf die Fähigkeit zu führen zentriert ist. Beim Umgang mit Mitarbeitern sind besondere Fähigkeiten wichtig:

- informieren können
- motivieren können
- vertreten können
- leiten können
- Ziele vereinbaren können
- Aufgaben delegieren und kontrollieren können
- Mitarbeiter fördern und weiterentwickeln können
- Feedback geben können

Ansonsten gelten die Fähigkeiten sozialer Kompetenz, also Ausdauer, Disziplin, Organisationstalent, Kommunikationsfähigkeit, rhetorisches Geschick, Diplomatie, Konfliktfähigkeit, Toleranz, Fairness, Einfühlungsvermögen, Engagement, Initiative, sichere Menschenkenntnis, gute Beobachtungsgabe, Selbstbewusstsein, Durchsetzungsvermögen, Authentizität, Wahl des passenden Führungsstils.

Sowohl in privaten als auch in beruflichen Bezügen ist der Aufbau sozial-emotionaler Kompetenzen einschließlich Führungskompetenzen eine vielschichtige Entwicklung, die stets mit der Entwicklung von Mentalisierungsfähigkeit in diesem Bereich einhergeht bzw. sich so beschreiben lässt. Wenn es um die Themen Macht und Ohnmacht geht, ist in sozialen Bezügen, egal ob in Familie, Schule, Beruf oder Psychotherapie, oft ein „Mentalisieren unter Druck" gefragt. Es muss schnell etwas gesagt, entgegnet, entschieden, abgewehrt werden, und das möglicherweise, wenn Gefühle von Konkurrenz, Gönnen, Neiden, Eifersucht, Gier, Geiz, Gewinnen, Verlieren, Angst, Scham und Schuld mitschwingen. In den folgenden Kapiteln können Sie als Leser Ihre Fähigkeit, unter Druck zum Thema Macht und Ohnmacht mentalisieren zu können, ausbauen, dadurch, dass die Dimensionen des Mentalisierens zum Thema (zunächst ohne Druck) beim Lesen des Textes und angeregt dadurch auch darüber hinaus ausgelotet und erkundet werden. Ziel ist es letztlich, auch Patienten, bei denen dies im Bereich von Macht und Ohnmacht notwendig und sinnvoll scheint, zu einem solchen Mentalisieren anregen zu können.

2.6 Ist Machtkompetenz automatisch enthalten?

Sozialkompetenz und damit auch Führungskompetenz beinhalten Machtkompetenz, denn es werden Kompetenzen eingesetzt, um z.B. selbst etwas zu erreichen, andere zu beeinflussen, mit anderen zu kommunizieren, um etwas zu erreichen, gegen Widerstände anzugehen. Macht zu haben oder zu wollen ist dabei aber oft nur als unausgesprochene, implizite Motivation vorhanden. Es scheint natürlich wichtig, eigene Ziele zu erreichen, ohne die Beziehung zu gefährden. Es wird möglicherweise befürchtet, mit einem expliziten Anmelden von Machtansprüchen die Beziehung zu verlieren. Insofern werden Machtansprüche oft vor sich selbst und anderen verschleiert und tabuisiert.

Da kann es sinnvoll sein, sich klarzumachen, dass man sein Verhalten nur ändern kann, wenn man selbst seine Emotionen kennt und lenkt. Insofern macht es Sinn, sich des eigenen Machtwillens bewusst zu sein und auch zu wissen, welche Absichten man hat. Es ist nicht verwerflich, seine Mitmenschen emotional zu steuern, wenn man sich der eigenen emotionalen Integrität und Motivation bewusst ist. Zudem beeinflusst man eine Situation in jedem Fall, es ist nur die Frage, in welche Richtung. Wer mürrisch und meckernd in ein Meeting geht, wird den Unwillen der Kollegen ernten. Wer hingegen lächelnd und freundlich auftritt, wird mit seiner positiven Haltung eine gute Stimmung erzeugen, sich besser fühlen und vermutlich sogar erfolgreicher seine Ideen durchsetzen (vgl. Goleman 2008).

Um systematischer und andauernder Manipulation nicht auf den Leim zu gehen, ist es wichtig, auch anderen Menschen Machtwillen unterstellen zu können und gleichzeitig nicht der eigenen Eitelkeit oder einem Dazugehören-Wollen zu erliegen. Zimbardo (2008, S. 250) schreibt dazu, „dass ein mächtiger Einfluss zur Verwandlung menschlichen Verhaltens, einer Kraft, die Menschen die Grenze zwischen Gut und Böse überschreiten lässt, aus dem grundlegenden Bedürfnis erwächst, ‚in' zu sein statt ‚out'".

Jeder verhält sich strategisch! Es ist nur eine Frage des Ziels, das jemand erreichen will.

Bewusst offen	**Bewusst und verdeckt**	**Unbewusst und implizit**
Herzbeziehungen	Geschäftliche Beziehungen	„Altruistisches" Helfen
Gemeinschaft	Konkurrenz	Ideologie
Vorbild	Betrugsabsichten	Konsens
Hehre Absichten	Selbstschutz	Lebensgefühl, -sinn
	Vorteilsnahme	

Es geht also um einen Ausbau der Mentalisierung zur Entwicklung, Nachreifung, Explizierung, Enttarnung und Enttabuisierung des Themas Macht und auch von Ohnmacht in der Psychotherapie.

2.7 Wann wird Macht mentalisiert und wie kann Machtkompetenz erworben werden?

Die Themen Macht und Ohnmacht mentalisiert man im Grunde genommen sein Leben lang, insbesondere in Schwellensituationen.

Zunächst werden Macht- und Ohnmachtsthemen in der Familie, häufig im Zusammenleben mit Eltern und Geschwistern, erlebt und gemeistert. Dabei entstehen grundlegende (unbewusste) Überzeugungen darüber, wer man ist, welchen Platz man einnehmen sollte und wie mächtig und selbstbestimmt, aber auch wie ohnmächtig und hilflos man sich (unbewusst) phantasiert.

Mit diesen Überzeugungen und Gefühlen und dem Erleben von sich selbst kommt man meist in eine Kindertagesstätte oder einen Kindergarten und erlebt, dass dort möglicherweise ganz andere Vorstellungen und Gesetze gelten und andere Menschen, Kinder wie Erzieher, sich nicht unbedingt den eigenen Erwartungen gemäß verhalten. Die Erfahrungen können sich unmittelbar auf das eigene Erleben von Macht oder Ohnmacht auswirken. Beispielsweise könnte ein Kind sich in der Familie mächtig fühlen und im Kindergarten eher klein und hilflos erleben und könnte dann eine Angst vor der Kindergartensituation entwickeln.

Ähnlich wird es beim Schuleintritt und im weiteren Schulverlauf erst einmal so sein, dass nicht vorhersehbar ist, welche Erfahrungen mit Macht und Dominanz oder Ohnmacht und Unterlegenheit auf das Kind warten. Im Unterschied zur Kindergartensituation steigern sich die Anforderungen aber kontinuierlich, weil immer weniger Schutz von Seiten der Eltern gegeben werden kann, die Verantwortung für den Leistungsbereich allmählich kontinuierlich in die Eigenverantwortung des Kindes übergehen sollte, weil die Lehrer sich – spätestens ab Übergang in die weiterführende Schule – nicht mehr automatisch um das emotionale Wohl eines Schülers kümmern, weil die Peers immer wichtiger werden und Ausgrenzungen ganz heftige Erschütterungen des Selbstbewusstseins und des Blicks auf sich selbst nach sich ziehen können.

Mit Aufnahme eines Studiums oder einer Berufsausbildung sowie dem späteren Eintritt in den Beruf kommen große Anforderungen. Je nachdem, wie die Ablösung von den Eltern gelungen ist und wie stark und mächtig man sich fühlt, gelingt dieser Schritt mehr oder weniger gut. Es kann aber auch der Anfang einer Leidensgeschichte sein. Damit ist häufig ein (unbewusstes) Erleben verbunden, sich gefangen in Ohnmacht zu fühlen.

Sich mächtig oder ohnmächtig zu fühlen und sich zu fragen, warum das eigentlich so ist, taucht in der Regel und spätestens auf, wenn man Partnerschaften eingeht. Manche fühlen sich (unbewusst) so ohnmächtig, dass sie diesen Schritt noch nicht einmal wagen. Wenn es für einen einigermaßen gut erscheint, wagt man den Schritt in die Heirat.

Dann planen oder bekommen die meisten ein Kind oder Kinder. Wenn man bis jetzt gedacht hat, man hätte sein Leben unter Kontrolle, man fühle sich eigentlich ganz mächtig, wird man im Zusammenleben mit Kindern feststellen, dass man an Grenzen geführt wird, Grenzen der eigenen Kraft, der eigenen Kontrolle und Selbstzufriedenheit. Kurz, man erlebt Hilflosigkeit, Ausgeliefertsein und Ohnmacht, oder man muss ganz viel verdrängen und agieren, um in einem Machtgefühl bleiben zu können.

Manche gehen an diesem Punkt in Psychotherapie, wenn sie nicht schon vorher Hilfe brauchten, und dann wird es absolut wichtig, die Themen von Macht und Ohnmacht über den

Lebensverlauf gemeinsam anzuschauen, damit die Patienten wieder die Sinnhaftigkeit des eigenen Lebens entdecken können und unterscheiden lernen, was man hinnehmen muss und was man ändern kann.

Meist weitet sich irgendwann für jeden von uns der Blick, sich mit Bereichen, die über den normalen familiären und individuellen Rahmen hinausgehen, auseinanderzusetzen, z.B., wie man mit Krankheit, Trauma, Gewalt, Unfällen, Tod, Chaos, Gesellschaft, Religion, Krieg, Weltfrieden umgeht. Dabei spielen im Nachdenken und bei der Bewältigung Themen von Macht, Bemächtigung, Herrschaft sowie Ohnmacht, Unterwerfung und Sadismus immer eine Rolle.

Nun noch einige Beispiele von Problemstellungen, bei denen in der Psychotherapie Mentalisierung zu den Themen Macht und Ohnmacht angeregt werden konnte:

▪ Mentalisierung, um ein Tabu aufzulösen

Ein 19-jähriger junger Mann meldet sich zur Psychotherapie an, weil er im letzten Jahrgang vor dem Abitur zunehmend motivationslos und betrübt sei und sich kraftlos und wie benebelt fühle. Er gibt an, eine glückliche Kindheit gehabt zu haben, selbst und in der Familie keine größeren Einbrüche wie Unfälle, Krankheiten, Trennungen erlebt zu haben. Er nehme keine Drogen, trinke keinen Alkohol. Eigentlich sei er immer ein guter Schüler gewesen, zumindest sei er nie gefährdet gewesen. Beim Wort „gefährdet" stutze ich innerlich und denke: „Wo könnte jetzt die Gefahr sein?" Die weitere Zusammenarbeit ergibt, dass er Pläne für ein Studium hat, aber, so sagt er, wie es jetzt aussehe, werde er das nicht antreten können. Ich frage, was ihm beim Begriff „antreten" einfalle. Er sagt, dass ihm einfalle, dass man einen Dienst antrete, einen Wehrdienst oder Kriegsdienst.

In vielen Sitzungen gemeinsamer Arbeit ergibt sich, dass für ihn das Aufnehmen des Studiums so etwas bedeutet wie In-das-Leben-Hinausgehen und Sich-beweisen-Müssen. Unbewusst scheint er das mit großer Gefahr zu verbinden. Als ich frage, ob jemand in der Familie denn mal zu Schaden gekommen sei, meint er: „Der Bruder meiner Mutter, als er den Dienst an der Waffe angetreten hat." Er ist sichtlich gerührt, als er die Geschichte seines Onkels und der Trauer seiner Mutter erzählt, über die aber nicht gesprochen werde.

Eine (von vielen) Bedeutungen, die seine Phase von krankheitswertiger Störung hatte, war, dass sich durch das traumatische Ereignis (Unfall des Onkels beim Wehrdienst) in der Familie ein Tabu gebildet hatte: **Du darfst nicht stark werden, weil dann …** Dieses Tabu hatte sich an der Schwelle zum Studium mit den eigenen altersgemäßen Ängsten und Befürchtungen verbunden. Dieses „dann" konnte er zögerlich zu Ende denken. „Dann werde ich scheitern, dann werde ich zu Tode kommen wie mein Onkel, weil ich mir meiner Kräfte zu sicher bin, dann wird meine Mutter es nicht verkraften und wird ohnmächtig dasitzen und nichts tun können."

In einem anderen Fall berichtet eine 37-jährige Patientin mit einer psychosomatischen Störung u.a. darüber, dass sie in ihrem Beruf sehr erfolgreich sei und nun eine Position angeboten bekommen habe. Das könne die Krönung ihrer Laufbahn werden. Ich frage, ob sie sicher sei, mit 37 Jahren könne ja noch Einiges kommen. Spontan sagt sie wie gehetzt: „Dann hätte ich meinen Vater überflügelt. Das macht mir Angst. Das kann nicht passieren. Wie sollte das auch gehen mit meiner Erkrankung?"

Im weiteren Verlauf stellte sich heraus, dass es – objektiv betrachtet – relativ leicht passieren könnte, dass sie noch eine höhere Position (als ihr Vater) erreichen könnte. Es wurde ihr klar, dass ihre körperlichen Symptome wie eine Bremse wirkten. Wir konnten überlegen, woher der Satz **Du darfst nicht besser werden als … Papa** herkam, vor allem aber auch, was eine berufliche Position mit „Bessersein" zu tun hatte.

▪ Mentalisierung, um allgemein die Mentalisierungsfähigkeit aufzubauen

Ein Mann kommt mit seiner Frau zur Paartherapie. Neben vielen anderen Themen wirft er ihr vor, dass sie so unerträglich hart mit den Kindern sei, dass sie auch ihm gegenüber rücksichtslos sei, sodass er sich schon gar nicht mehr traue, seine Wünsche zu äußern. Einen vorläufigen Höhepunkt finden diese Klagen in dem Satz **Ich kann nicht umgehen mit ...** der Selbstherrlichkeit meiner Frau.

Er konnte im weiteren Verlauf nur schwer bezogen auf sich selbst reflektieren, wie seine Wünsche denn aussehen, warum er sich zu seiner Frau ursprünglich hingezogen gefühlt hatte und warum diese Kollusion in ihrer beider Beziehung entstehen konnte. Schwer zu ergründen war auch, was dies vielleicht auch mit seiner Primärfamilie zu tun hatte, dass er so in die Ohnmachtsposition gegangen war.

In einem anderen Fall berichtet eine 15-jährige Jugendliche, deren Eltern sich hochstrittig getrennt hatten, im anamnestischen Gespräch, dass ihr Freund sie verlassen habe. Er sei zwar untreu, unzuverlässig und gewaltbereit gewesen, aber sie könne dennoch nicht von ihm lassen. Sie ritze sich seitdem, schreibe ihm ständig Nachrichten und lauere ihm auf. Sie denke immer, er sei doch der Richtige und sie würde alles für ihn tun, und sie fragte sich, wie sie ihn nur überzeugen könne. Sie könne es nicht aushalten, so ohnmächtig zu sein. Sie meint: **Darüber komme ich nicht hinweg ...**

Es war erforderlich, in einer Langzeittherapie kleinschrittig gemeinsam viele Bereiche zu klarifizieren, Affekte zu differenzieren und an Selbst-Objekt-Differenzierung zu arbeiten.

▪ Mentalisierung, um Ohnmacht zu überwinden

Ein 52-jähriger Patient, der in seiner Kindheit schwere Traumatisierungen erlebt hat, erzählt, dass er wieder auf der Arbeitsstelle gemobbt werde. Sowohl der Chef als auch der Meister würden ständig von ihm Mehrarbeit oder mehr Tempo verlangen. Er denke, dass er doch alles versuche, aber nie zur Ruhe komme. **Immer wieder werden mir Knüppel zwischen die Beine geworfen ...**

In der Psychotherapie wurde sehr deutlich, dass er (unbewusst) immer dann, wenn er in Erwartung von Ruhe war, alles, was sich dann als Schwierigkeit zeigte, so wahrnahm, als würde es sich direkt auf ihn beziehen, als würden die anderen sich nur so verhalten, um ihn zu treffen bzw. zu verletzen. Er war bereit, die Realität zu erkunden, um herauszufinden, was er selbst machen konnte, um sich innerlich und äußerlich besser abgrenzen zu können.

Eine andere Patientin, Mutter von fünf Kindern, erzählt, dass sie immer gedacht habe, wenn die Kinder alle über 10 Jahre alt seien, dann seien sie ja aus dem Gröbsten heraus. Aber nun realisiere sie, dass es immer was gebe, dass es eigentlich noch schwieriger werde. Sie fühle sich so ausgeliefert. **Warum muss es bei mir immer schwer sein ... ?**

Wir konnten an ihrer seit früher Kindheit bestehenden unbewussten pathogenen Überzeugung arbeiten („Wenn ich anderen diene, dann habe ich ein Recht, da zu sein und Teil der Familie zu sein"). Mit der Minderung und Auflösung dieser Überzeugung konnte sie aus ihren Ohnmachts- und Überforderungsgefühlen herausfinden und sich ihrer eigenen Lebensgestaltung und ihren Wünschen zuwenden.

Auf der Basis einer guten Mentalisierung des Themas von Macht und Ohnmacht kann man sich entscheiden oder danach suchen, wie man sich noch mehr Machtkompetenz bewusst erarbeiten könnte. Dies kann in Abhängigkeit von erworbener Mentalisierungsfähigkeit und sozialen Kompetenzen gelingen, z.B. durch

- Psychotherapie,
- Diskussionen,

- Bücher,
- Aufstellungen,
- Seminare,
- Survivalcamp,
- Herausforderungen suchen.

Abhängig von Machtmotivation, Abenteuergeist, Eroberungswillen, Schicksalsmeisterung, Gestaltungswille, Kreativitätserleben, Selbstverwirklichung, Selbstliebe, Nächstenliebe werden die Maßnahmen sehr unterschiedlich ausfallen.

Im ► Kap. 3 wird diskutiert, wie die Begriffe Macht und Ohnmacht definiert und verstanden werden können und wie sich die Themen Macht und Ohnmacht systematisch mentalisieren lassen, insbesondere, welche Mentalisierungsdimensionen in der Psychotherapie bedacht werden sollten.

Macht und Ohnmacht – was ist das?

M.-L. Althoff, *Macht und Ohnmacht mentalisieren*, Psychotherapie: Praxis,
DOI 10.1007/978-3-662-50329-4_3

In diesem Kapitel soll die Grundlage für ein Begriffsverständnis von Macht und Ohnmacht geschaffen werden. Ausgehend von einer (durch Luhmann erweiterten) Weber'schen Definition des Begriffs Macht werden verschiedene Aspekte, Erkennungsmerkmale und Erscheinungsformen von Macht und Ohnmacht diskutiert. In der Psychotherapie sind wir immer wieder konfrontiert und befasst mit Machtstrukturen der äußeren und inneren Realität und erleben auch die Herausforderungen der eigenen Verwicklung in Macht- und Ohnmachtsphantasien und -szenarien. Um selbst und mit unseren Patienten gemeinsam zu einem reflektierenden und empathischen Verständnis und Umgang mit diesen Herausforderungen kommen zu können, wird unter Bezug auf die im ► Kap. 2 dargelegte Theorie der Mentalisierung entwickelt, wie sich die Themen Macht und Ohnmacht systematisch mentalisieren lassen, d.h. welche Dimensionen bedacht und erfühlt werden können.

3.1 Begriffsverständnis Macht

Macht ist in unserer modernen Gesellschaft ein Alltagsphänomen. Jeder Mensch hat Kontakt mit ihr, und gesellschaftliche und weltpolitische Ordnung scheint ohne Macht nicht vorstellbar. Dabei ist das nicht immer so gewesen. Arno Gruen (2016) legt dar, dass es Hinweise auf einen direkten Zusammenhang zwischen Bindung und Fürsorge der Mutter und der primären Bezugspersonen und der Entwicklung von Empathie sowie der gleichzeitigen Vorstellung von gütigen und wohlwollenden Gottheiten in der Frühzeit der Menschheit gebe. Erst mit dem Aufkommen der „großen" Kulturen vor ca. 40.000 Jahren und der Ausbreitung von Besitzdenken habe sich auch das Verständnis von mütterlicher Fürsorge und Bindung als zu begrenzende Phase und in Folge auch die Begrenztheit von empathischen Möglichkeiten sowie die Gottes-Vorstellung verändert: Die „späteren Götter der Furcht, Verdammnis und Rache entstanden wohl erst mit dem Aufkommen ‚großer' Zivilisationen, die zur Durchsetzung ihrer Herrschaftsansprüche den Gehorsam der Untergebenen brauchten. Furcht und Strafe sind die Mittel, um Gehorsamkeit durchzusetzen" (Gruen 2016, S. 57).

Macht ist für uns so „gut" oder so „schlecht", wie wir ihre Verwendung beurteilen, aber wir können uns heute eine Welt ohne Macht nicht vorstellen. Das Wort „Macht" stammt von gotisch „magan" und meint ursprünglich eine Möglichkeit im Sinne von willentlichem Vermögen oder Können. Macht ist in vielen Bedeutungen zu finden:

Als ursprüngliche Ermöglichung „Der Staat ist eine Gemeinschaft gleichberechtigter Bürger zum Zweck der Ermöglichung der besten Lebensführung." (Aristoteles 384–322, Politik)

Als Vertretungsbefugnis eines Einzelnen Diese Befugnis ist nach Hannah Arendt von einer Gruppe von Menschen, die einer Meinung sind, verliehen und somit legitimiert, wobei die Macht an sich gewaltlos ist (Arendt 1963a).

Als temporäre Möglichkeit „Macht besitzt eigentlich niemand, sie entsteht zwischen Menschen, wenn sie zusammen handeln, und sie verschwindet, sobald sie sich wieder zerstreuen." (Habermas 1981, S. 238f)

Als revolutionäre Möglichkeit „Wer verstanden hat, wie die Macht gewonnen und ausgeübt wird, kann dieses Wissen zu Zwecken des Umsturzes verwenden. Die Verdammten dieser Erde müssen nur die Mächtigen aus ihren prunkvollen Palästen vertreiben, die Mönche von den Kanzeln für sich predigen lassen, und schon ist das Unterste nach oben gekehrt." (Machiavelli 1513, Il Principe)

Als physische Kraft Hobbes sieht Macht in dem Sinne, dass der Staat kein Unrecht begehen kann, da er die Macht der Rechtsetzung hat. (T. Hobbes 1642, De Cive)

Als Verwirklichung von göttlichem Naturrecht Die Macht des Staates dient nach John Locke der Verwirklichung des menschlichen Daseins und darf sich nicht gegen den Menschen richten. (J. Locke 1689, Two Treatises of Government)

Als Überlegenheit bzw. Wille zur Macht „Furcht (negativ) und Wille zur Macht (positiv) erklären unsere starke Rücksicht auf die Meinungen der Menschen" (Nietzsche, Nachlass 1876/77). Nietzsche meint, dass sich im Aushalten des Schrecklichen und Grausamen des Lebens die Fähigkeit zur „tragischen Größe" erweist. Zunächst ist damit ein Akzeptieren des Schicksals gemeint. Nietzsche fordert jedoch noch einen weiteren Schritt: Man soll das Schicksal wollen. Erst dann akzeptiere man es nicht nur passiv als etwas Auferlegtes, sondern könne es durch den Akt des Wollens förderlich in die Interpretation des eigenen Lebens integrieren: „Wollen befreit: das ist die wahre Lehre von Wille und Freiheit" (Nietzsche 1980, S. 111). Der „Wille zur Macht", der sich im Übermenschen konkretisieren soll, ist demnach nicht etwa der Wille zur Herrschaft über andere, sondern ist als Wille zum Können, zur Selbstbereicherung, zur Selbstüberwindung zu verstehen.

Als kriegerische Konfrontation Michel Foucault beschreibt Machtverhältnisse, jedoch unterscheidet er klar zwischen Gewalt und Macht: „Ein Gewaltverhältnis wirkt auf einen Körper, wirkt auf Dinge ein: es zwingt, beugt, bricht, es zerstört: es schließt alle Möglichkeiten aus; es bleibt ihm kein anderer Gegenpol als der der Passivität. Und wenn es auf einen Widerstand stößt, hat es keine andere Wahl als diesen niederzuzwingen. Ein Machtverhältnis hingegen errichtet sich auf zwei Elementen, ohne die kein Machtverhältnis zustande kommt: so daß der ‚andere' (auf den es einwirkt) als Subjekt des Handelns bis zuletzt anerkannt und erhalten bleibt und sich vor dem Machtverhältnis ein ganzes Feld von möglichen Antworten, Reaktionen, Wirkungen, Erfindungen eröffnet. (…) aber stets handelt es sich um eine Weise des Einwirkens auf ein oder mehrere handelnde Subjekte, und dies, sofern sie handeln oder zum Handeln fähig sind. Ein Handeln auf Handlungen." (Foucault 1987, S. 254f)

Als intersubjektive Willensdurchsetzung Max Webers klassische Begriffsdefinition lautet: „Macht bedeutet jede Chance, innerhalb einer sozialen Beziehung den eigenen Willen auch gegen Widerstreben durchzusetzen, gleichviel, worauf diese Chance beruht." (Weber 1922, S. 50)

Als symbolisch generalisiertes Medium Als modal im Sinne eines symbolisch generalisierten Kommunikationsmediums wird Macht neben Geld, Liebe, Kunst, Wahrheit, Glaube verstanden, das sowohl von den Mächtigen als auch den Bemächtigten beeinflusst wird (Luhmann 1975). Die Machtdefinition Luhmanns betont einen über die Definition von Weber hinausgehenden Aspekt: Macht wird nach Luhmann auch dann ausgeübt, wenn jemand ohnehin schon so handeln wollte und dann erfährt: Er muss so handeln, sein Wille ist irrelevant.

Als ontologisches und soziales Phänomen Aus einer konstruktivistischen Perspektive muss man feststellen, dass der Mensch als informationell geschlossenes System Informationen nur im Zuge seiner Selbstorganisation konstruieren kann. Dann ist Batesons Ansatz (1996) zwingend, wenn er folgert, Macht sei lediglich ein sehr gefährlicher Mythos bzw. eine mythische Abstraktion und damit handele „es sich (…) um erkenntnistheoretischen Schwachsinn", welcher „unausweichlich zu verschiedenen Arten von Katastrophen" (Bateson 1996, S. 625) führe. Dieser Argumentation folgt auch Portele, wenn er postuliert, dass „wir an der Produktion von Macht beteiligt sind: durch Macht, durch Gehorsam und durch unsere Diskurse über Macht und Gehorsam" (Portele u. Roessler 1994, S. 143f) und dass ohne die Bereitschaft zur Unterwerfung, zur Knechtschaft, (...) Macht nicht ausgeübt werden" kann (Portele 1989, S. 204). Weiter führt er aus, dass diese Unterwerfung aufgrund der operationalen Geschlossenheit kognitiver Systeme nur als autonomer Akt gedacht werden könne. „Auf diese autonome Entscheidung, den eigenen Willen aufzugeben, ist der Machtausübende angewiesen. Ohne diese Aufgabe des eigenen Willens kann er keine Macht ausüben." (ebd., S. 206) Diese Aussagen verweisen Macht in den Bereich der Mythen, und es scheint, als wäre Ohnmacht ausschließlich von den Ohnmächtigen zu verantworten. Meiner Auffassung nach ermöglicht weder eine Position, die Verantwortung allein den Mächtigen zuordnet, noch eine Position, die Macht nur als soziales Konstrukt betrachtet, welches die Ohnmächtigen zu verantworten haben, eine angemessene Beschreibung zwischenmenschlicher Phänomene. Die erste Position negiert die Eigenverantwortung des Individuums, während die zweite Position die Verantwortung der Mächtigen negiert. Kraus (2002) meint, dass es notwendig sei, die gängige „Entweder-oder-Logik" zugunsten einer „Sowohl-als-auch-Logik" zu überwinden. Es könne weder behauptet werden, dass Macht schlechthin existiert noch dass sie nur konstruiert sei, vielmehr sei Macht sowohl als ontologisches als auch als soziales Phänomen erklärbar.

Als Teil des Interaktionsprozesses Böllinger (2008, S. 441) beschreibt Macht als gesellschaftlich hergestellten und wahrgenommenen, handlungsrelevanten Aspekt des gesellschaftlichen Interaktionsprozesses. Er geht – wie viele aktuelle psychologische Beiträge zur Macht – von der Definition von Max Weber aus. Diese Definition ist nach Böllinger neutral, weil sie jegliche Moral an den Machthaber oder die Legitimität der Macht außen vor lasse. Macht, so Böllinger, „drückt sich in vielfältigen und interaktiv konstituierten Herrschaftsverhältnissen ebenso aus wie in sozialen inter- und intrasystemischen sowie zwischenmenschlichen und innerpsychischen Konflikten" (ebd., S. 445). Diesem Gedanken folgend drückt sich das Phänomen Macht also insbesondere aus in psychotherapeutischen Einzel-, Gruppen- und Familientherapien.

In der Psychotherapie kann sich das Phänomen der Macht auf verschiedene Bereiche und Dimensionen beziehen, z.B. auf

- sich selbst: Will ich oder will ich nicht, was ich kann? Kann ich, was ich will?
- die Wortwahl: Es drückt sich manchmal nicht nur die Handlungsfreiheit des Machtinhabers aus, sondern auch die Fähigkeit, überhaupt etwas zu tun. Etwas ist „machbar" oder wird so oder so „gemacht", bis dahin, dass es „Machbarkeitsstudien" gibt. Viele Ausbildungsteilnehmer fragen zu Beginn: „Wie mache ich denn das, dass ich mit dem Patienten die vereinbarten Ziele erreiche?"
- das eigene Wissen: Die Vorstellung, das eigene Wissen verleihe Macht über den Lauf der Dinge, die Erreichung von Zielen.
- die Technik und die Umweltbedingungen: Kann ich die Situation bewältigen?
- meine(n) Mitmenschen: Dieser Aspekt bezieht sich auf einen relationalen Begriff von Macht, nämlich die Macht zu bewirken, dass der andere tut, was ich will (Fink-Eitel 1992). Kann ich andere beeinflussen? Kann ich andere auch ohne Worte, etwa indem ich jemanden allein lasse oder indem ich nicht gehe, beeinflussen oder sogar dominieren?
- auf den symbolisch-metaphysischen Bereich: Die Macht des Schicksals, die Macht der Gefühle, die Macht der Natur, die Macht der Worte, die Macht der Mythen, usw. wird von jedem Menschen mehr oder weniger oft erlebt. Welche Kräfte haben Macht über mich?
- Angst vor dem anderen: Wie viel Macht räume ich dem anderen über mich ein? Hermann Hesse schrieb: „Wenn man jemanden fürchtet, dann kommt es daher, daß man diesem

Jemand Macht über sich eingeräumt hat" (Hesse 1987, S. 40). Insofern muss Macht nicht real ausgeübt werden, sie muss nur anerkannt sein. Man muss sich von der klassischen Sichtweise von Macht als Zwangsmittel oder Gewalt lösen, denn Macht muss nicht immer aktiv oder zweiseitig ausgeübt werden, so kann ein Machtuntergebener auch vor der Machtausübung oder Androhung schon im Sinne des Machtausübenden handeln, um eine Machtausübung, die er phantasiert oder antizipiert hat, zu umgehen.

- das politische Umfeld: Wie wirkt die Macht der Politik auf mich? Wie stark erscheint der Machtwille, das Machtstreben, Machtverhalten im Sinne von Machterwerb, -erhalt und -ausbau jedes Beteiligten? Machtausbau und Machterhalt sind zentrale Positionen in der Politik und grundlegende Mechanismen im politischen Handeln. Macht dient in sozialen Einrichtungen und Ordnungen dazu, dass gesellschaftliche Ziele realisiert werden können. Dabei sollen alle Elemente des Systems dem Grundkonsens zustimmen und somit auch die Machtverhältnisse durch Anerkennung oder Duldung legitimieren. Jeder Psychotherapeut, der kassenfinanzierte Psychotherapie anbietet, muss mit jedem Antrag an die Krankenkasse bestätigen, dass er bzw. sie sich an die Bestimmungen hält.

3.2 Begriffsverständnis Ohnmacht

Ohnmacht kann auch, aber nicht vollständig als Gegenteil von Macht verstanden werden.

Ohnmacht bezeichnet **auf physischer Ebene** eine Bewusstseinsstörung, die kurz anhaltend ist und durch einen zeitweiligen Sauerstoffmangel im Gehirn verursacht wird und in der Regel nicht lebensgefährlich ist, aber doch schädigend sein kann durch als Folge eintretende Verletzungen. **Auf psychischer Ebene** bezeichnet Ohnmacht einen Zustand von Macht- und Hilflosigkeit, der in einer bestimmten Situation oder als Folge von überdauernden Umständen auch permanent erlebt werden kann. Psychische Macht- und Hilflosigkeit kann bewusst erlebt und verarbeitet oder unbewusst verdrängt und (möglicherweise symptomatisch) verarbeitet werden. Beispielsweise kann sie als Konversionssymptomatik (bis hin zu epileptisch anmutenden Anfällen) körperlich zum Ausdruck kommen oder in der projektiven Identifizierung auf andere für sich selbst verleugnet werden. Wegen dieser möglichen Wechselwirkung von physischer und psychischer Ebene muss bei der Betrachtung von Ohnmacht immer die körperliche und psychische Ebene in den Blick genommen werden.

Hannah Arendt (1963a) bringt dieses Zusammenspiel auf den Punkt, wenn sie in „Wahrheit und Politik" schreibt:

> » Aus dieser Perspektive, die sich wesentlich an dem Konflikt zwischen Politik und Wahrheit orientiert, sieht es so aus, als handele es sich in der Politik um nichts anderes als um Macht- und Interessenkämpfe, als gäbe es einen öffentlichen Raum im menschlichen Zusammenleben überhaupt nur, weil die Lebensnotwendigkeiten die Menschen zwingen, sich zu organisieren und je nachdem miteinander zu handeln oder einander zu bekämpfen, kurz, als könne man Politik als das Spiel definieren, in dem entschieden wird. – „Who gets what, when, how?" [Anm.: Arendt spielt hier auf den Untertitel eines seinerzeit bekannten Buchs von Harold D. Lasswell aus dem Jahre 1936 an.] (Arendt 1963a, S. 355)

Arendt meint, dass es in der Natur der Sache liege, dass man, sobald man sich dem politischen Bereich vom Standpunkt der Wahrheit aus nähere, vor allem, wenn man die Problematik der Tatsachenwahrheit in den Mittelpunkt der Betrachtung stelle, das, was das politische Leben eigentlich ausmache, gar nicht in den Blick bekommt – „nicht die hohe Freude, die dem schieren Zusammenkommen mit seinesgleichen innewohnt, nicht die Befriedigung des Zusammenhandelns und die Genugtuung, öffentlich in Erscheinung zu treten, nicht die für alle menschliche Existenz so entscheidende Möglichkeit, sich sprechend und handelnd in die Welt einzuschalten und einen neuen Anfang zu stiften" (ebd., S. 356). Vielmehr trete von ihrem Standpunkt der Betrachtungen hervor,

> » daß dieser Raum trotz seiner Größe begrenzt ist, daß er nicht die Gesamtheit der menschlichen Existenz und auch nicht die Gesamtheit dessen umfaßt, was in der Welt vorkommt. Was ihn begrenzt, sind die Dinge, die Menschen nicht ändern können, die ihrer Macht entzogen sind und die nur durch lügenden Selbstbetrug zum zeitweiligen Verschwinden gebracht werden können. (ebd.)

Diesem Gedanken folgend, möchte ich mit meinen Überlegungen zum Begriff der Ohnmacht die Dimension einbeziehen, die das „der eigenen Macht Entzogene", das „Ohnmächtige", das „nicht durch Menschen Herstellbare" betrifft.

Um die Macht- und Ohnmachtsgefühle des Menschen in dieser tiefen Dimension von Anfang an betrachten zu können, nehme ich unter Einbeziehung der psychodynamischen und primärtherapeutischen Sicht und Erkenntnissen zur Gehirnentwicklung und ontogenetischer Entwicklung (u.a. Rank, Grof, Janov, Janus, Chamberlain, Hüter und Weser) eine entwicklungspsychologische Perspektive ein.

Bevor ich starte, möchte ich jedoch noch eine wichtige Bemerkung vorausschicken: Die nachfolgenden Überlegungen und Erkenntnisse werden nicht referiert, damit festgestellt wird, wie es richtig wäre (und damit wären alle anderen Erfahrungen falsch und minderwertig), sondern es wird das Ziel verfolgt, sich in das Seelenleben zum Zeitpunkt erster Ohnmachtserfahrungen hineinzudenken und hineinzufühlen, um zu verstehen, was möglicherweise zu bestimmten Schwierigkeiten oder Erfahrungen im späteren Leben führen *kann* und wie wir eingreifen und verändern können oder was wir annehmen und akzeptieren müssen. Ich bin der Überzeugung:

Niemand kann in einem Idealzustand aufwachsen, nicht alles ist kontrollierbar (Erkrankungen, Tod, Unfälle, Alkoholkonsum vor Kenntnis der Schwangerschaft). Mütter und Väter können nur die sein, die sie sein können. Und selbst wenn alles machbar wäre, könnte auch nicht erwartet werden, dass dann alles friedlich und harmonisch wäre.

Möglicherweise können wir aber erwarten, dass wir durch die Einbeziehung der Tatsache, dass das Baby von Anfang an, also auch schon vor Geburt, ein fühlendes Wesen ist und durch die uns dadurch möglich werdende Empathie etwas von der Fürsorge und Pflege der früheren, mehr als 40.000 Jahre vergangenen „primitiven" Kulturen wiedererlangt werden kann (vgl. Gruen 2016).

3.2.1 Hypothesen zum Ohnmachtserleben eines Babys

Das Ohnmachtserleben kann entsprechend der Entwicklung des Gehirns in drei Phasen unterteilt werden.

Die erste Bewusstseinsebene (Kleinhirn)

Die erste Bewusstseinsebene wird im Kleinhirn oder Hirnstamm lokalisiert. Dieser Hirnteil ist ein sehr alter Gehirnteil, der auch bei Reptilien vorhanden ist und deshalb auch Reptiliengehirn genannt wird. Die Entwicklung dieser ersten Ebene des Hirns beginnt mit der Empfängnis und endet einige Wochen nach der Geburt. Zwar bilden sich auch Mittelhirn und der Balken bis zur 15. fötalen Lebenswoche aus, und auch die Großhirnhälften beginnen rasant zu wachsen, jedoch sind die Nervenzellen noch nicht voll ausgebildet und wenig vernetzt. Somit ist das Gehirn zum Zeitpunkt der Geburt immer noch recht unreif. Nur der Hirnstamm ist bereits komplett verschaltet. Durch diesen Umstand lässt sich erklären, dass ein Säugling kurz nach seiner Geburt noch keine Tränen hat (obwohl er fühlen kann). Man kann es so verstehen, dass „der Säugling ist" – er ist das, was sein System aus der Außenwelt empfängt, und kann dem noch nichts entgegensetzen. Wenn eine Bedürfnisspannung da ist, ist der Säugling der Schmerz, den die Defizite in seinem System hervorrufen. Der Säugling ist in dieser Zeit ganz und gar der Zustand seines Seins; er kann zu sich und zu dem, was mit ihm (bezogen auf seine Lebensbedürfnisse) geschieht, nicht auf Distanz gehen. Er kann es weder als gut noch als schlecht oder vorübergehend interpretieren, er *ist* einfach dieser Zustand.

▪ Die Bedürfnisse und das Ohnmachtserleben der ersten Ebene

Der Embryo bzw. das Baby *ist* also, und es gibt **Bedürfnisse von Anfang an**, z.B. genügend Sauerstoff zu haben. Sauerstoff zur Verfügung zu haben, wird im Normalfall gewährleistet dadurch, dass die Mutter gesund ist, nicht raucht, keinen Alkohol trinkt, sich gesund ernährt und wenig emotionalen Stress hat.

Das Baby leitet die Geburt ein, denn es hat – nach Meinung der Forscher – das **Bedürfnis, geboren zu werden**. Das Baby schüttet bestimmte Hormone aus, die von der Plazenta aufgefangen werden. Nun hat es das **Bedürfnis, dass die Wehen einsetzen**, nicht zu schwach und nicht zu stark, eben gerade richtig und im Einklang mit seinen Kräften. Während der Geburt hat es das **Bedürfnis nach genügend Sauerstoff**. (Auf die einzelnen Geburtsphasen oder auch perinatalen Matrizen [Grof 1975] einzugehen, würde hier zu weit führen.)

Die **Bedürfnisse nach der Geburt** sind bekannt: Sicherheit, Schutz, Wärme, Körperkontakt, die Brust der Mutter, ihr Herzschlag, ihre Stimme. So kann das, was im Bauch immer da und vertraut war, wiedergefunden werden. Und dennoch hat der Säugling oft das **Bedürfnis zu schreien**.

Bezogen auf Ohnmachtserleben können wir annehmen, dass die Nichterfüllung von Bedürfnissen ab einem gewissen Punkt Schmerz bedeutet. Auf den Schmerz selbst nicht so reagieren zu können, dass sich der Zustand ändert, bedeutet Ohnmacht.

Diese Erfahrungen, die ein Embryo bzw. Säugling von der Zeugung bis einige Wochen nach der Geburt macht, werden im Hirnstamm zu fest einprogrammierten Erfahrungen, die eine Erfahrungsbasis für alles Kommende darstellen. Es wird oft gefragt, warum der Schmerz im Körper gespeichert wird. Wäre es nicht besser, wenn diese Erfahrungen ähnlich wie Handlungsabläufe aufgrund von noch unreifen Speichermöglichkeiten nicht gespeichert würden? In gleicher Weise kann man sich fragen, warum die Angst bei der Geburt zu einer Initialangst werden soll.

Was also macht es für einen Sinn, dass der Körper Schmerz speichert? Vielleicht ist es so, dass diese Erfahrungen gespeichert werden, weil sie wieder heilen möchten. Oder sie aktivieren in späteren Lebensphasen körperlichen Schmerz, wenn der Mensch seine psychischen Probleme nicht erkennt (Upledger 1996). Vielleicht ist dieser Umstand aber einfach der Tatsache geschuldet, dass der Säugling zunächst keine Möglichkeit hat zu unterscheiden, welche Erfahrungen gespeichert werden sollten und welche nicht. Wenn es um Adaption an die Umwelt geht, lernt der Organismus zu überleben. Janov erwähnt ein elementares Prinzip, gemäß dem „jede Intrusion oder fremde Kraft in lebenden Organismen eine biologische Struktur hervorbringt, die mit ihr fertig wird" (Janov 1981, S. 319).

Ein Bild (Janov 1993) hilft, dieses evolutionäre Prinzip zu verstehen: Eine Amöbe lebt im Wasser. Die Amöbe lebt wohl oder übel in diesem Wasser, denn anderenfalls muss sie sterben. Stellen Sie sich vor, dass man eine Amöbe als Versuchstier in Wasser setzt, das mit Tinte verunreinigt wurde. Die Amöbe akzeptiert die Verunreinigung mangels Alternative. Die Experimentleiter registrieren nun, dass die Amöbe die Fähigkeit besitzt, die Tinte-Anteile aus dem Wasser zu filtern und in ihrem Zell-Leib zu speichern, bis sie Gelegenheit erhält, im Wasser sich der Tinte zu entledigen.

Im übertragenen Sinne hat der Embryo bzw. Säugling Bedürfnisse und ist auf eine überlebenssichernde Erfüllung dieser Bedürfnisse angewiesen, wie die Amöbe das Wasser braucht. Wünsche, die nicht erfüllt werden und Schmerz auslösen, entsprechen der nicht brauchbaren, überflüssigen Tinte, die gespeichert wird. Zunächst einmal aber gibt es das Wasser nicht ohne Tinte; in gleicher Weise hat der Säugling nicht die Wahl, nur gute Erfahrungen aufzunehmen und als Fundament zu speichern.

Wie bereits erwähnt, ist es unmöglich, allen Bedürfnissen des Embryos oder des Säuglings gerecht zu werden. Schwangerschaft und Geburt sind vielfältigen inneren und äußeren Bedingungen unterworfen, die im übertragenen Sinne das „Wasser" in vielfältiger Weise „verschmutzen" können, z.B. Unfälle, Krankheiten, Ehekrisen, Naturkatastrophen, Terror, Krieg etc.

Der Embryo, der Säugling kann sich nicht schützen, ist in seiner Welt eingeschlossen, kann nicht wirkungsvoll reagieren (oder seine Reaktionen werden noch nicht einmal bemerkt), ist ausgeliefert. Diesen Zustand kann man als ohnmächtiges Erleben interpretieren. Situationen früher Ohnmacht sind gegeben, wenn z.B.

- der Körper der Mutter bei der Geburt nicht auf die kindlichen Signale reagiert,
- die Nabelschnur um den Hals oder über der Schulter liegt und niemand es bemerkt,
- das Becken zu schmal ist und alle Bemühungen des Babys herauszukommen nichts nützen.

Es ist bekannt, dass die Geburt für den Säugling (und die Mutter) aus vielen Gründen zu einem traumatischen Erlebnis werden kann. Auch das kann nicht immer verhindert werden, umso existenzieller wird jedoch das **Bedürfnis des Babys zu schreien**. Im besten Fall kann das Baby, nachdem all seine vitalen Bedürfnisse nach Nahrung, Wärme und Ruhe befriedigt sind, den Schmerz seiner Geschichte herausschreien, und zwar in den Armen der Mutter, des Vaters oder einer Bezugsperson. Und es nichts falsch daran und stellt die Eltern nicht in Frage, sie haben nicht, wie sie oft befürchten, „versagt" – im Gegenteil.

Um in Analogie zum Amöben-Bild zu sprechen, sind die liebenden Arme, in denen das Baby gehalten wird, wenn es seinen Schmerz herausschreit, das „ Wasser", und der Schmerz, den es erfahren hat, ist die zwischengespeicherte „Tinte", die nun durch sein Weinen ausgeschieden werden kann. Wird das schreiende Baby aber allein gelassen – ohne die Zuwendung einer Bezugsperson –, entsteht vermutlich neuer Schmerz, das Gefühl von Verlassenheit und Einsamkeit. Es muss sozusagen immer mehr „Tinte" mit aufgesogen und zwischengespeichert werden. In der Folge entsteht das Gefühl, „allein auf der Welt" zu sein, es entstehen Gefühle von Einsamkeit, Verlassenheit und Selbstentfremdung und Ohnmacht, und das Gefühl, nichts daran ändern zu können. Es hatte vielleicht gerade Todesangst gehabt und war schon blau, weil es im Becken feststeckte und keine Luft bekam. Nun liegt es in einem kleinen Bett ohne die vertrauten und beruhigenden Geräusche des Herzschlags und der Stimme der Mutter, und es ist laut und grell und fremd. Und wenn es dann erschöpft einschläft, dann kann man eben nicht sagen: „Oh, wie friedlich es schläft!"

Ohnmacht wird geboren, und zwar in jedem Fall. Das Ausmaß des Erlebens von Ohnmacht aber bestimmt, wie ausgeliefert wir uns im späteren Leben erleben und wie stark wir ein Erleben von Schmerz und Ohnmacht unterdrücken, projizieren oder verleugnen müssen. Wenn unsere Bedürfnisse ignoriert werden und wir nichts tun können, um diese zu erfüllen – wie gehen wir damit um? Kennen Sie dieses Gefühl, vor einer Situation zu stehen und nichts machen zu können? Was **machen** Sie dann? Halten Sie es aus? Nun, als Baby haben Sie es ausgehalten; Sie hatten keine andere Wahl. Vermutlich halten Sie Ohnmacht (= **nichts machen können = keine Macht haben**) umso besser aus, je mehr Sie sich als Kind gehalten gefühlt haben, es sei denn, es gab noch andere traumatische Ereignisse.

Panksepp (2003) z.B. hat allgemein nachgewiesen, dass Schmerz und Leid durch die Unterstützung und liebevolle Zuwendung anderer Menschen gelindert werden. Er meint auch, dass umgekehrt ein Verleugnen und Unterdrücken von Schmerz die Freisetzung von Opioiden, besonders Endorphinen, verhindert und daher, wenn der Schmerz nicht gelindert wird, die Bedingungen für gewaltsame Aggression und die dauerhafte Unterdrückung von Mitgefühl geschaffen werden. Gruen geht sogar so weit, darin einen zentralen Grund für die Entstehung kriegerischer Kulturen zu sehen:

» Die Neurochemie der sozialen Bindung zeigt, dass die Verzweiflung über das Getrenntsein, die mit einer Störung der Mutter-Kind-Bindung einhergeht, den Schmerz über den Verlust sozialer Unterstützung hervorbringt, und dies unterscheidet friedliche Kulturen von kriegerischen Eroberungskulturen. (Gruen 2016, S. 79)

Diese Zusammenhänge sind so bedenkenswert, dass ich hier noch etwas weiter ausholen möchte: Der menschliche Körper kann bekanntermaßen unter bestimmten Umständen körpereigene Drogen herstellen. Diese körpereigenen Opioide (genauer: Opioidpeptide) heißen auch Endorphine. Das Immunsystem der Mutter würde den Embryo ohne Endorphine als Fremdkörper, d.h. Fremdeiweiß, abstoßen. Aus diesem Grund enthält der Blutkreislauf der Mutter und des Babys während der Schwangerschaft und bis zur Geburt eine erhöhte Konzentration von Endorphinen. Unser erstes „Suchtmittel", die Endorphine, ermöglichen also das Leben überhaupt. Spätestens nach der Geburt wird das Baby von dieser Quelle abgeschnitten. Wird der Säugling von der Mutter gestillt, so erhält er über die Muttermilch weiterhin eine morphinähnliche Substanz, die es ihm möglich macht, etwas sanfter in den „Entzug" zu gehen. Man kann davon ausgehen, dass ein gestilltes Baby etwas besser mit dem „Entzug" fertig werden kann als ein Flaschenbaby. Aber ich möchte betonen, dass damit erst einmal nur die körperlich-biologische, nicht die emotional-versorgende Ebene erfasst ist.

Gab es Komplikationen in der Schwangerschaft, war die Mutter gestresst oder deprimiert, war die Geburt traumatisch, z.B. weil das Kind es nicht schaffte, aus eigener Kraft herauszukommen, oder weil das Baby zu groß war oder weil die Zufuhr von Sauerstoff nicht reichte oder weil es bereits blau zur Welt kam oder weil es sogar wiederbelebt werden musste? Alle Erlebnisse werden – wie eingangs erwähnt – im Hirnstamm registriert und prägen so Verhaltensmuster für das künftige Leben. Erschwerend wirkt es, wenn das Leben weiterhin Entbehrungen bereithält; erleichternd ist es, wenn das Kind schon als Baby in Sicherheit und Geborgenheit den Schmerz seiner traumatischen Erlebnisse herausschreien kann.

Es gibt einen Zusammenhang mit dem vegetativen Nervensystem. Wir verfügen über zwei einander ergänzende Nervensysteme: das sympathische und das parasympathische Nervensystem. Das sympathische Nervensystem sorgt dafür, dass der Körper unter Stress optimal reagiert. Durch Ausschüttung bestimmter Hormone wie z.B. Adrenalin dient das sympathische Nervensystem der Leistungssteigerung in Notfallsituationen. Der Gegenspieler des sympathischen Nervensystems ist das parasympathische Nervensystem. Es dient dem Stoffwechsel und dem Aufbau körperlicher Reserven im Ruhezustand des Körpers. Janov (1993, 2000) postuliert, dass man Menschen in eine dieser Kategorien einordnen kann, die Gruppe der „Sympathetiker" und die der „Parasympathetiker". Seiner Meinung nach wird ein Baby, wenn es geboren wird und das „parasympathetische" Nervensystem in Aktion war, sich zum „Parasympathetiker" entwickeln und umgekehrt.

Auch Schore (1994) diskutiert diese unterschiedlichen Persönlichkeitstypen. Er informiert darüber, dass diese Unterscheidung bereits 1915 beschrieben wurde:

> » Das Studium von Persönlichkeitsdifferenzen im psychophysiologischen Ausdruck emotionalen Verhaltens lässt sich bis zur Arbeit von Eppinger und Hess (1915) zurückverfolgen, die entdeckten, dass Individuen hinsichtlich ihrer psychopharmakologischen Reaktion auf sympathetische bzw. parasympathetische Wirksubstanzen in zwei ausgeprägte Kategorietypen fallen und sich dabei in ihrer physiologischen Reaktion auf Stress des autonomen Systems unterscheiden. Ein „sympathetikotonischer" Typ war durch Dominanz sympathetischer Reaktionen wie schnellen Herzschlag, vergrößerte Pupillen und leicht erregbares Temperament charakterisiert. Ein zweites „vagotonisches" Muster reflektierte eine erhöhte Bereitschaft (eine Tendenz), mit dem Vagusnerv und dem parasympathetischen Zweig des autonomen Nervensystems zu reagieren, was sich in niedriger Herzfrequenz und kleinen Pupillen widerspiegelte. (Schore 1994, S. 278)

Während aber nach Janovs Theorie die Geburtserfahrung den Persönlichkeitstypus im Wesentlichen bestimmt (die dann im weiteren Leben entweder abgemildert oder verstärkt wird), begründet Schore das Zustandekommen unterschiedlicher physiologischer und psychologischer Charaktermerkmale (unter Bezugnahme auf viele andere Autoren) ausschließlich durch unterschiedliche frühe Erfahrungen des Kleinkinds mit den Bezugspersonen in den ersten zwei Lebensjahren. Geburtliche und vorgeburtliche Einflüsse beschreibt er gar nicht. Meiner Auffassung nach sind in der therapeutischen Arbeit beide Aspekte zu berücksichtigen bzw. in Erwägung zu ziehen. Für unsere Betrachtung früher Ohnmacht bleibe ich noch weiterhin bei der Betrachtung des frühen Erlebens des Babys.

Stellen Sie sich vor, wie ein Baby den Geburtskanal hinuntergleitet und wie sich dessen Nabelschnur um den Hals zieht. Je weiter es den Geburtskanal hinunterrutscht, desto fester zieht sich die Schnur zusammen; der Sauerstoff wird weniger. Nun erhält das Gehirn die Meldung, dass weitere Anstrengung lebensgefährlich sei, das bislang aktive sympathische Nervensystem wird deaktiviert und das parasympathische Nervensystem übernimmt. Hält dieser Zustand lange an, reduziert sich der Sauerstoff des Babys von außen nach innen, das bedeutet: Erst geraten die Gliedmaßen, dann die lebenswichtigen Organe unter Sauerstoffmangel, und danach wird nur noch das Gehirn mit Sauerstoff versorgt.

Beispiel, in dem Geburtserleben eine Rolle spielt: Ein Patient hatte den Gedanken, sich zu erhängen. In einer Therapiesitzung fühlte er, wie er keine Luft mehr bekam, wie sich alles zuschnürte und er überhaupt nichts dagegen machen konnte. Sich das Leben zu nehmen bedeutet in die **Macht** zu gehen, sich zu töten, um endlich etwas tun zu können (vgl. Janov 2007).

Wenn alles normal verläuft, wird die Geburt durch das Baby bzw. seinen hormonellen Impuls ausgelöst, es „kennt" den Termin. Ist das Baby dann geboren worden, während das sympathetische Nervensystem aktiv war, hat es das Gefühl, es „geschafft" zu haben. Es wird leichter, ein Gefühl und eine Überzeugung entwickeln, dass sich Anstrengung lohnt und dass man seinen Impulsen vertrauen kann. Wenn es sehr anstrengend war, kann sich jedoch auch ein übersteigertes „Das Leben ist Kampf von Anfang an" als unbewusste Überzeugung und Gefühlsbereitschaft bilden.

Erblickt das Baby das Licht der Welt, während das parasympathetische Nervensystem aktiv war, hat es wahrscheinlich ein Gefühl von „Nicht geschafft" oder „Im letzten Moment gerettet oder geholt werden", z.B. mit Saugglocke, Kaiserschnitt oder Drücken von außen auf den Bauch der Mutter. Es hat erlebt, dass es nichts **machen** konnte, dass Anstrengung nichts nützt bzw. lebensgefährlich ist. Es verinnerlicht möglicherweise, dass man seinen Impulsen nicht vertrauen sollte.

Alles was in den Geburtsprozess störend eingreift, wird vom Gehirn als Schmerz oder Terror registriert, nichts machen zu können als Ohnmacht. Ohnmacht und Terror sind in ihrer Stärke gleich, denn noch können wir in diesem Stadium im eigentlichen Sinne nicht von Gefühlen sprechen, denn Gefühle laufen über das Limbische System, das Mittelhirn, das noch nicht differenziert genug ist. Angesichts dieser Überlegungen stimmt es nachdenklich, dass immer mehr Kinder – aus unterschiedlichen Gründen – durch Kaiserschnitt „geholt" werden. In den USA haben Ärzte oft nach Anzeigen und Zivilprozessen hohe Schadensersatzsummen zu zahlen, was Ausdruck der elterlichen „Ohnmacht" ist, auf die dann von Seiten der Ärzte mit einer geplanten Geburt reagiert wird und damit die drohende „Ohnmacht" bewältigt scheint.

Nach der Geburt liegt das Baby – im negativen Fall – allein in seinem Bettchen und schreit:

- Wenn es Hunger hat, kann es nicht zum Kühlschrank gehen, sondern muss schreiend warten, bis die vorgegebene Stillzeit erreicht ist.
- Wenn ihm kalt ist, kann er sich keine warme Decke überziehen oder sich jemanden zum Kuscheln suchen, sondern muss schreiend warten, bis jemand auf die Idee kommt, dass (menschliche) Wärme fehlen könnte.
- Wenn es Durst hat, kann es keine Flasche öffnen, sondern muss schreiend warten, bis Windeln wechseln, Decke wechseln ausprobiert wurde.
- Wenn zu viele Geräusche und Lichter da sind, muss es schreiend warten, bis jemand es auf den Arm nimmt und tröstet.

Es ist allem völlig ausgeliefert. Das Baby schreit, weil es seine Frustration loswerden muss. Allein schreien ist – wie schon erwähnt – keineswegs gut nach dem Motto „Schreien ist gesund und stärkt die Lungen!". Damit wird die Bedürftigkeit des Babys völlig verkannt und mit neuem Schmerz belastet. Es wird nicht verstanden, und es kann nichts dagegen machen: Ohnmachtserleben folgt auf Ohnmachtserleben.

Beispiel
Ein Patient, der Probleme mit dem Trinken hatte, kam zu der Einsicht, dass er seine Ohnmacht mit Alkohol betäuben wollte und dass ein direkter Zusammenhang mit einem Gefühl des Eingeschnürt-Seins und seinem Trinken bestünde. Das sei alles gewesen, was er als Baby tun konnte, trinken!

Die zweite Bewusstseinsebene (Mittelhirn)

Als zweite Bewusstseinsebene wird das Mittelhirn oder die mittlere Ebene des Limbischen Systems bezeichnet. Genau genommen handelt es sich beim Limbischen System nicht um einen räumlich abgegrenzten Bereich des Gehirns, sondern um eine Funktionseinheit.

Untere Ebene Die untere Ebene des Limbischen Systems reguliert die überlebenswichtigen Körperfunktionen und Verhaltensweisen, und sie kommuniziert mit dem Kleinhirn. So geschieht hier die Auslösung und Kontrolle angeborener Verhaltensweisen wie Flucht, Erstarren, Angriff, Stressregulation und elementarer affektiv-emotionaler Zustände wie Angst/Erschrecken, Wut/Zorn, Freude/Wohlbefinden, Ekel, Interesse oder Trauer. Auch für die Ausschüttung der Endorphine ist es verantwortlich.

Mittlere Ebene Auf der mittleren Ebene, der Ebene unserer momentanen Betrachtung, werden unbewusste Vorgänge der Emotionsentstehung, -differenzierung und -kontrolle, der Verhaltensbewertung und Konditionierung verortet (Roth u. Strüber 2014).

Obere Ebene Die obere Ebene, die durch Areale der Großhirnrinde gebildete Limbische Ebene, hängt mit bewussten Gefühlen und Motiven zusammen, aber auch mit der Sozialisation.

Die Entstehung und Regulation von Emotion und Triebverhalten muss also immer als Zusammenspiel vieler Gehirnanteile gesehen werden, wobei dem Limbischen System eine zentrale Bewertungsfunktion zugesprochen werden muss. Die moderne Neurowissenschaft bezeichnet deshalb das Limbische System als ein emotionales Machtzentrum im Gehirn (Häusel 2008). Roth und Strüber (2014) bezeichnen das Limbische System in seiner Funktion der Umschaltzentrale als „Sitz des Psychischen".

Die Entwicklung der emotionalen Differenzierung beginnt nach der Geburt (und ist mit Integration der verschiedenen Modi mit dem 5./6. Lebensjahr abgeschlossen; vgl. Stadien der Mentalisierungsentwicklung). Wenn das Baby Tränen vergießt, ist dies ein Zeichen dafür, dass es Schmerz als Schmerz empfindet und differenziert von anderen Zuständen. Von jetzt an kann es fühlen und folglich auch leiden. Das Baby **ist** also nicht mehr der Schmerz oder das Leiden wie auf der ersten Ebene, sondern jetzt empfindet es den Schmerz, es leidet. Aber es **weiß** noch nicht bewusst, dass es leidet, dazu ist das Großhirn noch nicht entwickelt genug.

■ Die Bedürfnisse und das Ohnmachtserleben der zweiten Ebene

Auch auf dieser Ebene hat das Kind natürlich Bedürfnisse, und zwar über die Bedürfnisse der ersten Ebene hinaus (wie Nahrung, Kleidung, Geborgenheit, Sicherheit, Wärme, Zuwendung, Stimulation und Aufmerksamkeit). Es kommt das Bedürfnis nach mindestens einer dauerhaften Bezugsperson hinzu. Ohne mindestens eine verlässliche Bezugsperson kann sich das Kleinkind emotional nur schwer entwickeln. Das bedeutet auch, dass sich das Limbische System möglicherweise in ungünstiger Weise entwickelt. Das Bedürfnis des Kindes nach emotionaler **Bindung** und Bezugnahme ist so groß, dass das Kind alles annimmt, d.h. im guten Fall Fürsorge, Sicherheit, Liebe, Schutz, Geborgenheit und im schlechten Fall Missachtung, Schläge, Misshandlungen, sexuellen Missbrauch.

Auch das Baby und Kleinkind hat zunächst – ebenso wie der Fötus und Säugling – keine Wahl. Es nimmt, was es bekommt, denn seine Bedürfnisse sind lebensnotwendig, und es hat keine Vergleichsmöglichkeiten. Was es erlebt, ist für das Kind „normal"; es hat es in der eigenen Vorstellung auch nicht anders „verdient", weil keine Alternativen denkbar bzw. im Erfahrungshorizont enthalten sind. Es bezieht alles auf sich.

Das Kind versteht zunächst nur emotional; der Neocortex ist noch nicht ausgereift genug. Es ist bekannt, dass ein Kind aus diesem Grund bis zum 5. Lebensjahr auch nicht bewusst lügen kann. Wenn es – in den Augen von Erwachsenen – die Unwahrheit sagt, geschieht dies aus einem emotionalen Empfinden, z.B. Angst, heraus. Es sieht z.B. den bedrohlich-wütenden Blick seiner Mutter oder den seines Vaters und reagiert angstvoll verneinend auf Fragen. Ist die Angst des Kindes vor seiner Bezugsperson sogar gerechtfertigt, entsteht eine durch Angststress gestörte Beziehung, die in keiner Weise den Bedürfnissen des Kindes entspricht. Diese Bedingungen wirken sich in der Regel ungünstig auf die weitere Entwicklung des Limbischen Systems aus.

Bekannt geworden sind extreme Beispiele, in denen Straftäter keine Reue zeigen, in denen der Eindruck entsteht, dass „kaltblütig" gehandelt wurde. Empathie für das Opfer ist für den Täter nicht möglich, er scheint „unberührt". Dieses Verhalten ist ein sicheres Zeichen, dass sich das Limbische System und in der Folge die Mentalisierungsfähigkeit nur unzureichend entwickeln konnte.

Natürlich ist es unmöglich, jederzeit auf alle Bedürfnisse des Kindes einzugehen. Eltern sind nicht perfekt und haben auch Bedürfnisse. Eine gewisse Frustration kann auf dieser Entwicklungsstufe auch zu einer gesunden Subjekt-Objekt-Oifferenzierung beitragen. Und Kinder beginnen in diesem Alter auch, ihre eigenen Theorien und Abwehrstrategien zu entwickeln, mit deren

Hilfe sie sich dann (unbewusst) mächtig fühlen. Je weniger Geborgenheit erlebt wird, umso mehr können sich die abgespaltenen Ohnmachtsgefühle in Machtgefühle verkehren. Insofern ist es wichtig, dass die Bezugspersonen dem Kind die Möglichkeit lassen, dass es seinen Emotionen z.B. durch Weinen oder Wutausbrüche über die Frustration seiner Bedürfnisse Ausdruck geben darf. Sollte das Kind seinen Schmerz nicht in dem Erleben von Geborgenheit herauslassen können, bestätigt sich im Erleben des Kindes möglicherweise, was es als Baby auf der ersten Ebene gelernt hat. Das Kind ist durch die Erlebnisse der ersten Ebene geprägt. Wird das Weinen unterdrückt, werden seine Ausbrüche bestraft, erhält es für seine Tobsuchtsanfälle Schläge, so kann sein System nicht nur nicht heilen, sondern es erfährt zusätzlich zu dem schon vorhandenen Leid noch mehr Schmerz.

Beispiele wie das folgende gibt es viele: Auf das Weinen eines Kindes hin versuchen die Eltern zu ergründen warum es weint. Wenn sie keinen verständlichen Grund finden, sagen sie vielleicht: „Hör jetzt endlich auf. Du hast keinen Grund zu weinen."

- Steigerung 1: „Du bist doch schon ein großes Mädchen/ein großer Junge. Hör auf!"
- Steigerung 2: „Geh auf dein Zimmer und komm erst wieder, wenn du dich beruhigt hast."
- Steigerung 3: „Weinen hilft dir auch nicht, das macht es nur noch schlimmer."
- Steigerung 4: „Wenn du nicht sofort aufhörst, geben wir dir Grund zu weinen."
- Steigerung 5: „Soll ich dir eine runterhauen, damit du weißt, warum du weinst?"

Die Ohnmacht, die die Eltern angesichts des weinenden Kindes erleben, verkehren sie in Macht – auch das wird das Kind lernen, verinnerlichen und anwenden –, und manchmal entlädt sich diese Macht auch in Form von Gewalt. Es ist anzunehmen, dass bei derartigen Situationen die Eltern aus Hilflosigkeit, aber auch aus der Aktivierung des eigenen Schmerzkörpers heraus agieren und reagieren. Insofern ist es so ungemein wichtig, dass Erwachsene sich ihres eigenen Schmerzkörpers bewusst sind und ein Gespür dafür haben, wann dieser aktiviert wird. Im besten Fall sollte die Heilung des eigenen Schmerzkörpers schon begonnen haben. (Diese Überlegungen gelten auch für Psychotherapeuten im Umgang mit ihren Patienten.)

Das Kind aber, dessen Körper mit dem Weinen dabei war zu heilen, weil es den Schmerz rauszulassen begann, fühlt sich unverstanden und im Stich gelassen. Es kann mit seinen Empfindungen nun nichts anfangen, empfindet sich möglicherweise als falsch bzw. unpassend, es versteht sich nicht bzw. kann nichts erklären, weil sein Verstand noch nicht entsprechend entwickelt ist. Ohnmacht steigt auf, möglicherweise begleitet von großem Zorn. Es fühlt sich emotional verlassen und auch entfremdet von sich selbst.

Je nach den Erfahrungen auf seiner ersten Ebene wird das Kind sich nun verhalten: Der „Sympathetiker" wird nicht aufhören zu weinen und wird trotzen, um sich schlagen, seinen Zorn auf die Eltern zum Ausdruck bringen. Der „Parasympathetiker" resigniert, weil er gelernt hat, dass Reagieren und Dagegen-Arbeiten gefährlich und möglicherweise sogar tödlich sein können. Hier kann es zur Ausbildung eines falschen Selbst kommen (z.B. Winnicott 1965; Miller 1979; Gruen 1984; Fonagy et al. 2004a).

In jedem Fall fühlt sich das Kind verwirrt, alleingelassen und ohnmächtig. Gruen (1984) sieht es als eine Aufgabe von Therapie, die ursprüngliche Autonomie eines Menschen aufzudecken und zu befreien. Er kritisiert in diesem Zusammenhang die klassische Psychoanalyse:

> » Das ist es, was Ödipus wirklich verkörpert: die ursprüngliche Verletzung, die sich zum Streben nach Dominanz verwandelt (…). Was oft als das Durcharbeiten eines Ödipus-Komplexes (…) gilt, ist die Befreiung von Skrupeln, das Verstärken von Ehrgeiz, Wettbewerb und Macht. (Gruen 1984, S. 17f)

Die Befreiung von Skrupeln, Verstärken von Ehrgeiz, Wettbewerb und Macht kann m.E. aber nicht nur der Psychoanalyse vorgehalten werden. Bei Psychotherapien aller Verfahren hat man zuweilen den Eindruck, dass aus einer falsch bzw. oberflächlich verstandenen Autonomieförderung Egozentriker hervorgehen, die sich nach wie vor selbst entfremdet sind.

> Die tiefen Verletzungen, die zu Gefühlen unakzeptabler Hilflosigkeit und Ängsten führen, können in einer Therapie, die der Ideologie der Herrschaft und der Macht verhaftet ist, nicht wirklich berührt werden. (ebd.)

Die dritte Bewusstseinsebene (Großhirn)

Die Entwicklung der dritten Ebene (des Großhirns bzw. des Neokortex) geht ab einem Alter von 3 Jahren rasant voran. Die Überproduktion und Selektion von Synapsen erfolgen in verschiedenen Regionen des Gehirns mit unterschiedlicher Geschwindigkeit und Intensität und zu jeweils anderen Zeiten. Im Hinterhauptlappen (visuelle Wahrnehmung) wird die höchste Dichte von Synapsen schon in den ersten Lebensmonaten erreicht. Das Wachstum im Stirnlappen (Denken und Planen, Urteilsvermögen, Aufmerksamkeit) dagegen ist zwischen dem 3. und 6. Lebensjahr am größten. Etwa ab dem 5./6. Lebensjahr kann ein Kind bewusst und geplant lügen.

Nach dem 6. Lebensjahr verlangsamt sich die Gehirnentwicklung allgemein, bis sie mit 18 Jahren abgeschlossen ist, wobei die Plastizität bekanntermaßen erhalten bleibt.

Bei der Vernetzung des Neokortex spielt – wie bereits erwähnt – die obere, durch Areale der Großhirnrinde gebildete Limbische Ebene eine große Rolle. Nach Roth und Strüber (2014) ermöglicht diese Ebene Impulshemmung und Belohnungsaufschub, Frustrationstoleranz, Empathie, Reflexion, Zielsetzung und Planung zukünftigen Handelns. Auf dieser oberen Ebene geht es darum, die Welt kognitiv zu erklären und Rechtfertigungen für das eigene Verhalten zu finden. Hier findet auch das bewusste emotional-soziale Lernen statt. Zusätzlich werden hier die emotionalen Reaktionen der beiden unteren limbischen Ebenen verstärkt oder abgeschwächt, je nachdem, wie die Anforderungen der Sozialisation beschaffen waren bzw. sind. Bewertungen auf dieser Ebene bilden die Grundlage für die Entwicklung von Moral, Ethik, Vorstellungen über Familie, Freundschaft, Liebe sowie Einstellungen zu Gewinn- und Erfolgsstreben. Diese Entwicklungen geschehen in der späten Kindheit und Jugend auf der Basis sozial-emotionaler Erfahrungen.

▪ Die Bedürfnisse und das Ohnmachtserleben der dritten Ebene

Die Bedürfnisse auf dieser Ebene sind weiterhin Sicherheit, Schutz, Wärme, Körperkontakt, Zuwendung, Liebe, mindestens eine dauerhafte Bezugsperson sowie zusätzlich Vertrauen, Freiheit, Freiraum, weitere Bezugspersonen, Freunde, Bildung. Je selbstbewusster sich ein Kind entwickeln konnte, desto aktiver wird es sich jetzt auch schon um die Erfüllung von Bedürfnissen bemühen bzw. sich für diese einsetzen können.

Die erworbenen Abwehrmechanismen helfen dem Kind, seinen Platz in Familie, Schule und Freundeskreis finden zu können. Die Abwehrmechanismen ermöglichen es dem Kind, dem Schmerz der ersten und zweiten Ebene zu entkommen. Ich möchte hier ausdrücklich betonen, dass Abwehrmechanismen notwendige Überlebensmechanismen sind. Erst wenn eine Abwehrformation sich in einer krankheitswertigen Störung oder in einem Leiden ausdrückt, sollte sie infrage gestellt werden. Dem Kind und Jugendlichen wird es möglich, sich schmerzunbewusst weiterzuentwickeln, da der funktionierende Abwehrmechanismus das bewusste Schmerzerleben der früheren Ebenen unterdrückt.

Im positiven Fall wird das Kind z.B. versuchen, in der Schule erfolgreich zu sein, wenn es merkt, dass dies seinen Eltern wichtig ist. Ebenso wird es sich sportlich engagieren, wenn dies das Gefallen von Vater oder Mutter findet. Kinder versuchen, das zu sein und zu **machen**, wofür sie aller Wahrscheinlichkeit nach von den Eltern geliebt werden. Zusätzlich kann das Kind seinen Spiel- und Freiraum auch dafür nutzen, mit anderen Menschen in Beziehung zu gehen, die seinen (momentanen) Bedürfnissen eher entsprechen. Wenn das gelingt, bilden sich gesunde und solide Abwehrmechanismen (etwa Intellektualisierung, Humorisierung, Sublimierung), die dem Kind auch auf längere Sicht helfen, seinen Platz im Leben zu finden.

Im negativen Fall aber kann das Kind nicht unbeschwert Kind sein. Es kann infolgedessen keine gesunde Abwehrformation entwickeln. Die möglichen Konstellationen sind zahlreich, z.B. wenn

- es dem Kind trotz seiner Bemühungen nicht gelingt, akzeptiert zu werden;
- die Eltern z.B. unberechenbar sind, ihre Launen, also ihre Stimmungen, direkt am Kind abreagieren;
- Vater oder Mutter Alkoholiker sind und Streit und Gewalt in der Familie vorherrschen;
- das Kind gar von einem Elternteil sexuell missbraucht wird;
- ständiger Streit zwischen den Eltern zur Scheidung führt;
- ein Elternteil chronisch krank ist und wenn der andere Teil zur Arbeit muss;
- beide Eltern z.B. durch Unfall als Bezugspersonen für das Kind ganz ausfallen;
- das Kind als Partner gebraucht wird, als Vater oder Mutter seiner Eltern.

Was geschieht, ist, dass der Körper zwar wächst, die seelische Entwicklung aber in wesentlichen Aspekten stehenbleibt, dass das Kind also nicht wirklich erwachsen und eigenständig werden kann. Je nach Vorgeschichte auf den ersten Ebenen ist das Gefühl der Ohnmacht allgegenwärtig. Hat das Kind keine wirksamen Abwehrmechanismen gegen den Urschmerz vorausgegangener Ebenen entwickeln können, so wird es trotz massivem Urschmerz auch weiterhin keine Abwehrformation aufbauen können, wenn die familiäre oder gesellschaftliche Umgebung weiterhin chaotisch und/oder missbrauchend ist. So kommt es dazu, dass seine Abwehrkonstruktionen weiterhin nicht gut funktionieren. Je nach Intensität und Art des Schmerzes wird es der Psychose näher sein als der Neurose.

Das bedeutet nicht, dass das Kind nicht intelligent sein kann. Im Gegenteil ist es vielleicht sogar hochintelligent (Miller 1979). Diese so herausgebildete Intelligenz ist aber immer auch eine Flucht vor dem Schmerz (Miller 2007). So kann eine Balance zwischen Schmerz und Macht entstehen. Je nach Urschmerz wird das Kind die eine oder die andere Richtung nehmen, „supergescheit" oder im Gegenteil „superdumm", bis hin zur Motivationslosigkeit bezüglich Lernen.

Beim Eintritt in die Pubertät ist die Verschaltung der drei Hirnebenen weitgehend abgeschlossen. Je nach den Entwicklungsmöglichkeiten der drei Ebenen verfügen Jugendliche dann über eine – bezogen auf die Lebensbewältigung – gut oder schlecht funktionierende Abwehrformation. Der Klarheit halber stelle ich gut und schlecht funktionierende Formationen gegenüber; alle denkbaren Kombinationen von gut und weniger gut funktionierenden Abwehrbereichen gibt es natürlich auch.

Mit einer guten Abwehrkonstellation werden Jugendliche sich mit den Werten ihrer Eltern auseinandersetzen; einige werden heftig opponieren und die Eltern herausfordern, sich aber letztlich auf einen guten Weg machen, d.h. die Schule abschließen, in eine Berufsausbildung gehen oder ein Studium absolvieren. Sie haben Kontakte und Bindungen mit dem anderen Geschlecht und machen Pläne für ihre Zukunft.

Mit einer schlechten Abwehrformation kommen jetzt die ersten Selbstverletzungen, Drogen- und Alkoholgefährdungen und Selbstmordgedanken oder -versuche, denn jetzt kommt den Jugendlichen zu Bewusstsein, dass sie leiden, aber sie erleben sich ohnmächtig und denken, sie können nichts **machen**, um das zu ändern.

Beispiel

Eine jugendliche Patientin sagte: „Mit 12 wusste ich nicht, wie ich diese Sinnlosigkeit beenden könnte. Ich versuchte möglichst, nicht daran zu denken oder dachte daran, wie ich mich umbringen könnte."

Macht und Ohnmacht als Erwachsener

■ Die Bedürfnisse und das Ohnmachtserleben Erwachsener

Die Bedürfnisse des Erwachsenen sind vielfältig, aber wirklich lebensnotwendig scheinen Essen, Trinken, Kleidung, Schlaf, Sicherheit, Kontakt und evtl. Sexualität (darüber streiten sich die Geister, aber darauf kommt es hier nicht an). Erwachsene leben häufig in der Illusion und Hoffnung, dass sie jetzt endlich alle ihre Bedürfnisse befriedigen können bzw. notfalls selbst dafür sorgen können.

Für das nun folgende Beispiel komme ich noch einmal auf Janovs Amöben-Bild (1993) zurück: Stellen Sie sich vor, dass sich zwei Menschen verlieben. Die Verliebtheit macht sich auch im Körper bemerkbar, weil bestimmte Botenstoffe und Hormone verstärkt ausgeschüttet werden, z.B. Dopamin, Adrenalin und Oxytocin. Es tritt bekanntermaßen ein rauschhafter Zustand von freudiger Erwartung und großen Hoffnungen ein. Der geliebte Mensch scheint all das zu sein, was man braucht und immer ersehnt hat. Man sieht nicht, wie er oder sie „wirklich" ist. Es wird geheiratet. Er oder sie ist in absoluter Erwartung, dass jetzt alles gut wird, „es" nun zu bekommen.

Wir erinnern uns an die Amöbe mit der Tinte! Von einem Menschen geliebt zu werden, ist wie „endlich in mein natürliches Wasser zurückzukehren". Es wird postuliert, dass es eine lebenslange Bereitschaft des Körpers gibt, dass der Körper heilen möchte (z.B. Befunde in Altersheimen sprechen dafür). Der Körper spürt also eine Heilungsmöglichkeit und will am liebsten allen Schmerz herausschreien, d.h. die „Tinte" loszuwerden.

Im Psychischen aber bleibt dieses Bedürfnis unbewusst. Es ist nicht in unserem Bewusstsein verankert, dass zu Beginn einer Liebesbeziehung möglicherweise das Bedürfnis da ist, seinen Schmerz in den Armen der geliebten Person herauszuschreien, so wie man ihn in den Armen der Mutter oder des Vaters hätte herausschreien wollen. Anstatt dieses Bedürfnis zum Bewusstsein kommen zu lassen, will man nun vom Partner all das erhalten, was man auf den drei Ebenen als Baby, Kleinkind, Kind nicht erhalten hat. Dabei wird übersehen, dass man selbst mittlerweile erwachsen ist und der Partner diese Wünsche nicht erfüllen kann, weil er keine Macht hat, die Vergangenheit zu verändern. Vielleicht trinkt man gemeinsam zu Anfang viel Alkohol, hat viel Sex und lebt ein relativ betäubtes Leben, in dem die Arbeit gerade noch bewältigt, aber Freunde sich oftmals vernachlässigt fühlen. Insofern wird man sich der Ohnmacht, die sich auf beiden Seiten bereits zusammengebraut hat, ebenso wenig bewusst wie der wahren Bedürfnisse.

Lässt die Verliebtheit nach, und das ist spätestens dann der Fall, wenn das System aufhört, den Körper mit Adrenalin zu überfluten (anders wäre es irgendwann für das System zu anstrengend), löst sich die „rosarote Brille" auf. Wir sehen den anderen, wie er ist. Um die Enttäuschung und Ohnmacht nicht fühlen zu müssen, sucht man eine Auswegmöglichkeit, die es ermöglicht, den eigenen inneren Schmerz weiter unbewusst zu halten. Dieser Ausweg besteht dann darin, den Partner zum Schuldigen zu machen. Wenn man jetzt nicht nachdenkt oder sich nicht mit anderen besprechen kann, kommt man nicht mehr zur Besinnung. Man bleibt in der Überzeugung bzw. man verrennt sich in der Überzeugung, der Partner schulde einem all das, wonach man doch so sehnlich verlangt: Liebe, Sicherheit, Versorgung, Wärme, Geborgenheit, Anerkennung, materielle Güter. Wenn sich das nicht realisieren lässt, kann man aus Enttäuschung die Beziehung abbrechen (was häufig nicht das Schlechteste ist, wenn man der ausgebeutete Partner ist), eine Affäre beginnen, ein Haus bauen, sich in den Beruf stürzen, das Land verlassen, anderswo ganz neu beginnen. Man kann auch die vermeintlich legitimen Ansprüche an den Partner immer höher schrauben bzw. immer gewaltsamer vortragen oder auf der anderen Seite sich darin verausgaben, diese (aller Wahrscheinlichkeit nicht endenden) Ansprüche befriedigen zu wollen, oder man kann auch Kinder bekommen, an die man die Hoffnung knüpfen kann, dass jetzt alles besser werde (Beginn einer neuen Schleife).

Was aber geschieht, wenn man das alles nicht schafft, wenn man dem frühen Schmerz aus den unteren Hirnebenen, der da hochkommt, nicht ausweichen kann?

Therapie Die Betroffenen müssen eine geeignete Therapie finden, in der dieser Schmerz bewusst erlebt werden kann oder zumindest als existent anerkannt werden muss, sonst hat der Erwachsene weiterhin nicht bewusst verstanden, was mit ihm oder ihr geschieht (▶ Kap. 7). Dazu muss er oder sie sowohl sich selbst als auch dem Therapeuten vertrauen lernen. Oft scheitert es schon am Vertrauen in sich selbst.

Schuldzuweisung Es bliebe andernfalls weiterhin die Möglichkeit, dem Partner die Schuld zu geben, oder in Kauf zu nehmen, dass der Schmerz das eigene System angreift, was sich in Krankheit manifestiert. Alles aber, was man dann **macht**, scheint nicht auszureichen, weil die (frühen) Bedürfnisse unbefriedigt bleiben. Ohnmacht drängt ins Bewusstsein. und zwar die lange vergessene Ohnmacht.

Einseitige Macht Oder der Erwachsene geht in die Macht-Position, noch bevor der Schmerz die geringste Chance hat, bewusst wahrgenommen zu werden. Bewusst denkt er oder sie, jetzt ja erwachsen zu sein, sich nicht mehr wie ein kleines Kind alles gefallen lassen und hinnehmen zu müssen, sich wehren zu können. Die Größe der Machtposition, in die der Erwachsene geht, entspricht vermutlich der Größe der unbewussten Ohnmacht, die er oder sie auf frühen Ebenen erfahren hat. Macht und innerer Schmerz müssen sich in ihrer Größe entsprechen, weil sonst der alte Schmerz durchdringen könnte, und das darf er nicht, weil das Verdrängen des Schmerzes in der frühen Kindheit lebensnotwendig war, nun aber das Bewusstwerden verhindert.

Beidseitige Macht Es können auch beide Partner in die Machtposition gehen, was letztlich bis zu Mord und Totschlag führen kann. Das ist eher die Ausnahme, wie wir wissen. Meistens geht ein Partner in die Macht und zwingt dadurch den anderen, in die Ohnmacht zu gehen. Dann ist die Beziehung der beiden vermutlich da angekommen, dass sie einander hassen, denn keiner möchte so sein, wie er oder sie jetzt ist bzw. gesehen wird, und möchte auch nicht in der Situation sein, in der er oder sie jetzt ist.

Macht-Ohnmacht-Zirkel Möglicherweise verstärken Betroffene ihre Überzeugung noch einmal und betonen, dass der andere geben muss bzw. sich ändern muss. Der vermeintlich „Klügere" gibt nach und lässt sich zu von ihm oder ihr eigentlich nicht gewollten Einkäufen, Urlauben, Hilfsarbeiten etc. breitschlagen. Der mächtigere Partner erzwingt sich damit, was er oder sie haben will, ohne dadurch je dauerhaft zufriedener zu werden. Hinzu kommt, und das erschwert eine gemeinsame Lösung, dass der mächtigere Partner, wenn sein/ihr unbewusstes Ohnmachtspotenzial groß ist, sich noch nicht einmal einer Schuld bewusst sein. Er/sie sagt in solchen Fällen meist, der Partner hätte es auch so gewollt. Dagegen lässt sich oft auch wenig sagen, weil man sich aller Wahrscheinlichkeit denjenigen als Partner wählt, dessen Ohnmacht auch Ohnmacht geblieben ist, andere wären längst gegangen, d.h., es handelt sich um jemanden, der auch als Erwachsener nicht in die Macht gehen kann oder dessen Ohnmacht ihn in die Krankheit zwingt. Paradoxerweise ist dann die Krankheit Macht, womit sich der Macht-Ohnmacht-Zirkel des Paares schließt – im Sinne einer Kollusion (Willi 1975).

Dann gibt es noch die Erwachsenen, die sich gar nicht erst verlieben und binden können. In unserer Zeit ist es immer akzeptierter geworden, dauerhaft ein Single-Leben zu führen und dabei die Hoffnungen in eine erfolgreiche Berufslaufbahn zu setzen. Er/Sie wird Manager/in, Arzt/Ärztin, Politiker/in, Professor/in, Psychotherapeut/in, Lehrer/in, Unternehmer/in. Und es ist dann egal, ob es das Geld in diesem Beruf oder das Image des Berufs es bringen soll. Der Wert des Berufs verspricht die Macht und Anerkennung, die den Schmerz und die Ohnmacht unbewusst halten. Auch hier verhält es sich so: Je größer die unbewusste Ohnmacht ist, umso größer muss die Macht sein, die man sich aufbauen muss – und wenn es am Ende bis zur Diktatur oder paradoxerweise in den Untergang geht. Unsere moderne Welt ist von dieser Ohnmacht geprägt, obwohl wir bewusst immer mehr der Überzeugung sind, alles kontrollieren zu können und im Griff zu haben. Jürgen Habermas (1985) weist auf die zerstörerische Kraft hin, die dieser unbewussten Vorgehensweise innewohnt:

> » Heute dringen die über die Medien Geld und Macht vermittelten Imperative von Wirtschaft und Verwaltung in Bereiche ein, die irgendwie kaputt gehen, wenn man sie vom verständigungsorientierten Handeln abkoppelt und auf solche mediengesteuerten Interaktionen umstellt. (Habermas 1985, S. 189)

Wir haben als Erwachsene die Macht, dem bewussten Ohnmachtserleben zu entfliehen. In unserer Gesellschaft tun wir es fast alle, nämlich die Ohnmacht zu unterdrücken, sobald wir sie erahnen. Aber diese Unterdrückung der Ohnmacht und des Schmerzes hat ihren Preis. Wir beginnen Dinge und Beziehungen zu konsumieren, die wir nicht brauchen, wie Süchtige auf der Suche nach Glücksgefühlen und als Ersatz für natürlich ausgeschüttete Endorphine:

- Frustrationseinkäufe,
- zu viel essen,
- zu viel rauchen,
- zu viel Alkohol,
- süchtiger Sex,
- Arbeitssucht,
- Sauberkeitswahn.

Und das alles wohlwissend, dass dies unsere körperliche und seelische Gesundheit schädigt. Die Zivilisationskrankheiten sind bekannt, und dennoch **machen** wir das kollektiv, um die alten Gefühle des eigenen Schmerzes (und die, die sich über Generationen angesammelt haben), die hochkommen wollen, zu unterdrücken.

Das gesamte Repertoire des Ausagierens unserer alten Abwehr in Form von suchtgleichen Zwangshandlungen steht unter dem unbewussten kollektiven Motto: „Nie wieder wie damals ohnmächtig sein!"

Um diesen unbewussten Schwur in der Psychotherapie zu verstehen, zu erleben und zu verändern, ist psychische Arbeit des Einzelnen und in Zusammenarbeit in der Psychotherapie notwendig. Eine anerkannt wirkungsvolle Möglichkeit ist die des (gemeinsamen) Mentalisierens eines zu bewältigenden Themas. Das an sich löst noch keine Probleme, aber es schafft erst einmal die Möglichkeit dazu, weil eine Gedanken- und Gefühlsbasis erarbeitet wird, die das Individuum bzw. das Patient-Therapeuten-Paar in die Lage versetzen kann, eine solide reflektierte Basis für Veränderungen und Entscheidungen hergestellt zu haben. Nicht zuletzt wird im positiven Fall die Sicht auf die Welt reicher und klarer.

3.3 Dimensionen der Mentalisierung von Macht – der Stern in Balance

Das Konzept der Mentalisierung umfasst verschiedene Dimensionen sozialer Kognitionen. Diese Mentalisierungsdimensionen sind natürlich auch und sogar insbesondere für das Thema Macht/Ohnmacht gültig. Luyten et al. (2011) haben vier Dimensionen formuliert, die eine klarere, systematischere Erfassung von Mentalisierungsfähigkeit im klinischen und empirischen Kontext ermöglichen:

- kognitiv vs. affektiv,
- internal vs. external fokussiert,
- selbstorientiert vs. fremdorientiert,
- automatisch vs. kontrolliert.

3.3.1 Dimension kognitiv-affektiv

Eine Differenzierung wird zwischen eher kognitiven und eher affektiven Anteilen der Mentalisierung betrachtet. Kognitive Aspekte werden von der Theory of Mind beschrieben. Es kann auch die Theorie der (unbewussten) pathogenen Überzeugungen einbezogen werden (Weiss 1993). Affektive Mentalisierung (Jurist 2008) betrifft den Bereich des Identifizierens, Verstehens und Regulierens von Affekten. Die generelle Frage, wann und in welchem Ausmaß eine dauerhafte Unausgewogenheit der beiden Anteile eher eine Abwehrformation oder eine strukturelle Schwäche darstellt, ist nicht geklärt. Ebenso hängt die Mentalisierungsfähigkeit immer auch vom spezifischen Kontext und der jeweiligen Beziehungsqualität ab. In diesem Buch werden Fallvignetten untersucht (▶ Kap. 5 und 6).

3.3.2 Dimension innen-außen

Mentalisierungsaktivität kann sich ferner auf Inhalte beziehen, die interner oder externer Herkunft sind. Luyten et al. (2011) unterscheiden Vorgänge, die auf die extern ablesbaren Aspekte des Selbst oder anderer fokussieren, von denen, die sich auf Schlussfolgerungen bezüglich innerer mentaler Zustände beziehen. Es wird festgestellt, dass die Verarbeitungsprozesse dieser verschiedenen Informationsquellen jeweils unterschiedlichen neuronalen Korrelaten zu entsprechen scheinen. Sapute und Lieberman (2006) postulieren, dass mediale präfrontale Bereiche, die mit dem biografischen Gedächtnis assoziiert werden, Aspekte sozialer Kognition verarbeiten, die sich auf Internes beziehen, wohingegen frontoparietale Hirnareale eher auf Externes zielende Stimuli verarbeiten.

3.3.3 Dimension Selbst-andere

Luyten et al. (2011) unterscheiden in der dritten Dimension zwischen dem Fokus auf sich selbst und dem Bezug auf andere. Diese beiden Fokusse sind nicht grundsätzlich unterschiedlich, sondern bedingen einander. In der kindlichen Entwicklung bildet sich ein Selbstverständnis durch den Bezug anderer auf die mentalen Zustände des Kindes (ontogenetischer Aspekt). Befunde von Untersuchungen mit bildgebenden Verfahren weisen darauf hin, dass die beim Mentalisieren über Selbst und andere aktivierten neuronalen Netzwerke weite Überschneidungsbereiche aufweisen (anatomischer Aspekt). Insofern kann davon ausgegangen werden, dass eine Unausgewogenheit in der Mentalisierung der beiden Pole als ätiopathogenetischer Aspekt betrachtet werden kann.

3.3.4 Dimension spontan (implizit)-kontrolliert (explizit)

Nach Luyten et al. (2011) werden implizit-automatische, spontane, eher reflexartige soziale Kognitionsprozesse mit phylogenetisch älteren neuronalen Netzwerken assoziiert. Damit sind die Amygdalae, Basalganglien, ventromedialen präfrontalen Kortizes und der rostrale anteriore cinguläre Kortex gemeint.

Die explizit-kontrollierten Mentalisierungsaktivitäten werden den phylogenetisch jüngeren Regionen der medialen Temporallappen und den medial und lateral präfrontalen Kortizes zugeordnet. Diese Prozesse sind langsamer, da mit ihrer Aktivierung Prozesse von Bedeutungsgebung, zielgerichteter Aufmerksamkeit und bewusster Registrierung von mentaler Aktivität verbunden sind. Explizite Mentalisierungsprozesse können in der Psychotherapie vom Psychotherapeuten angeregt werden.

In einer konkreten klinischen Situation, wenn emotionale Belastung und insbesondere Bindungsstress beim Patienten hoch sind, kann eine einfache Vorstellung eines Mentalisierungssterns dem Psychotherapeuten helfen, die Mentalisierungsdimensionen im Blick zu behalten (◘ Abb. 3.1 sowie ▶ Abschn. 5.3).

Die therapeutische Begegnung findet dabei im steten Wechselspiel statt – von aufsteigend spontan und impliziter Kommunikation durch freie Assoziation und gleichschwebende Aufmerksamkeit zur Exploration (◘ Abb. 3.2).

Eine normale Mentalisierungsfähigkeit zeichnet sich dadurch aus, dass es eine Ausgeglichenheit zwischen den Polen der genannten Mentalisierungsdimensionen gibt. Bei einer unausgeglichenen oder polarisierten Mentalisierungsaktivität wird die Mentalisierungsfähigkeit insgesamt als deviant eingeschätzt.

3.3.5 Spezifische Störungen der Mentalisierungsfähigkeit

▪ Hypomentalisieren (undermentalizing, mind-blindness)

Diese Form des defizitären Mentalisierens bezieht sich auf die situativ nicht zur Verfügung stehende oder die generell fehlende Fähigkeit, Motive und Affekte anderer und auch eigene Motive und Affekte wahrzunehmen. Die generell fehlende Fähigkeit ist z.B. beim Asperger-Syndrom zu finden (vgl. Schultz-Venrath 2013).

▪ Hypermentalisieren (pseudomentalizing, overmentalizing, pretend-mode)

Im Zustand des Hypermentalisierens werden anderen Motive und Affekte unterstellt oder diese maßlos übertrieben dargestellt. Auch werden in sich selbst Motive und Affekte hineininterpretiert

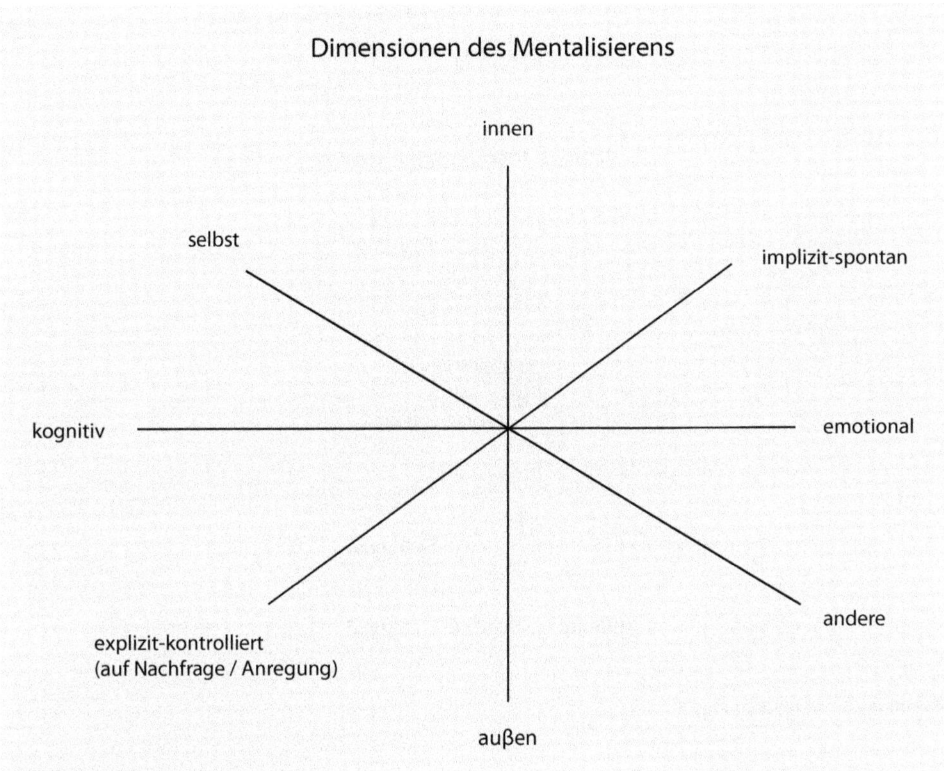

Abb. 3.1 Der Mentalisierungsstern

(Allen u. Fonagy 2006). Beim Betreffenden ist der Als-ob-Modus vorherrschend. Der Gesprächspartner vermisst oft die Realitätsbezogenheit und Nachvollziehbarkeit.

Vor allem traumatisierte Menschen, Patienten mit paranoiden Persönlichkeitszügen oder einer Borderline-Persönlichkeitsstörung versuchen oft herauszufinden, was der andere meint, fühlt, denkt, glaubt oder tun könnte. Sie versuchen, sich davor zu schützen, noch bevor dies offenkundig ist, oft sogar noch bevor das Gegenüber überhaupt ahnt, was ihm oder ihr unterstellt wird. So kommt es zu Über- und Missinterpretationen, die schwer aus der Welt zu bekommen sind (Über-Attributierung). Das Problem ist, dass „das Echte" oft unerkannt bleibt bzw. kein Konsens hergestellt werden kann.

Missbrauch von Mentalisieren

Missbrauch von Mentalisieren bezeichnet ein auf den ersten Blick überdurchschnittlich erscheinendes Mentalisieren, welches aber – und das ist die Erkenntnis auf den zweiten Blick – genutzt wird, um andere eigennützig zu manipulieren (Bateman u. Fonagy 2006). Diese Störung findet sich in unterschiedlicher Stärke und Ausprägung z.B. bei Menschen, die überwiegend im teleologischen Modus sind, bei antisozialen und psychopathischen Patienten sowie bei Mördern. Die Störung zeichnet sich durch ein unterdurchschnittliches Niveau oder sogar Fehlen von emotionaler Empathie und eine uneingeschränkte Fähigkeit zur kognitiven Empathie aus (Blair 2005). Manchmal kann man die mangelnde emotionale Einfühlung daran erkennen, dass das Gegenüber oft Gebrauch von Klischees macht, um die mangende Einfühlung damit zu kaschieren.

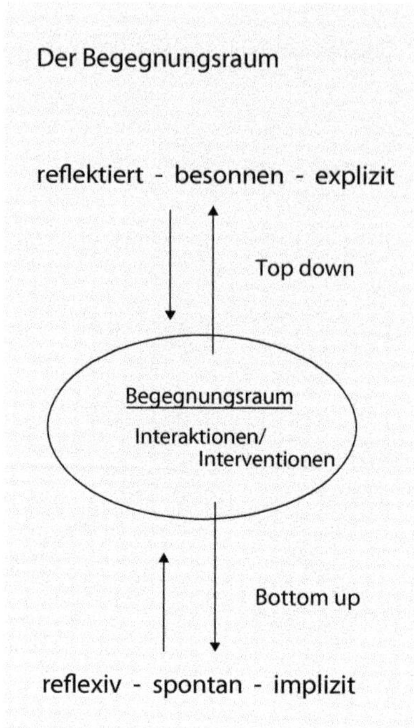

Abb. 3.2 Der Begegnungsraum

Tab. 3.1 Prototypische Beispiele für Mentalisierungsprofile (nach Taubner 2015)

	Intern	Extern	Selbst	Andere	Kognitiv	Affektiv
Borderline-Persönlichkeitsstörung	Sehr niedrig	Sehr hoch	Sehr niedrig	Niedrig	Sehr niedrig	Hoch
Narzisstische Persönlichkeitsstörung	Durch-schnittlich	Niedrig	Durch-schnittlich	Sehr niedrig	Sehr hoch	Sehr niedrig

3.4 Mentalisieren in der Psychotherapie als Voraussetzung für „geistreiche" Veränderung

In der Psychotherapie besteht nun die Aufgabe, den Patienten in seiner Mentalisierungsfähigkeit einzuschätzen. In der ambulanten Praxis reicht es normalerweise, sich den Mentalisierungsstern als Grundlage für eine Erhebung während der ersten Gespräche vorzustellen und die verschiedenen Dimensionen in den eigenen Fragen zu bedenken. Im stationären Kontext wird meist eine systematische Strukturdiagnostik durchgeführt. Aus den Mentalisierungsprofilen ergibt sich gleichzeitig, welche Dimensionen noch gefördert bzw. ausgebaut werden sollten. Beispiele von Profilen und deren Veränderungs-, Verbesserungspotenzial zeigt Tab. 3.1.

Für das Thema Macht/Ohnmacht beziehen sich die Mentalisierungsdimensionen speziell auf die Themen

- Macht/Ohnmacht des Denkens und der Gefühle,
- Macht/Ohnmacht der inneren Bilder und der äußeren Umstände,
- Macht/Ohnmacht des eigenen Selbstbezugs und dem Bezug auf andere,
- Macht/Ohnmacht der spontanen Reaktion und der kontrollierten Reflexion (auch durch die Anregung durch andere).

3.5 Mentalisieren von Macht/Ohnmacht auf den verschiedenen Niveaus

3.5.1 Macht/Ohnmacht im Kontingenzerleben und Schwierigkeiten mit Affektdifferenzierung

Alle Angriffe wirken sich sofort aus, werden nicht gefiltert, können nicht reflektiert werden, sind unbestimmt, Unterscheidungen sind nicht möglich. Es ist ein Gefühl von absolutem Ausgeliefertsein und Nicht-reagieren-Können. Im positiven Fall ist es so, dass ein übereinstimmendes Wechselspiel ein großes Wohlgefallen auslöst. Der Mensch fühlt sich mächtig, strengt sich momentan auch an und weiß noch nicht, dass sein Erleben von der übereinstimmenden Reaktion des Gegenübers abhängt (kontingente Spiegelung).

Es ist ein Erleben, das man sich wie das eines Säuglings bis zum 3. Lebensmonat vorstellen muss. Der Säugling erlebt unbestimmt, ein Nein kennt er noch nicht bzw. kann es nicht zuordnen. Wird er von seinen Eltern passend bzw. kontingent gespiegelt, fühlt er sich gut. Am meisten mag er Übereinstimmungen.

Beschreibungen von Patienten im kontingenten Erleben, die nur Beobachtbares wiedergeben und (in dieser Situation) nicht mit teleologischen Interpretationen oder intentionalen Aspekten in Verbindung bringen, enthalten keine erklärenden Zusammenhänge und wirken immer fragmentiert. Als Psychotherapeut kann es sein, dass man nur schwer eine Vorstellung von der Alltagswelt des Patienten bekommt.

Beispiel

Der Patient A war Zeuge einer Schlägerei. Er beschreibt die Situation: „Der Mann hatte einen schwarzen Pullover an." (Weder teleologischer Aspekt noch Motiv) Er beschreibt die Handlung: „Der Mann hat geschlagen." (Weder teleologischer Aspekt oder Motiv für Handeln) Er beschreibt ein Gefühl, einen Gedanken, eine Aussage „Die Frau war traurig … Sie dachte, dass er ihr helfen will." (Die Beschreibung wird nicht ergänzt durch eine Erklärung mittels eines teleologischen Aspekts oder mentaler Befindlichkeiten)

Bei Nachfrage der Psychotherapeutin nach Ziel oder Zweck oder Motiv könnte die Reaktion sein: „Sie sind doch die Expertin. Das müssen Sie doch wissen."

3.5.2 Macht/Ohnmacht im zielgerichteten oder teleologischen Modus

Ein Prozess gilt als real, wenn er beobachtet oder körperlich erlebt werden kann. Ursache-Wirkungs-Prinzipien (auf der Ebene der physikalischen Realität) durchschaut zu haben gibt demjenigen das Gefühl, die Welt verstanden zu haben. Er/Sie fühlt sich mächtig, wenn die Welt funktioniert. Grundsatz ist oft: Man muss die notwendigen Mittel einsetzen. Machtkampf wird als notwendiges Übel in Kauf genommen. Regulation von Ohnmachtserleben scheint nur durch Veränderungen in der äußeren Realität möglich. Entsprechend muss die Sorge eines anderen durch Handlungen ausgedrückt werden, damit sich derjenige „gesehen" fühlt. Es ist so, als brauche es immer äußere Beweise.

Als Psychotherapeut fühlt man sich leicht manipuliert. Beschreibungen von Patienten im zielgerichteten Modus beziehen sich auf Beobachtbares, weisen auf teleologische Interpretationen hin und enthalten keine Motive.

Beispiel

Der Patient B beschreibt dieselbe Schlägerei. Er beschreibt zielgerichtetes Handeln. Beispielsweise würde er sagen: „Der Mann hat die Frau geschlagen, um ihr das Geld zu klauen." (Kein Motiv für Handeln)

Bei Nachfrage der Psychotherapeutin nach Motiven könnte die Reaktion sein: „Habe ich doch gesagt".

3.5.3 Macht/Ohnmacht im Äquivalenzmodus

Im Äquivalenzmodus werden innere und äußere Realität gleichgesetzt, nach dem Motto: „Sobald ich mich so und so fühle, muss ich befürchten, dass es auch in der Realität entsprechend meinem Gefühl eintritt. Wenn dieser Unterschied nicht gemacht wird, wird Ohnmachtserleben zur Realität. Statt ‚Ich fühle mich ohnmächtig' besteht derjenige darauf ‚Ich bin ohnmächtig' zu sagen. Statt ‚Ich fühle mich wertlos' entsteht der Gedanke ‚Ich bin nichts wert'." Drohungen wirken sich aus wie vollzogene Handlungen. Gedanken und Gefühle können im Äquivalenzmodus schnell eine vernichtende Qualität haben.

Umgekehrt können Erfolge ein Gefühl von Grandiosität erzeugen. Auch der Anspruch, dass man weiß, was der andere denkt, gibt eine Überzeugung von Überlegenheit und Macht. Zuschreibungen scheinen unverrückbar: „Das liegt an meiner Mutter, dass ich im Leben keine Chance habe."

Als Psychotherapeut hat man oft Angst, dass etwas, was man gesagt hat, sofort in Realität umgesetzt wird oder beim Patienten Katastrophenszenarien heraufbeschwört.

Beispiel

Der Patient C beschreibt dieselbe Schlägerei. Er ist davon überzeugt, die richtige Interpretation zu haben. Beispielsweise würde er sagen: „Der Mann hat die Frau geschlagen, um ihr das Geld zu klauen. Der ist ein ganz armer Tropf; das habe ich sofort gesehen. Der hat bestimmt nicht gewusst, wie er anders an Geld kommen kann. Das war voll die Verzweiflungstat."

Bei Nachfrage der Psychotherapeutin, ob es auch andere Motive gebe: „Nein, da bin ich mir sicher. Ich hoffe, der bringt sich nicht um."

3.5.4 Macht/Ohnmacht im Als-ob-Modus

Der Als-ob-Modus ist durch endlose Gespräche, die wenig Bezug zur Realität haben und die keine innerpsychischen Prozesse in Gang setzen, gekennzeichnet. Derjenige, der sich in diesem Modus befindet, fühlt sich sicher und mächtig im Andeuten und Spielen und erzeugt beim Gegenüber ohnmächtige Zustände von Leere und Bedeutungslosigkeit. Es wirkt so, als hätte man eine kreative Person vor sich, die derjenige auch als sprunghafter Ideengeber sein kann, wenn man sich ganz zur Verfügung stellt und jedes Spielchen mitmacht und sich einspannen lässt. Dann fühlt der andere sich mächtig, als hätte er/sie als Ideengeber allein den kreativen Prozess gestaltet und verwirklicht; man selbst aber fühlt sich schnell gehetzt und ohnmächtig, weil es unmöglich ist, in der Realisierung mit dem Tempo von immer neuen Ideen mitzuhalten. Die Als-ob-Welt ist im Positiven eine faszinierend-machtvolle Welt von Magie, Zauber, Spiel, im Negativen eine verschlingend-machtvolle Welt von Vortäuschungen, Agieren, Negation.

Als Psychotherapeut empfindet man – nach anfänglicher Faszination – Langeweile, weil die Tiefe fehlt, es kein Zentrum zu geben scheint, über das man tiefergehend sprechen könnte.

Beispiel

Der Patient D beschreibt dieselbe Schlägerei. Er spielt mit verschiedenen Interpretationen. Beispielsweise würde er sagen: „Der Mann hat die Frau geschlagen, keine Ahnung, könnte sein, um ihr das Geld zu klauen, aber andererseits, warum sollte er? Wer weiß, ob die überhaupt Geld dabei hatte. Meine Güte, wenn das so weitergeht. Vielleicht wird das noch mehr. Na ja, ich denke, da müsste die Polizei mehr machen. Ob die Frau wohl noch im Krankenhaus ist?"

Bei Nachfrage der Psychotherapeutin, warum der Mann wohl zugeschlagen habe: „Man hört so viel. Vielleicht war es ja auch eine Beziehungstat. Ich habe letztens gelesen …"

3.5.5 Macht/Ohnmacht im reflektierenden Modus – Bedeutung von Empathie und Fürsorge

Beschreibungen, die sich auf Beobachtbares beziehen und gleichzeitig erklären wollen oder um Erklärungen ringen, warum jemand so handelt, wie er/sie handelt, deuten darauf hin, dass jemand versucht, das Verhalten eines anderen aufgrund mentaler Befindlichkeiten zu erklären. Macht und Ohnmacht werden, solange der Patient diesen Modus halten kann, in einem intentionalen Kontext verstanden. Der Patient bezieht mentale Befindlichkeiten ein, z.B. Motive, Gefühle, Annahmen, Absichten, Vermutungen, Wünsche, Hoffnungen. Zusätzlich können Vortäuschungen, Bedürfnisse, Überzeugungen, Planungen erwogen werden. Es wird möglich, sich in die Perspektive anderer Menschen hineinversetzen und die Welt aus deren Augen sehen zu können. Damit einhergehend wird auch die begrenzte Möglichkeit, genau zu wissen, was der andere denkt und fühlt, anerkannt. Es ist dann explizit klar, dass ein und dasselbe Ereignis aus unterschiedlichen Perspektiven gesehen werden kann und unterschiedliche Standpunkte möglich sind. Wichtig ist, Empathie und Einfühlungsvermögen zu haben und eine Vorstellung von der Komplexität mentalen Befindens. Es wird explizit anerkannt, dass jeder nur begrenzte Macht über eigene und fremde Wünsche, Gedanken und Begehren in der realen Welt hat. Es entstehen Vorstellungen von Fürsorge und Verantwortung Schwächeren gegenüber.

Insgesamt gesehen gibt es die Anerkennung der zeitlichen Begrenztheit eines bestimmten mentalen Befindens und damit auch implizit des entsprechenden Verhaltens. Auch dadurch wird eine Tolerierung von Ohnmachtsgefühlen prinzipiell möglich.

Als Psychotherapeut empfindet man Mitgefühl, kann sich gut in die Situation und Sichtweise des Patienten hineinversetzen. Das Gespräch kann auf symbolischer Ebene stattfinden; ein Blick oder ein Wort reicht oft, damit der Patient weiß, dass man sich sorgt, Mitgefühl hat oder sich im Widerspruch befindet.

Beispiel

Der Patient E beschreibt dieselbe Schlägerei. Er lässt Empathie und Fürsorge anklingen. Beispielsweise würde er sagen: „Der Mann hat die Frau geschlagen; das muss schmerzhaft für sie gewesen sein. Es hat stark geblutet. Ich weiß nicht, ob man sie sofort ins Krankenhaus gebracht hat. Ich hoffe es jedenfalls. Meist wird ja erst nach ärztlicher Versorgung verhört. Der Täter machte ein unbewegtes Gesicht. Es schien mir so, als tue es ihm nicht leid. Manchmal frage ich mich, wie kommt es nur, dass jemand so kalt sein kann. Mir macht das irgendwie Angst."
Bei Nachfrage der Psychotherapeutin, was ihm Angst mache: „Mein Vater war eigentlich ein guter Mann, aber wenn ich es recht bedenke, habe ich oft Angst vor ihm gehabt. Es war nie so ganz klar warum, aber manchmal hat er aus dem Nichts heraus gebrüllt. Meine Mutter meinte, es sei für ihn dann stressig auf der Arbeit gewesen. Aber er hat das nie gesagt."

Im reflektierenden Modus bekommen die eigene Ethik und das Wertesystem eine hohe Bedeutung. Diese relativieren ein Macht-/Ohnmachtsdenken im Sinne eines absoluten Oben-, Unten-Denkens, das keine dauerhafte Sicherheit bietet. Arendt (1963a) meint, dass „Macht ihrem Wesen nach niemals imstande ist, einen Ersatz für die Sicherheit und Stabilität der tatsächlichen Wirklichkeit zu bieten" (ebd., S. 351).

In einer Psychotherapie kommt es grundlegend darauf an, dem Patienten Sicherheit und Stabilität in der tatsächlichen Beziehung anzubieten, mit dem Patienten gemeinsam sein Machtgefühl zu stärken und sein Ohnmachtserleben zu bewältigen. Beispielhaft seien jeweils zehn konkrete Schritte benannt:

Zehn Schritte zum Erwerb von Machterleben in der Psychotherapie

Therapeut und Patient arbeiten an

1. der Überzeugung, die eigene Umwelt beeinflussen zu können,
2. der Vorstellung, andere beeinflussen zu können,
3. der Fähigkeit, antizipieren zu können,
4. der Fähigkeit, sich in andere einfühlen zu können,
5. der Fähigkeit, mit den eigenen Gefühlen umgehen zu können,
6. der Fähigkeit, mit den eigenen Gedanken umgehen zu können,
7. der Fähigkeit, fürsorgliche Beziehungen eingehen zu können,
8. der Fähigkeit, verhandeln zu können,
9. der Fähigkeit, sich abgrenzen zu können,
10. der Fähigkeit, Ohnmacht und Angst ertragen zu können.

Zehn Schritte gegen die Ohnmacht

Therapeut und Patient arbeiten an

1. der Einstellung, dass Situationen sich – ggf. gemeinsam – verändern lassen,
2. der Fähigkeit, nicht zu flüchten, sondern offen zu bleiben und wahrzunehmen,
3. der Reflexion über Medien und Informationsquellen,
4. der Diskussionsfreudigkeit in der Therapie, im Alltag, mit Freunden, Verwandten,
5. der Einstellung, dass unser Konsumverhalten etwas verändern kann,
6. der Fähigkeit zur Solidarisierung,
7. der Motivation, sich für sich selbst und andere zu engagieren,
8. der Fähigkeit, selbst neue Perspektiven und Möglichkeiten zu entwickeln,
9. der Fähigkeit, mit anderen zu handeln und zu kooperieren und zu träumen,
10. der Bereitschaft, allen Menschen mit Empathie und Fürsorge zu begegnen.

Im Folgenden wird diskutiert, wie ein Psychotherapeut konstruktive und destruktive Machtausübung erkennen kann.

Wie erkenne ich als Psychotherapeut konstruktive und destruktive Machtausübung?

M.-L. Althoff, *Macht und Ohnmacht mentalisieren*, Psychotherapie: Praxis,
DOI 10.1007/978-3-662-50329-4_4

Für das Gelingen von Psychotherapien ist es von entscheidender Bedeutung, konstruktive und destruktive Machtausübung unterscheiden zu können. Die Leitfrage dieses Kapitels ist, welche Arten und Ausdrucksformen von konstruktiver und destruktiver Machtausübung vonseiten der Psychotherapeuten und der Patienten zu finden sind. In diesem Zusammenhang wird auch skizziert, wie sich Ohnmachtserleben auf beiden Seiten zeigen kann. Abschließend wird diskutiert, welchen konstruktiven und destruktiven Einfluss aber auch das System (meist als Hintergrundskontext) hat.

„Das sokratische ‚Es ist besser Unrecht zu leiden als Unrecht zu tun' ist eine Aussage und kein Gebot, und zwar eine Aussage, die Wahrheitsanspruch stellt und also keine Meinung ist" (Arendt 1963a, S. 343). Hannah Arendt wirft die Frage auf, ob diese Aussage des Sokrates nicht der Überzeugung widerspreche, dass die Gültigkeit philosophischer Wahrheiten nicht bewiesen werden könne. Der Geltungsanspruch ergab sich daraus, dass Sokrates sein Leben dafür einsetzte. Er weigerte sich, sich der Vollstreckung des Todesurteils zu entziehen. „Das Urteil tat Sokrates Unrecht, aber es war legal unanfechtbar; sich ihm zu entziehen, hätte bedeutet, Unrecht zu tun" (ebd.). Arendt gibt Nietzsche recht, der schreibt: „Ich mache mir aus einem Philosophen gerade so viel, als er imstande ist, ein Beispiel zu geben" (Nietzsche 1874). Diesem Prinzip werde ich in meinem Buch folgen, d.h. da, wo ich meine, dass meine Gedanken nicht unmittelbar einleuchtend sein könnten, diese durch Praxis belegen. Die Empirie mag gern der Kasuistik folgen. „So machen wir uns klar, was Mut ist, indem wir an Achill denken, und wir werden an Jesus von Nazareth oder an den heiligen Franziskus denken, wenn wir wissen wollen, was Gutsein ist. Die Beispiele lehren oder überzeugen durch Inspiration, so daß es uns scheint, wir ahmten nach – die ‚imitatio Christi' zum Beispiel –, wir verhielten uns einem Beispiel gemäß, wenn immer wir uns im Sinne eines moralischen Prinzips verhalten." (Arendt 1963a, S. 343)

Wenn wir von der ursprünglichen Wortbedeutung ausgehen, so bedeutet das lateinische

- **struere** bauen, schichten, aufschichten, errichten, stapeln, aufeinander-, übereinander-, nebeneinanderlegen, aufeinandertürmen. Es geht um Struktur in ihrer Schichtung erkennen und bauen, auch die Begriffsbildung „psychische Struktur" lehnt sich an dieses Wort an. **strueris** bedeutet „du wirst gebaut". Schon die Tätigkeiten – im übertragenen Sinne – psychische Struktur bauen, zusammenbauen verstehe ich als konstruktive Machtausübung.
- **construere** bedeutet ebenfalls bauen, aber mehr im Sinne von erbauen, errichten, zusammenschichten. Hier geht es tendenziell eher um die Verwirklichung eines Bauplans. Es wird etwas aufgebaut, konstruiert. **construeris** bedeutet auch „du wirst gebaut".
- **destruere** bedeutet zerstören, niederreißen. Etwas, das steht und erschaffen wurde, wird zerstört. **destrueris** bedeutet „du wirst zerstört".

Beides gehört zum Leben: Aufbauen und Niederreißen, das Konstruktive und Destruktive. Beides gehört zu unserem Erfahrungsschatz.

Es gibt Dinge, die aufgebaut werden und an denen wir uns erfreuen. Es gibt aber auch Dinge, die aufgebaut werden und uns fragwürdig erscheinen, z.B. das höchste Gebäude der Welt, einseitiges Wettbewerbsstreben, Raketenabwehrsysteme. Insofern ist Aufbauen an sich erst einmal neutral, weder gut noch schlecht. Unter konstruktiver Machtausübung in der Psychotherapie verstehe ich eine moralisch als gut eingeschätzte Machtausübung, die von ethisch-moralischen Prinzipien getragen und auf ein Ziel gerichtet ist, das vom Patienten und Psychotherapeuten akzeptiert wird (► Abschn. 4.1).

Es gibt Dinge, die zerstört werden, und (fast) alle stimmen zu, z.B. der Abriss eines baufälligen oder asbestverseuchten Gebäudes, das eine Gefahr darstellt, die Abschaffung autoritär-gewaltvoller Systeme, die Verdrängung alter Strukturen schwarzer Psychiatrie, Psychotherapie und Pädagogik, die Lahmlegung eines perversen Persönlichkeitsanteils, die Zerstörung bestimmter Illusionen. Destruktiv im engeren, wertenden Sinn werde ich im folgenden Text eine Machtausübung nennen, die Zerstörung um der Zerstörung willen aus niederen Ich-haften Motiven und unter Einsatz auch zweifelhafter Mittel zum Ziel hat (▶ Abschn. 4.2).

Die vermeintliche oder tatsächliche Macht von Psychotherapeuten lässt einige potenzielle Patienten vor einer Therapie zurückschrecken. Woraus ergibt sich in einer konkreten therapeutischen Situation Macht? Wie kommt es, dass der eine mehr Macht zu haben glaubt als der andere? Manchmal empfinden auch Psychotherapeuten bestimmte Patienten als sehr machtvoll. Will man eine solche Beziehungskonstellation auch bei konfliktträchtigen Themen meistern, darf man um das Thema Macht keinen Bogen machen. Zunächst einmal sollte man sich darüber Gedanken machen, aus welchen **Quellen** man im Bedarfsfall welche Macht mobilisieren kann. Aus diesen Gedanken kann sich ein reflektierter und konstruktiver Umgang mit Macht entwickeln und der Gefahr von Machtmissbrauch vorgebeugt werden.

■ Persönlichkeit

Wenn man Macht ausüben will, muss man in der Lage sein, einem anderen Positives oder Negatives zufügen zu können, auch gegen das Widerstreben des anderen (Max Weber). Man muss darüber hinaus als jemand gesehen werden, der dies gegebenenfalls nicht nur kann, sondern auch tun wird. Wird einem die nötige Härte oder Entschlossenheit nicht zugetraut, verliert man in den Augen des anderen den Respekt und die Glaubwürdigkeit. Hier fangen die Schwierigkeiten der Machtausübung von harmoniebedürftigen und gutmütigen Menschen schon an.

An Führungskräfte etwa wird die Erwartung gestellt, dass sie angekündigte (und auch unangekündigte) Maßnahmen oder Sanktionen ausführen können, z.B. Mitarbeiter, die sich nicht ausreichend einsetzen, zu konfrontieren, ständige Nörgler und Bedenkenträger zu kündigen und engagierte Kollegen zu loben und zu fördern (▶ Kap. 2). Diese Entschlossenheit, Geradlinigkeit, Fähigkeit, Entscheidungen zu treffen, und sicher auch Konfliktbereitschaft – all dies teilt sich dem anderen mit, ist aber keinesfalls mit autoritärem Auftreten gleichzusetzen. Es gibt keinen typischen Machtstil, kein typisches Auftreten. Menschen treten je nach Lebens- oder Berufsfeld, nach Alter, nach Geschlecht unterschiedlich auf. Man denke an bekannte und einflussreiche Politiker, Schauspieler, Wissenschaftler, Psychotherapeuten! Wie überall zählen am Ende weder eine Maskerade noch allein die Worte, sondern die Taten, die mit einer spürbaren Entschiedenheit erfolgen.

■ Status und Rolle

Die Macht, die mit einer Rolle oder mit einem Status verbunden ist, ergibt sich daraus, dass sie einem bestimmten Amt oder einer Position innewohnt. Sie wird dem Amtsinhaber mit dieser Position verliehen. Dadurch hat er oder sie bestimmte Möglichkeiten bzw. Befugnisse, die umgekehrt die Untergebenen ihm/ihr gegenüber nicht haben.

Der Psychotherapeut erhält diesen Status mit der kraft Gesetzes verliehenen Heilerlaubnis.

a) Besteht in einer Psychotherapie eine Vertrauensbasis, dann öffnet sich der Patient einseitig – d.h. ohne die wechselweise Selbstöffnung des Therapeuten – mit vielen Anteilen seines Selbst, z.B. auch mit stark schambesetzten. Wenn damit nicht sorgsam umgegangen wird, können unerträgliche Scham- und Kränkungsgefühle die Folge sein. Diese Macht des Psychotherapeuten fürchtet der Patient zurecht und bildet Widerstand aus.

b) Das heißt aber nicht, dass der Patient immer automatisch machtlos oder ohnmächtig ist. In der Psychotherapie hat man als Psychotherapeut zwar die Rolle des Anbieters. Aber man ist auch vom Patienten abhängig. Diese Abhängigkeit kann man umso deutlicher fühlen, je mehr man den Patienten so einschätzt, dass er oder sie sich bei der Krankenkasse oder der Kammer beschweren oder schlecht über einen sprechen könnte oder dass er oder sie sadistische Züge hat. Besonders kritisch wird es, wenn die Bereitschaft des Patienten, sich an übergeordnete Stellen zu wenden oder andere quälen zu können, mit der mangelnden Wehrhaftigkeit des Psychotherapeuten zusammentrifft. Manche Patienten kosten das unbewusst aus, verhalten sich z.B. aggressiv und unberechenbar oder hilflos und krank. Sie versuchen, den Psychotherapeut zu zwingen, Dinge zu tun, die er nicht tun wollte. Die aggressive Variante ist potenziell einschüchternd; mit der hilflosen Variante der Machtausübung, der so genannten Macht der Schwäche, ist ein Umgang mindestens ebenso schwer wie der mit dem aggressiven Druck. Beides kann dazu führen, dass der Psychotherapeut sich nicht nur wenig mächtig, sondern hilflos und ohnmächtig fühlt.

c) Klagt der sich ohnmächtig und hilflos fühlende Patient mit hohem Leidensdruck, gerät man unter Druck. Viele Patienten treten in der Therapie über eine gewisse Zeit auf der Stelle und behalten die gleichen Schwierigkeiten trotz mittlerweile gewonnener Einsicht. Dann fühlen sich beide nicht mächtig.

Als Psychotherapeut sollte man sich immer darüber im Klaren sein, dass die Macht der Position oder des Status auch eine verliehene Macht ist, die von jetzt auf gleich wieder entzogen werden kann. Man denke etwa daran, dass man in den Verdacht kommen kann, eine kriminelle Handlung begangen zu haben, und diesen, obwohl man unschuldig ist, möglicherweise nicht glaubhaft entkräften kann.

Als Psychotherapeut bekommt man in verschiedenen Rollen, z.B. als Behandler, Supervisor, Gutachter, Prüfer, Dozent, Standesvertreter, unterschiedliche Macht verliehen. Dasselbe gilt, nebenbei bemerkt, auch für Mitarbeiter in einer psychotherapeutischen Praxis, die dem Praxisinhaber unterstehen. Diese Macht ist oft größer, als es dem formalen Status entspricht. Es geht um Entscheidungsbefugnis, die aber immer einen Befürwortungs-, Vorschlagscharakter hat. Eine formale Entscheidungsgewalt hat man nicht gegenüber den beauftragenden Menschen oder Institutionen, und die Entscheidungsbefugnis kann jederzeit entzogen werden. Dass man meistens dennoch Macht und Einfluss fühlt und in der Wahrnehmung anderer auch besitzt, liegt zum Teil daran, dass man vielleicht eine eindrucksvolle Persönlichkeit hat, zum Teil an dem Wissen über unterstützende Beziehungen, aber man fühlt auch die verliehene Macht, die unausgesprochen mit der Übertragung einer bestimmten Funktion oder Aufgabe verbunden ist.

Das hat seine Fallen: Man bekommt unter Umständen von jetzt auf gleich viel Macht zugesprochen und kann diese möglicherweise nicht verantwortlich genug handhaben. Es kann sein, dass man diese Macht dann bewusst nicht annimmt oder sie unbewusst nicht erkennen mag und dann ein großer Teil der eigenen Gestaltungsmöglichkeiten ungenutzt bleibt. Schwieriger ist, wenn man diesen Zuwachs an Macht auf sich persönlich bezieht und in egozentrischer und selbstherrlicher Weise einsetzt, was letztlich auf milde oder starke Formen von Machtmissbrauch hinauslaufen kann. Darüber hinaus ist verliehene Macht immer eine von anderen abhängige Macht, da sie – zumindest theoretisch – jederzeit entzogen werden kann. Absolute Macht gibt es m.E. nur als Freiheit, und zwar dann, wenn man sich immer seiner Entscheidungsmöglichkeiten bewusst ist, in dem von Nietzsche formulierten Sinne des „Willens zur Macht" bzw. des „Das-eigene-Schicksal-Wollens". Die verliehene Macht ist nur so lange gültig, wie der Auftraggeber fest zu seinem Auftrag steht. Schon bei den ersten Signalen von Motivation zu Veränderung oder Umstrukturierung, die der Auftraggeber zeigt, wackelt die verliehene Macht erheblich. Aktuelle

Beispiele dafür sind die periodisch auftretenden Tendenzen, die kassenärztlichen Vereinigungen zu zerschlagen, das Gutachterverfahren zu ersetzen, die Struktur der psychotherapeutischen Ausbildung zu verändern, das Psychotherapeutengesetz zu reformieren, neue psychotherapeutische Verfahren anzuerkennen oder eben nicht, um nur einige zu nennen. Auf solche Signale hin ziehen sich manche schon vorbeugend zurück, positionieren sich neu, geraten in Sinnkrisen und verlieren Freude, Vertrauen und Engagement.

▪ Wissen über Institutionen, Gesetze und Beziehungen

Wissen darüber, wie die beteiligten Institutionen funktionieren, welche Gesetze maßgeblich sind und welche beruflichen wie privaten Beziehungen tragend sind, kann faktische oder gefühlte Macht verleihen, und es ergänzt die Faktoren Persönlichkeit und Status.

Dieses Wissen bezieht sich aufseiten des Psychotherapeuten darauf, wie sicher man ist, die institutionellen, ständischen und gesetzlichen Bestimmungen und Vorschläge sowie die eigenen Beziehungen zu kennen und damit die Macht zu haben, diese einhalten zu können (oder eben bewusst zu ignorieren) bzw. sich auf diese verlassen zu können. Es bezieht sich auch darauf, sich klarzumachen, wie weit der eigene Einfluss reicht. In der eigenen Praxis oder im eigenen Praxisraum mag man sich manchmal vielleicht wie ein isolierter Einzelkämpfer fühlen, aber es kann hilfreich sein (und gehört auch zum notwendigen Wissen eines Psychotherapeuten), sich bei Bedarf dessen bewusst zu sein, welche Helfer (z.B. Polizei, Krankenwagen, Jugendamt) man mobilisieren kann und auf die Unterstützung welcher Menschen (z.B. Kollegen, Supervisoren, Familienmitglieder, Freunde) man zählen kann. Man könnte jetzt meinen, es gehe darum, wie groß die eigene „Hausmacht" ist. Das habe ich hier jedoch nicht im Blick. Mir geht es darum, wie sicher und einflussreich man sich mit diesem Wissen fühlt, um den Patienten über die therapeutischen Möglichkeiten gut beraten zu können und einen kompetenten und engagierten Eindruck zu machen. Bei manchen Therapeuten mag das – je nach Macht- und Persönlichkeitstypus – so weit gehen, dass sie eine paternalistische Haltung einnehmen, also eine Haltung wohlmeinender väterlicher Autorität.

Als Patient kann man eine im Vergleich zum Psychotherapeuten unterlegene Position dadurch ausgleichen, dass man sich umfassend über seine Rechte als Patient und die Kostenübernahmebedingungen der Krankenkasse orientiert sowie die Eigenarten und Haltungen des Therapeuten reflektiert und dass man Freunde und Familie um Rat bittet. So kann man dann auch besser beurteilen, wie umfassend der Psychotherapeut einen informiert. Manchmal fühlt man sich vielleicht so sicher, dass man dem Psychotherapeuten vollständig vertraut. Manchmal wird man das Gefühl oder den Drang spüren, selbst aktiv zu werden, um einen Schutz davor aufzubauen, dass die eigene Gutgläubigkeit schwer enttäuscht wird und zu einem ohnmächtigen Ausgeliefertsein führt.

Es wird deutlich, dass die Machtquelle Wissen über die Institutionen, Gesetze und Beziehungen mit den Quellen Persönlichkeit und Status verbunden ist. Status und Beziehungen wirken auch zusammen, man denke z.B. an eine Situation, in der jemandem, den man als einflussreich einschätzt oder dessen Überweiser man als wichtig einschätzt oder von dem man sich einen Nutzen erhofft, bevorzugt Unterstützung gegeben wird. Mit der Persönlichkeit des Psychotherapeuten und auch der des Patienten hängt das Wissen um Beziehungen zusammen, das sich daraus ergibt, ob bzw. wie weit man der anderen Person vertraut, aber auch, was man ihr zutraut. Und es geht über beide Beteiligte hinaus, weil das Zutrauen zudem davon abhängt, welche Beziehungen, zu anderen Menschen oder Institutionen, man in seinem Leben hat aufbauen können, ob es Menschen oder Institutionen gibt, die sich einem verpflichtet fühlen und die einen unterstützen, und welche Hoffnungen und Ängste andere mit einem verbinden.

Wenn Sie konstruktives und bewusstes Macht-Management realisieren wollen, sollten Sie als Erstes ein Interesse an dieser Thematik entwickeln. Mit dem Kauf oder Leihen dieses Buchs ist das ja schon geschehen. Als Schritt zwei geht es grundlegend darum, zum einen die eigene Konfliktfähigkeit und die Fähigkeit, Spannungen, Ungelöstes und Disharmonie aushalten zu können, zu erweitern, zum anderen, die Beziehung zum jeweiligen Gegenüber aufzubauen und zu halten. Man sollte es aushalten können, mal als freundlich-hilfsbereit und mal als streng-unnachgiebig wahrgenommen zu werden, ohne sich gleich rechtfertigen oder auf den Rückzug begeben zu müssen. Dazu muss z.B. die Rolle von „Everybody's Darling" überwunden sein. Natürlich sollte der Wechsel zwischen beidem nicht von Launen, sondern von situationsangemessenen Gefühlen und Überlegungen geleitet sein. Es scheint mir wichtig, dass man sein Verhältnis zur Macht kultiviert. Das betrifft das Bemühen, destruktive und egozentrische Züge sowie Konfliktvermeidungstendenzen, wie sie in jedem von uns vorhanden sind, bei sich selbst kennenzulernen und nach Möglichkeit abzubauen. Und es gehört dazu, sich neben der eigenen Reflexion auch Orte der Reflexion mit anderen zu suchen (z.B. Intervision, Supervision). Ich befasse mich nun zunächst mit den Formen konstruktiver Machtausübung und im Anschluss mit den Formen destruktiver Machtausübung.

4.1 Konstruktive Machtausübung in der Psychotherapie

Konstruktive Machtausübung in Wort und Tat zu beherrschen bedarf – sofern man kein Naturtalent auf diesem Gebiet ist – einiger Übung. Viele haben schon vor den friedlichen Formen der Macht Angst. Ihnen steht oft die Harmoniebedürftigkeit im Weg. Sie können nicht kämpfen, erst recht nicht aktiv für eine Eskalation sorgen und geben dann schon vor der Zielerreichung auf. Möglicherweise haben sie dann aber (unbewusst) auch Angst vor einer Enttäuschung oder Überreaktion und schützen sich davor. Wiederum andere müssen immer gleich von 0 auf 100 hochfahren und explodieren, schreien, sagen Dinge, die sie hinterher bereuen. Hier folgen nun ein paar Anregungen, wie konstruktive Machtausübung aussehen bzw. gelingen kann.

Schon Fritz Künkel, bekannt als Individualpsychologe und Mitarbeiter Alfred Adlers, mit dem es später zum Bruch kam, meinte, dass die Wirkung von Macht (konstruktiv oder destruktiv), davon abhänge, ob die Macht „sachlich" oder „ich-haft" eingesetzt werde (vgl. Künkel 1929, 1935). Wer sachlich zu sein lerne, werde sein Ich in den Dienst einer Sache stellen können und in der Hingabe an überpersönliche Ziele und Werte bzw. gemeinschaftsfördernde Entwicklungen, Projekte, Ideen spüren können. Sachlichkeit ist Künkel zufolge also nicht mit emotionaler Kälte und Nüchternheit gleichzusetzen, sondern eher in der Bedeutung von „sachgerecht" zu verstehen, sodass man z.B. sagen kann, dass sich Sachlichkeit in einer bestimmten Situation aus Güte, Fürsorge, Verständnis und Empathie für den anderen zusammensetzt. Ich-Haftigkeit dagegen bedeutet laut Künkel, Angst vor dem Leben und vor den Mitmenschen, Selbstbewahrung, Einsamkeit und übersteigertes Sicherheitsstreben zu haben und sich mit seinen Intentionen gegen die Gemeinschaft zu richten. Dies geschieht, wenn Macht z.B. selbstbezogen benutzt wird, nur um sich über andere zu stellen, andere klein zu machen, zu zerstören. Je nach dem Überwiegen des Sachlichen oder des Ich-Haften gestaltet sich die Kommunikation eines Menschen mit der Umwelt. Nach Künkel verbindet sich die Ich-Haftigkeit mit Irritierbarkeit, die Sachlichkeit mit Sensibilität. Der Irritierte gerät in permanente Auseinandersetzungen mit seiner Umwelt, der Sensible kann differenzieren und die seelische Befindlichkeit anderer erspüren und daraus ein Verständnis für sich und andere ableiten (ebd.). Ich möchte im Folgenden die Unterscheidung „sachgerecht" und „Ich-haft" nutzen.

Die Umgebung spürt diesen Unterschied sofort und reagiert entsprechend darauf. Konstruktive, d.h. sachgerechte Machtausübung fällt oft kaum auf bzw. wird als wohltuende ordnende Aktivität empfunden. Sie hat zum Ziel, Weichen zu stellen, Perspektiven anzuregen und Energien zu mobilisieren.

Die Ich-hafte Machtausübung hingegen macht sich durch die spürbare Entwertung und Herabwürdigung sofort bemerkbar, da es demjenigen darum geht, die eigene Überlegenheit durch Kränkungen und Demütigungen herstellen zu wollen. Einige reagieren bewusst oder unbewusst, indem sie in die Rolle des Opfers gehen, andere gehen in das stille Leid oder die Kränkung, wiederum andere gehen sofort aus der Beziehung oder identifizieren sich mit dieser Art der Machtausübung, also mit dem Aggressor.

4.1.1 Konstruktive Machtausübung des Patienten

Wie sieht konstruktive Machtausübung aufseiten des Patienten konkret aus? Ich strukturiere die Antwort – ohne Anspruch auf Vollständigkeit – entlang der Unterteilung Persönlichkeit, Status und Wissen. Kinder mit einer normalen Mentalisierungsentwicklung sind ab 4 oder 5 Jahren in der Lage, diese konstruktiven Formen der Machtausübung anzuwenden. Wenn sie dieses Mentalisierungsniveau nicht erreicht haben, kann man mit einiger Sicherheit fast ausschließlich entweder aggressives und destruktives Machtverhalten oder übertriebene Gehorsamkeit und Fügsamkeit beobachten.

▪ Persönlichkeit

Beispielsweise muss der Patient – gleich welchen Alters – eine für die geplante Therapie ausreichende Fähigkeit zur therapeutischen Ich-Spaltung (Sterba 1934) mitbringen, d.h. die Fähigkeit, das Ich in einen beobachtenden und einen erlebenden Teil spalten zu können. Wenn der Patient diese Fähigkeit in die gemeinsame Arbeit einbringt, erwartet er/sie implizit eine gleichartige Antwort vom Therapeuten.

Eine andere Form der konstruktiven Machtausübung von Patienten besteht darin, dass sie in Phasen, in denen sie den Psychotherapeuten idealisieren „Jetzt bin ich in Therapie bei Ihnen; jetzt wird alles gut.", Macht ausüben, indem sie damit eine Reaktion vom Therapeuten fordern. Eine Reaktion wird auch gefordert, wenn Patienten den Standpunkt vertreten, dass der Psychotherapeut als Mensch auch nicht alles wisse und nicht perfekt sei.

Psychotherapeuten spüren die Machtausübung von Patienten auch, wenn diese nach realistischen Zielperspektiven fragen. Patienten üben konstruktive Macht aus, wenn sie ihre Psychotherapeuten dazu auffordern, über Ziele und Erwartungen zu diskutieren. Patienten fordern Psychotherapeuten heraus, wenn sie über das Verfahren und die Methode in einen Dialog gehen wollen. Sie üben sanften Druck aus, wenn sie hohe Erwartungen an Ehrlichkeit und Wahrheitsliebe formulieren.

Patienten formulieren oft nachdrücklich, dass sie endlich jemanden brauchen, der sie verstehen kann. Sie formulieren ihren Leidensdruck und die Veränderungsnotwendigkeit sehr nachdrücklich. Sie erklären sich bereit für Verhandlungen über die Frequenz, Uhrzeiten, Ferienregelungen und andere Rahmenkomponenten. Sie üben indirekt Macht aus, wenn sie dem Psychotherapeuten eingestehen, dass sie selbst mutlos sind und denken, er/sie wisse weiter. Sie übernehmen zuweilen die Führung, wenn sie in Regression gehen. Der Psychotherapeut muss reagieren oder steuernd eingreifen. Sie entziehen sich einem zu schnellen Vorgehen des Therapeuten durch Widerstand.

- **Status**

In ihrer leisesten Form ist ein Kriterium für das Vorliegen von Macht, das Gezwungen-Sein, für den Psychotherapeuten nicht zu spüren. Der Patient gewährt dem Psychotherapeuten die Mitarbeit, weil dieser ein hohes Ansehen genießt, weil er/sie ja von sein seiner Unterstützung abhängig sein wird und weil er/sie sich sein Wohlwollen sichern will – nach dem Motto „Ich gebe, damit du gibst". Wenn man anzweifelt, dass dieses gegenseitige Geben und Nehmen etwas mit Macht zu tun hat, so sollte man immer probehalber (im Kopf) die „Gegenprobe" machen. Würde man einem anderen fremden Menschen die gleiche Zuverlässigkeit und Unterstützung gewähren, wenn dieser weniger Kompetenz und Einfluss hätte? Wenn Sie verneinen, dann hat die Kooperation etwas mit der Macht des Patienten zu tun.

Macht lebt von Kooperation. Wenn der Machtausübende keine Gewalt anwenden möchte, ist er/sie auf das Entgegenkommen des Gegenübers angewiesen. Es ist äußerst selten, dass ein Patient einen Psychotherapeuten direkt zwingen will, ihn zu behandeln. Er/sie weiß, dass es sich lohnt, die Zustimmung des Therapeuten durch Überzeugen und Verhandeln zu bekommen.

- **Wissen**

Patienten können sich informieren über die Möglichkeiten einer kassenfinanzierten Therapie, über Institutionen wie die Kammer und Gesetze, z.B. zu den Patientenrechten und zum Bereitstellungshonorar. Sie können sich auch über das psychotherapeutische Verfahren, das der Psychotherapeut anbietet, informieren und ihre eigenen Ziele und Wünsche reflektieren. Sie können überlegen, wer in ihrem Umfeld Fragen zu Psychotherapie beantworten kann.

Auch Patienten wissen bewusst oder unbewusst, dass Macht immer zu ungefähr gleichen Teilen von denen aufrechterhalten wird, die sich unterwerfen, und von denen, die sie ausüben. Weil die einen mitspielen, haben die anderen die Macht. Als Psychotherapeut spürt man das z.B. schon in dem Moment, wenn ein Patient ohne Absage nicht erscheint. Selbst wenn andere beim Thema Macht in erster Linie an Machtmissbrauch denken, etwa an das Ergaunern von Vorteilen, skrupellose Machenschaften, Unterdrückung von Meinungsfreiheit etc., ist es gerade dann notwendig, dass man mit Entschiedenheit deutlich macht, dass man von konstruktiver Macht Gebrauch machen kann, um Veränderungsprozesse, die im Interesse der Zielerreichung erforderlich sind, voranzutreiben. Es ist nämlich oft so, dass sich tiefgreifende Veränderungen ohne die Bereitschaft zum Einsatz von Macht –wenn überhaupt – nicht in der zur Verfügung stehenden Zeit realisieren lassen (Gebot der Notwendigkeit, Zweckmäßigkeit und Wirtschaftlichkeit von kassenfinanzierter Psychotherapie).

Kraus (2013, S. 126) unterscheidet zwischen instruktiver und destruktiver Macht. Für ihn bedeutet instruktiv, die Chance wahrzunehmen, „das Verhalten und Denken eines anderen zu bestimmen". Destruktiv bedeutet, die Chance, „die Möglichkeiten eines anderen zu reduzieren". Ich denke, dass es noch im Bereich konstruktiver Machtausübung liegt, „die Möglichkeiten eines anderen zu reduzieren". Destruktive Machtausübung beginnt m.E. erst da, wo der Zweck die Mittel heiligen soll und unlautere oder gewaltsame Methoden angewendet werden.

Bleibt man als Alternative zur Ausübung von Macht **immer** auf einem Verhandlungsstandpunkt, läuft das nicht selten auf den „kleinsten gemeinsamen Nenner" oder einen „faulen Kompromiss" oder eine „halbherzige Lösung" hinaus, wovon man selbst nicht mehr überzeugt ist. Wenn man als Psychotherapeut diese Alternative nicht wählen möchte, braucht man also auch den **Mut zur Macht.**

4.1.2 Konstruktive Machtausübung des Psychotherapeuten

Dabei läuft eine Durchsetzung im Sinne von Weichenstellen, Ressourcenaktivierung und Überzeugungsarbeit meist fast unauffällig ab, so dass ungeübte Beobachter den Einsatz von Macht kaum bemerken. Kompromisse können zunächst noch brüchig und von einigen stillen Vorbehalten geprägt ist. Machtbewusst zu denken, heißt diese Vorbehalte zu erkennen, auch ohne dass sie ausgesprochen wurden, und zu versuchen, sie durch Kommunikation, Einbindung und durch Forderungen, also durch das Abverlangen eigener Beiträge, aufzulösen. Machtbewusst zu denken, heißt auch, sich bewusst zu sein, dass mit der Verständigung auf ein Ziel, dieses noch nicht erreicht ist und es sinnvoll ist, frühzeitig für greifbare Resultate zu sorgen, und immer wieder deutlich zu machen, dass man nach wie vor fest zum Ziel bzw. Projekt steht. Machtausübung hat auch hier nichts mit Kämpfen zu tun, sondern zeigt sich durch kluges Gestalten von Prozessen und durch das frühzeitige Setzen von Signalen, was sogar Konfliktprävention bedeutet.

Auch hier merken Beobachter meist gar nicht, dass Macht ausgeübt wurde, weil das so „unblutig" und konfliktfrei geschieht. Die Betroffenen selbst jedoch spüren die unbedingte Entschlossenheit hinter der „weichen Oberfläche". Diese Freundlichkeit und Verbindlichkeit ist aber keine Maske, wie es zuweilen missverstanden wird, ein Deckmantel, der die dahinter liegende eiserne Härte zudecken soll, sondern Freundlichkeit und Verbindlichkeit sind Ausdruck einer Grundhaltung, die nicht auf Besiegen und Unterdrückung, sondern auf Gestaltung durch Zusammenführung, Orientierung und Integration zielt.

Natürlich macht auch die sanfteste Machtausübung den Betroffenen nicht immer Freude, manchmal reagieren sie mit mehr oder weniger ausgeprägtem Missvergnügen auf den erzwungenen Kurswechsel. Damit muss man zeitweise leben können, wenn man Macht als notwendiges Instrument von Zielerreichung ansieht und es konsequenterweise auch als Gestaltungsmöglichkeit nutzt. Angenehmer ist es natürlich immer, wenn nicht sanfter Zwang, sondern Überzeugung zum Ziel führt, jedoch ist es Realität, dass nicht jedes Gegenüber sofort zu überzeugen ist, weil z.B. Ängste, Vorbehalte, Unkenntnis dem im Wege stehen. In einem derartigen Fall bleibt –wie bereits erwähnt- dann nur die zeitaufwändige Suche nach einem Kompromiss, der Verzicht auf das Projekt oder eben der **Mut zur Macht**.

Wie sieht konstruktive Machtausübung auf Seiten des Psychotherapeuten konkret aus? Auch hier strukturiere ich die Antwort entlang den Bereichen Persönlichkeit, Status und Wissen.

▪ Persönlichkeit

Psychotherapeuten brauchen – ebenso wie Patienten – die Fähigkeit zur therapeutischen Ich-Spaltung (Sterba 1934), d.h. die Fähigkeit, das Ich in einen beobachtenden und reflektierenden und einen erlebenden Teil spalten zu können. Sie müssen diese Fähigkeit von sich selbst erwarten und müssen auch dem Patienten verdeutlichen können, dass diese Fähigkeit von ihm oder ihr erwartet wird. Der beobachtende Teil analysiert die Themen, Fragestellungen und strukturiert Interventionen; der erlebende Teil ist mitfühlend, empathisch und setzt sich emotional in Beziehung. Das bedeutet aber nicht, insgesamt eine kalte und distanzierte Haltung einzunehmen, sondern die verschiedenen Standpunkte und emotionalen Verfassungen in der therapeutischen Begegnung abwechselnd selbst einzunehmen und gegeneinander abzuwägen.

Darüber hinaus brauchen Psychotherapeuten für eine konstruktive Machtausübung die Fähigkeit, ein Arbeitsbündnis (Greenson 1967) als Teil des interaktionellen Prozesses einzufordern und halten zu können, auch gegen Widerstand.

Sie brauchen die Fähigkeit, friedliche Formen der Macht einsetzen zu können. Zu den friedlichen Formen gehören z.B. die Kompetenzen, zu überzeu gen, zu argumentieren, zu verhandeln, Angebote machen, Abstriche machen zu können. Zu friedlich zu sein heißt nicht einmal die einfachsten Dinge durchsetzen zu können.

Es kann notwendig werden, wenn friedliche Formen nichts fruchten, dass die Option einer kämpferischen Seite ins Spiel kommt. Die Frage stellt sich dann, wie ein Kampf geführt werden sollte. Wie setzt man sich durch bzw. wie wehrt man sich? Als Psychotherapeut muss man nun eine Einschätzung dazu haben, mit wem man es zu tun hat. Man muss wissen, welches Spielfeld man betritt. Bildlich gesprochen: Wenn man eine Kampfarena betritt, muss man auch damit rechnen, dass entweder der andere oder man selbst verletzt wird. Man muss sich also über die Risiken im Klaren sein, und man muss auch für sich ethische Grenzen dessen definiert haben, was fair ist und wie weit man gehen will.

Insofern sollte man sich als Psychotherapeut darüber im Klaren sein, welche Instrumente und Waffen –bildlich gesprochen- man besitzt und welche wann zum Einsatz kommen dürfen. Je wirkungsvoller ein Instrument, desto größer ist auch die potenzielle Gefahr, die von ihm ausgeht. Ein Schwert ist gefährlicher als ein Küchenmesser, eine Dampfwalze gefährlicher als ein Nudelholz, eine elektrische Heckenschere als eine Nagelschere. Doch die Gefahren gehen nicht von den Geräten und Werkzeugen aus, sondern davon, wann und wie Menschen sie zum Einsatz bringen. Und dann kann z.B. auch das Nudelholz tödlich sein. Menschen mit ihrer Moral, ihren Absichten und Zielen sind maßgeblich.

Sich seiner persönlichen Machtkompetenz und seiner Machtinstrumente bewusst zu sein führt auch zu einer Kräfteökonomie, denn man reibt sich nicht so auf, hat mehr Handlungsalternativen zur Verfügung und kann Aktionen gezielter einleiten.

▪ Status

Psychotherapeuten können ihre Kompetenz einsetzen, um Einfluss auszuüben. Der Status erlaubt eine bestimmte Zielorientierung und gibt sie auch vor. Zudem können Psychotherapeuten in konkreten psychotherapeutischen Situationen ihr Fachwissen einsetzen, z.B. in Form von Psychoedukation. Sie können den Gestaltungsspielraum, den der Status bietet, nutzen, z.B. Empfehlungen aussprechen oder multimodale Behandlungsmöglichkeiten initiieren.

▪ Wissen

Als Psychotherapeut kann man entscheiden, ob man sich in der Praxis mehr als Einzelkämpfer oder in einer Gemeinschaft wohlfühlt. Unabhängig davon ist das Wissen darüber, welche Institutionen notfalls Hilfestellung oder Rückendeckung geben können, wichtig, um machtvoll agieren zu können. So bietet etwa die Psychotherapeutenkammer Mitgliederberatungen und berufsrechtliche Beratungen an.

Wenn man als Psychotherapeut den eigenen Gestaltungsspielraum voll nutzen will, muss man über gesetzliche und berufspolitische Bestimmungen und Änderungen informiert sein. Umgekehrt können sich Informationsdefizite in Form von Unsicherheiten schädlich in der therapeutischen Beziehung auswirken.

Es ist weiterhin entscheidend, welchen berufspolitischen oder wissenschaftlichen Gruppierungen man sich anschließt. Daraus ergibt sich nämlich, wie gut man über den neuesten Informations-, Diskussions- und Theoriestand orientiert ist und in welche Richtung man sich selbst entwickelt.

Wo Macht im Spiel ist, ist man sowohl als Patient als auch als Psychotherapeut (mehr oder weniger oft) manifest oder unbewusst mit Ohnmacht und Hilflosigkeit befasst:

> » So wie die Demonstration der eigenen Ohnmacht die eigene Macht verdeckt, so kompensiert eine Machtdemonstration eigene Ohnmachtsgefühle. In der Regel nehmen wir die Macht der Gegenseite wahr, d.h., wir verleugnen sie bei uns und projizieren sie auf ein Gegenüber. Doch existiert Macht nur als Beziehungsphänomen, d.h., Macht und Ohnmacht sind zwei Seiten einer ganzheitlichen Erscheinung und werden im Erleben auf die Beziehungspartner aufgeteilt. Machtgefühl wäre ohne ein gleichzeitig im Hintergrund erlebtes Ohnmachtsgefühl gar nicht fühlbar. (Moeller 1982, S. 91)

Konstruktiv mit Ohnmachtserleben umzugehen bedeutet, z.B. Ohnmacht
- überwinden zu wollen, ohne in Dominanz zu gehen,
- ertragen zu können, ohne in Selbstverleugnung und Selbstverletzung zu fallen,
- aushalten zu können, ohne Gefühle abspalten und Gedanken ausschalten zu müssen,
- umwandeln zu können, ohne in einen destruktiven Machtkampf zu gehen,
- widersprechen zu können, ohne die eigene Meinung als allein gültig zu betrachten,
- abwehren in gesunder Weise, d.h. ohne in Symptome zu gehen.

4.1.3 Konstruktive Machtausübung des Systems

In jeder Psychotherapie wirkt immer u.a. auch der Einfluss von
- Kassenärztlicher Vereinigung als Organ der Selbstverwaltung,
- Beihilfestellen,
- Privatversicherungen,
- gesetzlichen Krankenkassen,
- Psychotherapeuten- oder Ärztekammer als berufsständische Vertretungen mit Fortbildungsangebot und Versorgungswerk,
- demokratischem Rahmen mit Bürgerlichem Gesetzbuch und Sozialgesetzbuch sowie Bestimmungen zum Qualitätsmanagement (z.B. DIN ISO 9001),
- dem Rahmen der Psychotherapie-Richtlinien mit Gutachterverfahren zur Qualitätssicherung und Schutz vor Regressforderungen,
- Organisationen und Verbänden auf Psychotherapeuten- und Patientenseite, wie z.B. Patientenvertretung im Gemeinsamen Bundesausschuss oder die Deutsche Stiftung Patientenschutz,
- Leitlinien zur Diagnostik und Behandlung psychischer Störungen,
- wissenschaftlichen Standards der Verfahren.

Wenn diese Institutionen oder Organisationen als machtausübende Instanzen im Rahmen einer Psychotherapie eine Rolle spielen, kann das in recht unterschiedlicher Weise geschehen. Psychotherapeuten und Patienten können sich auf die Macht der Gesetze und Bestimmungen beziehen und sich zuweilen auch dahinter „verstecken", wenn sie selbst bestimmte Beschränkungen und Limitierungen, z.B. das Therapieende, nicht persönlich vertreten und verhandeln wollen. Dann übt in der Wahrnehmung von Patient und Psychotherapeut z.B. die kassenärztliche Vereinigung oder der Gesetzgeber der Psychotherapie-Richtlinien oder der Gutachter die Macht aus. Psychotherapeuten und Patienten können sich aber beispielsweise auch dann auf Gesetze und Bestimmungen beziehen, wenn damit die Rücksichtnahme auf einflussreiche Personen, die man nicht brüskieren oder mit denen man es sich nicht verderben will, zum Ausdruck kommt. Sowohl Psychotherapeuten als auch Patienten beziehen sich auf Gesetze und Bestimmungen, wenn sie sicher sind, dass andernfalls Übertretungen oder Fehlverhalten z.B. bei Falschangaben in Gesundheitsprüfungen abgemahnt oder aufseiten des Psychotherapeuten z.B. sogar mit Entzug der Approbation bestraft werden kann.

Meistens zögern beide Seiten, wenn sie merken, dass ein bestimmter Vorschlag ihre Macht übersteigt und sie diesen Weg vermutlich nicht durchsetzen können. Erst recht verhalten sie sich gesetzeskonform, wenn es ihrer Ethik entspricht, Gesetze und Bestimmungen einhalten zu wollen.

Natürlich wird die Macht des Systems auch respektiert, wenn beide Seiten befürchten, mit dem Einschlagen eines zu radikalen Weges ihrem eigenen Ansehen zu schaden. Darüber hinaus verlässt sie der Mut, und sie schrecken vor Nachteilen zurück, wenn Psychotherapeuten oder Patienten beim Gedanken an mögliche Widerstände oder Gegenreaktionen des Systems angst und bange wird. Das geschieht unabhängig davon, ob dabei „sachgerechte" als „Ich-hafte" Motive beteiligt sind. Sie wissen nämlich meist, dass es auch jenseits persönlicher Angst, Kleinmut und Übervorsicht gute Gründe gibt, bei Entscheidungen nicht nur die sachlich-fachliche Seite zu beachten, sondern auch ihre „politische Dimension".

Drei Aspekte der konstruktiven machtpolitischen Dimension

▪ Kooperation und gute Beziehungen

Wenn man versteht, wie machtpolitisches Handeln funktioniert, wird man Macht nicht mehr nur mit der „Macht der da oben" verbinden, sondern wissen, dass alle, auch die Mächtigen, auf Kooperation angewiesen sind (▶ Kap. 2: Machiavelli sieht Macht u.a. als revolutionäre Möglichkeit).

Die Beachtung der „politischen Dimension" bei geplanten Projekten ist deshalb notwendig, weil auch Vorstände, Geschäftsführer und Sachbearbeiter keineswegs uneingeschränkte Macht haben. Um erfolgreich führen zu können, sind auch und gerade die Führenden darauf angewiesen, dass die Geführten ihnen folgen und sich kooperativ verhalten. Das heißt nicht, dass die Geführten darüber begeistert sein müssen, aber sie sollten „damit leben können", d.h., der eingeschlagene Weg darf weder von der Sache her fragwürdig sein, noch darf er sich auf die persönlichen Belange der Beteiligten allzu sehr negativ auswirken, kurz gesagt, er muss unterhalb der Schwelle bleiben, dass die Geführten sich empören und solidarisieren.

Schon aus rein machtpolitischen Gründen sollte jeder Funktionsträger nur Projekte avisieren oder sich dafür einsetzen, für deren Umsetzung er auch einstehen kann. Umgekehrt heißt das, dass er von Projekten Abstand nehmen sollte, die seine eigene reale Macht übersteigen.

In gleichem Maße, in dem mit einer Hierarchieposition die Macht steigt, steigen auch die Abhängigkeiten, und zwar nach oben, nach unten und seitlich.

Beispiel

KBV-Gutachter z.B. haben eine gewisse Machtposition, was die Befürwortung oder Nicht-Befürwortung von beantragten Psychotherapie-Leistungen angeht. Sie sind jedoch abhängig von „oben", haben sich an die Richtlinien zu halten und befinden sich in direkter Abhängigkeit von Bestimmungen, die KBV und Krankenkassen erlassen. Sie sind abhängig nach „unten", d.h., Psychotherapeuten können Widerspruch einlegen, sich bei ihrem Verband oder der KBV beschweren. Und sie stehen untereinander in „seitlicher" Abhängigkeit, weil die Gruppe der Gutachter bestimmte Auslegungsfreiräume der Richtlinien diskutiert und versucht, Konsens herzustellen. Für Leiter von Ausbildungsinstituten für Psychotherapie kann man diese Abhängigkeiten in alle Richtungen in ähnlicher Weise leicht nachvollziehen.

Ein Projektleiter, ein Institutsleiter, ein Vorstand oder Geschäftsführer ist darauf angewiesen, dass seine angestellten und freien Mitarbeiter die getroffenen Entscheidungen und avisierten Projekte in seinem Sinne umsetzen und die Psychotherapeuten mit Approbation oder in Ausbildung diese akzeptieren. Es macht zudem einen enormen Unterschied, ob die Mitarbeiter engagiert und mit voller Überzeugung die Entscheidungen ihres Chefs umsetzen oder ob sie halbherzig bei der Sache sind.

Noch schwieriger ist die Durchsetzung der eigenen Vorstellungen von politischen Funktionsträgern gegenüber der Psychotherapeutenschaft. Diese unterstehen diesen nicht und können auch nicht gefeuert werden, wie es bei Mitarbeitern der Fall ist. Sie sind Mitglieder, die wählen. Ihre konstruktive Mitwirkung kann man nur gewinnen. Die Mitglieder müssen gar nichts tun, was sie nicht wollen. Man muss ihnen sogar das Wählen so einfach wie möglich machen.

Aus diesen Machtverhältnissen und Abhängigkeiten entstehen Rücksichtnahmen im alltäglichen Handeln, die zum so genannten politischen Verhalten gehören. Das ist jedoch keineswegs ein Handeln, das zweifelhaft oder gar anrüchig motiviert ist, sondern ein in hohem Maße vernünftiges Verhalten. Wer als Vorstand, Geschäftsführer, Leiter langfristig plant, muss die Auswirkungen seines Handelns auf die Kollegen, Funktionsträger, Mitarbeiter und Mitglieder bedenken. Es wäre höchst unklug, Veränderungsvorschläge ohne Abstimmungs- und Vernetzungsprozesse durchdrücken zu wollen, damit viele zu verärgern und sich bei künftigen Projekten noch mehr Skepsis und Misstrauen einzuhandeln.

In politischen und berufspolitischen Netzwerken gilt die Regel, sich gegenseitig nicht weh zu tun, sondern sich zu unterstützen. Um ihr Netzwerk nicht zu beschädigen, werden es sich die Funktionsträger aus Gründen der Vernunft genauestens überlegen, ob sie einen Weg einschlagen, der die Netzwerkpartner überrascht und dazu noch negative Auswirkungen auf diese hat. Das wird oft als „Mauschelei" kritisiert, ist aber aus Sicht der Beteiligten notwendiges und sinnvolles Vorgehen.

▪ Konstruktive aktive Machtpolitik

Wie kann es dennoch gelingen, Veränderungsvorhaben voranzubringen, die erforderliche Unterstützung für sie zu gewinnen und Widerstände von vornherein klein zu halten? Dazu bedarf es aktiver Machtpolitik im Sinne einer systematischen Abstimmung der Förderer dieses Projekts. Es muss bedacht werden, welche Personen und Organisationen durch die angestrebten Veränderungen in ihren Belangen und Interessen betroffen sind und welchen Einfluss diese auf etwaige Entscheidungen und ihre Umsetzung haben könnten. Diese gilt es dann einzubeziehen, sodass eine ausreichende Anzahl von Mitarbeitern die angestrebten Veränderungen mittragen und unterstützen. Aktive Machtpolitik ist dann keineswegs gleichzusetzen mit rücksichtsloser Durchsetzung, sondern bedeutet vor allem den Aufbau von Akzeptanz und Unterstützung. Es gilt bestenfalls der Grundsatz, aktiv zu werden, bevor andere es tun, und Bündnisse für etwas (sachgerecht) und nicht gegen jemanden (Ich-haft) zu schließen. Dabei wird natürlich auch immer ins Kalkül gezogen, wer vorgeschickt wird, wen anzusprechen. Von einem Präsidenten, Vorstand, wichtigen Funktionsträger oder Leiter angesprochen zu werden erhöht meist die Aussichten auf eine positive Antwort. Machtpolitisch gesehen scheint es oft wirkungsvoller, jemanden zu unterstützen, der aufgrund seines Einflusses bei späterer Gelegenheit umgekehrt auch einmal helfen kann.

Zu aktiver Machtpolitik gehört also wesentlich, Kommunikation und aktive Kontaktpflege zu kultivieren. Mindestens genauso wichtig sind aber auch die inhaltlichen Diskussionen und die Befriedung von Interessenkonflikten. Dazu ist wieder Kommunikation vonnöten, denn – wie schon erwähnt – sollten Verbündete nicht von für sie negativen Entwicklungen überrascht werden, denn dann kann sich Vertrauen in Misstrauen und erbitterte Gegnerschaft bis hin zur Absage von Unterstützung und sogar Rache wandeln.

▪ Akzeptanz und Unterstützung

In so einem großen Unterstützungsnetzwerk, wie es im Bereich der Psychotherapie in den letzten Jahrzehnten aufgebaut wurde, sind die beteiligten Personen in unzählige Kommunikationszusammenhänge eingebunden, und die unterschiedlichsten Kräfte versuchen, Einfluss auf sie zu nehmen. Absprachen und unterstützende Zusagen müssen regelmäßig erneuert und bekräftigt werden, sonst verlieren sie im großen Kräftespiel ihre Gültigkeit. Umgekehrt kann das auch für Gegenspieler und Kritiker gelten, mit denen auch von Zeit zu Zeit das Gespräch gesucht werden sollte, um nicht zu einer Verhärtung der Fronten beizutragen, aber auch, um mitzubekommen, ob und gegebenenfalls wie sich deren Meinung verändert hat bzw. beeinflusst werden kann.

Die Chancen dafür, für sachdienliche (sachgerechte) Vorhaben Unterstützung zu gewinnen, indem man mit den mächtigen und maßgeblichen Akteuren spricht, stehen oft nicht schlecht. Sowohl Führungskräfte als auch Mitarbeiter neigen dazu, im Zweifel eher Ja als Nein zu sagen, wenn sie um Unterstützung gebeten werden, vor allem dann, wenn sie von einflussreichen Personen gefragt werden, mit denen sie sich gutstellen wollen. Für die Zusage von Unterstützung spielt natürlich auch eine Rolle, welcher Beitrag ihnen abverlangt wird. Geht es darum, ein Vorhaben zu akzeptieren, das ihre Interessen nicht wesentlich tangiert, oder verlangt es größeren Einsatz oder sogar eigene Veränderungen? Im ersten Fall wird eine Zusage eher zu erwarten sein.

4.2 Destruktive Machtausübung in der Psychotherapie

Macht hat sich allgemein zum Tabuthema entwickelt, obwohl sie in allen Bereichen unseres Lebens eine Rolle spielt. Kaum jemand spricht offen über das eigene Streben nach Macht. Dieses gestörte Verhältnis zur Macht hat weitreichende Konsequenzen. Denn natürlich verschwindet die Bedeutung eines Themas nicht durch dessen Tabuisierung und Nicht-Beachtung. Es entgleitet dadurch nur der bewussten Kontrolle und eines professionellen Zugriffs, und die Folge kann das sein, was die ängstliche Tabuisierung vermeiden wollte: unkontrollierte, unbeherrschte und missbräuchliche Macht. Die Tabuisierung bewirkt, dass die Reflexion über das Thema unterbleibt, mit der Folge, dass der Umgang mit Macht unprofessionell bleibt, aus Reflexen heraus entsteht und nicht aus einer gestaltenden Handlungsstrategie und dass heftige Ohnmachtsgefühle unverarbeitet und oft unbewusst bleiben.

Macht ausüben zu können heißt auch zuweilen, Menschen zu etwas zwingen zu können. „Zwingen" steht dabei sowohl für die Drohung mit Nachteilen und gegebenenfalls das Wahrmachen dieser Drohung als auch für das Versprechen möglicher Vorteile. Machtausübung liegt auch dort vor, wo die Drohung oder Versprechung unausgesprochen im Raum steht und der Macht-Ausübende sich stillschweigend auf die Phantasie, d.h. auf die Ängste und Hoffnungen derjenigen verlässt, die er beeinflussen möchte. Hier wird der Grat sehr schmal zwischen noch konstruktiver und bereits destruktiver Machtausübung.

Es ist zuweilen schwer erkennbar, dass destruktive Machtäußerungen bereits beginnen, wenn z.B. jemand einen Kampf eröffnet, ohne das bewusst beabsichtigt zu haben. Die wiederholten Fragen „Hast du dir das auch gut überlegt?" oder „Hast du das wirklich so gemeint?" können beispielsweise wie Drohungen oder Kampfansagen ankommen. Dann muss derjenige sich nicht wundern, wenn der andere mit Gegenangriff reagiert. Destruktiv wird auch erlebt, wenn jemand Gutgläubigkeit ausnutzt. Leute sind hochgradig verärgert, wenn sie ihr Gegenüber als kooperativ einschätzen und zu spät durchschauen, dass derjenige schon lange trickst. Destruktive Machtausübung liegt auch dann vor, wenn jemand verdeckt auf Konkurrenz und Kampf setzt, aber genau weiß, dass er es mit einem Gegenüber zu tun hat, der immer noch vollständig in der alten Wertorientierung lebt (unsere Gutfreunde ▶ Kap. 1) und nicht erkennt, dass die Wettbewerbsorientierung alle Bereiche des beruflichen Lebens erfasst hat. Dieser setzt dann auf kompromissorientierte Kommunikation und weniger auf Konkurrenz und Kampf. Destruktiv wird auch derjenige erlebt, der in Situationen den größten Gewinn für sich herausschlägt, wohlwissend, dass sein Gegenüber da nicht mithalten kann oder will. Gesamtgesellschaftlich führt so ein Verhalten zu einer Zweiklassengesellschaft mit Gewinnern und einer immer größeren Schicht derer, die nicht mithalten können bzw. nicht mitwollen.

Unbestreitbar zieht Macht bestimmte Persönlichkeitsstrukturen besonders an. Wie Alfred Adler (1927) meinte, eignet sich Macht u.a. hervorragend, um Minderwertigkeitsgefühle zu (über-)kompensieren. Dieses Bedürfnis, ein Minderwertigkeitsgefühl in Überlegenheit zu kehren, kann auf verschiedene Arten, z.B. Besserwisserei, Machtstreben, Ehrgeiz, ausgelebt werden. Es ist zu befürchten, dass niemand wegen der bestehenden oder befürchteten Risiken davon abgehalten wird. Machtmissbrauch ist auch durch eine Dämonisierung der Macht weder zu verhindern noch einzudämmen. Die Dämonisierung und Tabuisierung schafft sogar zusätzliche Freiräume für Missbrauch und lockt damit die „falschen" Leute an.

Dies ist ein weiterer Grund dafür, sich dem Thema Macht zu stellen. Wir sollten dies auf der einen Seite begreifen und im positiven Sinne nutzbar zu machen versuchen, und auf der anderen Seite sollten wir uns bemühen, seinem Missbrauch oder exzessiven Gebrauch durch wirksame Regeln und Kontrolle einen Riegel vorzuschieben. So kann der Gefahr der Bildung von korrupten Systemen begegnet werden.

In der Berufspolitik und der Psychotherapie erfolgt dieses „Zähmen" der Macht z.B. durch regelmäßige Wahlen, die Stärkung der Position von Patienten sowie der Schaffung einer Muster-Berufsordnung. In der konkreten psychotherapeutischen Situation ist eine direkte Kontrolle von außen nicht möglich bzw. auch nicht wünschenswert. Eine indirekte Kontrolle ergibt sich aus der Freiheit, die Patienten wie Psychotherapeuten zusteht, nämlich den Behandlungsvertrag zu beenden. Deutschland hat mittlerweile im Bereich der Psychotherapie eine relativ gute Versorgung, sodass Patienten nicht befürchten müssen, dann keine neue Chance für eine Therapie zu erhalten.

4.2.1 Formen destruktiver Machtausübung allgemein

Destruktive Machtausübung allgemein und insbesondere natürlich auch in der Psychotherapie ist meiner Auffassung nach gegeben, wenn destruktive Motive das Handeln bestimmen.

Dabei können diese Motive **bewusst, offen** und **aktiv** in direkten Handlungen gelebt werden, z.B. durch:

Übergriffe, Einschüchterungen, Drohungen Direkte destruktive Macht kann ausgeübt werden durch Übergriffe, Einschüchterungen, Drohungen, Mobbing, um sich auf jeden Fall in der machtvollen Position zu erleben. Dazu gehört meist eine Weltsicht, in der es immer einen Über- und einen Unterlegenen geben muss. Mancher handelt dann nach dem Motto: Lieber schuldig als machtlos dastehen!

Bestechung oder Korruption Destruktive Machtausübung kann als Bestechung oder Korruption in Erscheinung treten, um sich das Schweigen oder die Mittäterschaft eines anderen zu erkaufen. Je lukrativer die „Entlohnung", desto verführerischer und zersetzender wirkt es auf den anderen. Dazu gibt es einen passenden Spruch: Jemanden so zum Teufel schicken, dass er sich auf die Reise freut.

Manipulation und Lüge Manipulation und Lüge kann eingesetzt werden, um die Reputation und Integrität eines anderen schwer zu schädigen. Wenn entlastende Zeugen fehlen, kann sogar eine reale gerichtliche Verurteilung die Folge sein.

Rache und Vergeltung Machtausübung durch Rache und Vergeltung kann das Endresultat einer langen Kette sein. Am Anfang stehen vielleicht sogar gewonnene Machtkämpfe. Aber diejenigen, die in diesen Kämpfen unterlegen waren, nehmen das nicht etwa einfach so hin, sondern machen eine offene Rechnung auf: Das zahle ich ihm/ihr heim. Wenn die Auseinandersetzung dann auch noch unfair oder auf eine persönlich kränkende, entwertende und demütigende Art und Weise geführt wurde, dann wird das dem Überlegenen auch noch zusätzlich übelgenommen. Eigene Anteile werden oft ausgeblendet oder als Reaktion auf den Gewinner uminterpretiert. Die Verlierer warten auf eine Situation, in der sie ohne großes Risiko Rache und Vergeltung üben können.

Bestrafung als Revanche Weiterhin kann Bestrafung als Revanche auftauchen, z.B. für nicht gewährte Unterstützung eines Partners. Die Möglichkeit dazu ergibt sich, wenn der Partner das nächste Mal auf Kooperation angewiesen ist. Dann kann er bestraft werden, indem man die Unterstützung verweigert oder nur das Nötigste tut (Dienst nach Vorschrift), um sich nicht angreifbar zu machen, oder indem man das Projekt verdeckt hintertreibt, Intrigen spinnt und evtl. sogar lustvoll dabei zusehen kann, wie der Partner mit wachsender Verzweiflung um sein Projekt kämpft und schließlich scheitert.

Ignoranz als Rache Eine oft zu beobachtende Form der destruktiven Machtausübung ist Ignoranz als Form der Rache. Mit Ignoranz ist es möglich, den anderen aus einer sicheren Deckung heraus auflaufen zu lassen oder Barrieren in Form von nicht sachdienlichen Zweifeln oder Zusatzaufgaben aufzubauen. Wenn dann der Initiator des Projekts scheitert, so hat das möglicherweise nichts damit zu tun, ob das Projekt als solches es wert war, sondern mit der Begleichung offener Rechnungen, die in ganz anderen Zusammenhängen entstanden sind.

Verweigerung Ebenso kann Verweigerung – vor allem die passive Form – als nicht sofort wahrnehmbares, aber doch sadistisches Mittel eingesetzt werden. Verweigerung ist eine Form, die oft von dem vermeintlich Unterlegenen gewählt wird, um Rache für tatsächliches oder vermeintliches Unrecht zu nehmen. Selbst wenn es in einer Situation nicht möglich scheint, die Unterstützung ganz zu verweigern (z.B. aufseiten des Patienten, weil er behandelt werden möchte, oder aufseiten des Therapeuten, weil er sich dem Versorgungsauftrag verpflichtet fühlt), kann man entscheiden, wie man diese Leistung erbringt. Intelligenz und Kreativität können zur beiderseitigen Zufriedenheit oder zum Ärger eingesetzt werden.

Boykott Als besonders destruktiv wird ein Boykott wahrgenommen, der darauf abzielt, einen zu ärgern und zu demotivieren. Dann wird vom Boykotteur vordergründig eine gute Zusammenarbeit propagiert, aber eigentlich sucht derjenige nur danach, was nicht funktioniert und aus welchen Gründen es auch nie wird funktionieren können.

Sabotage Darüber hinaus kann als weitere Steigerung aus denselben Motiven Gebrauch von Sabotage gemacht werden. Es ist erstaunlich, wie viel destruktive Energie in Form von Intelligenz und Kreativität in eine Aktion gesteckt wird, deren Ergebnis nicht nur unbrauchbar, sondern auch so verdeckt realisiert wurde, dass noch nicht einmal eine üble Absicht unterstellt werden kann. Wenn dann der andere vor Wut oder Verzweiflung außer sich ist, genießt der Saboteur mit großer Freude, dass sein Racheplan aufgegangen ist.

Abrechnung offen lassen Es kann lange Zeit unbemerkt bleiben, dass jemand eine Abrechnung offen gelassen hat, um weiterhin das Gefühl von heimlicher Überlegenheit zu genießen, denn der andere sitzt dann in der Falle, ohne es zu wissen. Jemand mit einer offenen Rechnung hat Zeit. Diese Rache aus „kalter Wut" ist gefährlicher und unberechenbarer als die aus „heißer Wut". Es ist anzunehmen, dass so mancher Spitzenfunktionär, mit dem viele noch eine Rechnung offen haben, dann – für ihn selbst unerwartet – zu Fall kommt, wenn irgendwann die Stunde der Abrechnung da ist.

Machtkampf aus Rechthaberei Ein Machtkampf kann sich aus ganz unterschiedlichen Gründen entwickeln, z.B. aus Rechthaberei, bei der dann die Sache vollkommen in den Hintergrund gedrängt ist. Jede noch so kleine Meinungsverschiedenheit kann sich zu einem Machtkampf auswachsen, wenn die Auseinandersetzung in ein Kämpfen um Überlegenheit umschlägt. Wenn beide z.B. voll davon überzeugt sind, dass nur die eigene Meinung richtig sei, kommt es auf beiden Seiten zu Verärgerung und Wut und dann zu einem heftigen Konflikt. Und wenn dann keiner nachgibt, ist der Machtkampf da.

Machtkampf aus Minderwertigkeitsgefühlen Grundsätzlich können sich Machtkämpfe nicht nur aus sachlichen Meinungsverschiedenheiten, sondern auch aus Minderwertigkeitsgefühlen entwickeln. Nimmt ein Partner den anderen nicht ernst, behandelt ihn herablassend und stellt ihn bloß („Du bist eine echte Pappnase"), dann kann der andere sich das gefallen lassen (um den Preis einer Dauerherabsetzung) oder er kann kämpfen. Im letzteren Fall tritt er in einen Machtkampf mit ungewissem Ausgang ein. Manchmal kommt es vor, dass keine reale, sondern nur eine eingebildete Herabsetzung auslöst, dass jemand seine Überlegenheit oder Autorität meint wiederherstellen zu müssen. Dann sind es „nur" Gefühle und Unterstellungen, die Minderwertigkeitsgefühle und die überschießenden Reaktionen auslösen.

Machtkampf aus spontaner Ablehnung Machtkämpfe können sich auch aus spontaner Ablehnung ergeben, die so ausgeprägt sein kann, dass man beinahe reflexartig beginnt, den Betreffenden zu bekämpfen, woraufhin der in aller Regel zurückschießt. Scheinbar ohne Grund können so heftige Machtkämpfe entstehen. Bei genauerem Hinsehen wird klar, dass die Antipathie entsteht, weil der andere schon auf den ersten Blick etwas verkörpert, was feindselige und/oder ängstliche Gefühle auslöst. Es ist die innere Resonanz auf den anderen, die bestimmte Gedanken, Phantasien und Gefühle wach werden lassen. Und dann kann aus spontaner Antipathie Ablehnung und Entwertung entstehen, z.B. kann jemand auf den ersten Blick bedrohlich, als Konkurrenz, neidauslösend, verachtend wahrgenommen werden.

Machtkampf aus Überlegenheitsstreben Manchmal kann aus einem Streben nach Überlegenheit ein Machtkampf zwischen völlig Fremden werden. Ein Beispiel, das allen bekannt ist, ist das der hochriskanten Überholrennen auf der Autobahn. Menschen, die einander nicht kennen und vor Sekunden nicht einmal wussten, dass es den anderen gibt, verzetteln sich in einem Machtkampf und vergessen die lebensgefährdende Qualität der Situation. Es geht auf beiden Seiten um Dominanz, wobei zwei verschiedene Motivklassen eine Rolle spielen können: Die eine ist defensiver Natur. Dabei geht es dem Handelnden darum, sich nicht unterwerfen zu lassen. Es geht oft mit einem Gefühl von Selbstverteidigung einher. Die andere Motivklasse ist offensiver Natur. Dem anderen soll die eigene Überlegenheit vor Augen geführt werden, er soll diese spüren. Er soll provoziert, vorgeführt und gedemütigt werden. Er soll für sein Fehlverhalten (gemessen an den eigenen Maßstäben) bestraft werden.

Machtkampf aus niederen Motiven Besonders bedenklich ist es, wenn Machtkämpfe aus niederen Motiven geführt werden. Dann geht es den Kontrahenten lediglich um die Festlegung einer Hackordnung. Was hält Menschen davon ab, Konflikte durch Teilung und Anerkennung zu lösen? Adler (1927) meint dazu, dass alle Menschen als soziale Wesen nach der Zugehörigkeit zu einer Gemeinschaft streben und gleichzeitig unter Minderwertigkeitsgefühlen leiden. Deshalb fühlen sie sich nicht von Natur aus, gewissermaßen kraft Geburt, der Gemeinschaft zugehörig, sondern meinen, sich diesen Platz erst erringen zu müssen. Je tiefer das Minderwertigkeitsgefühl, desto heftiger die Bemühungen. Adler spricht in diesem Zusammenhang von Überkompensation.

Seiner Meinung nach versuchen wir uns selbst und anderen die eigene Großartigkeit zu beweisen und uns damit unseren Platz in der Gemeinschaft zu verdienen. Und je größer der Selbstzweifel ist, desto größer ist auch der Beweisführungsbedarf auf Kosten anderer. Arno Gruen (2016) sieht die Ursachen für diese Selbstzweifel und Minderwertigkeitsgefühle in einer grundlegenden Schwäche des Denkens unserer Kultur, nämlich in der überstarken Betonung des abstrakten und individualistischen Denkens: „Leben als Ausdruck von Liebe, von empathischen Wahrnehmungen und Mitgefühl, geht verloren. An seine Stelle tritt eine lauernde Angst vor dem Versagen, von Ohnmacht, da das Streben nach Sicherheit darauf basierte, die Erwartungen der Eltern und anderer Autoritäten zu erfüllen. Und so werden Menschen in unseren Kulturen auf Status und gesellschaftliche Position reduziert." (ebd., S. 95)

Territoriales Denken Dabei können dann Zweifel und Minderwertigkeitsgefühle und in der Folge territoriales Denken schon bei banalen Dingen ausgelöst werden. Meistens geht es noch nicht einmal um gewichtige Sachfragen oder Weichenstellungen, wenn man „den eigenen Willen auch gegen Widerstreben durchzusetzen" versucht (Weber 1922; ► Kap. 2), sondern um scheinbar banale Dinge wie: „Wer hat Vorfahrt?" oder „Wer hat es zuerst gesagt?" oder „Wer ist nicht gefragt worden?". Mit solchen Fragen wird nicht um Gestaltungsmacht gerungen, sondern es geht meist nur um die Hackordnung, um die eigene Bedeutung. Damit geht es dann wieder um ein Verhalten, das hauptsächlich „Ich-haft" und nicht „sachgerecht" motiviert ist, welches individuell, in der Psychotherapie und gesamtgesellschaftlich gesehen einen hohen Preis hat.

Kampf um persönliche Überlegenheit und Geltung Im Extremfall kann die Sache dann als Legitimation und Spielfeld für den Kampf um persönliche Überlegenheit und Geltung missbraucht werden. Es ist daher wichtig, zwischen kontraproduktiven Machtkämpfen und dem konstruktiven Gebrauch von Gestaltungsmacht zu unterscheiden. Beim Einsatz von Gestaltungsmacht geht es um die Sache. Man kann sich also in einer Situation prüfen, ob es einem wirklich darum geht, sinnvolle Veränderung zu erreichen und dafür Widerstand auszuräumen, oder z.B. darum, Recht zu haben. Es kann sachgerecht sein, Blockierer und Bedenkenträger streng anzusprechen, Auflagen zu erteilen und sie – als letzte Möglichkeit – auch auszuschließen. Macht wird – sachgerecht motiviert – erst dann zum Einsatz kommen, wenn alle anderen Versuche, den Widerstand auszuräumen, nicht gefruchtet haben.

Fast alle Widerstände aber lassen sich durch Empathie, Festigkeit und Kommunikation auflösen. Wenn es wirklich um die Sache geht, sind eiserne Entschlossenheit und ausgeprägtes Einfühlungsvermögen kein Widerspruch, sondern die zwei Seiten derselben Medaille.

Bislang haben wir uns hauptsächlich mit den offenen, direkten, meist auch bewussten Formen des Machtkampfs befasst, weil die auffälliger und spektakulärer sind. Doch die **indirekten, passiven, oft unbewussten destruktiven** Machtmittel sind nicht zu unterschätzen. Oft sind sie sogar noch destruktiver, zermürbender und wirksamer als die offenen.

Verzögerung, Beschönigung, Verniedlichung Stellen wir uns eine Familie mit mehreren jugendlichen Kindern vor. Ein Elternteil A möchte eine andere Aufgabenverteilung durchsetzen, aber alle Kinder sind dagegen, und der andere Elternteil B steht dem Vorhaben eher neutral-gleichgültig gegenüber. Nach einigen Diskussionen erklärt der Elternteil entnervt, er habe jetzt keine Lust mehr auf diese kontraproduktiven Gespräche. Irgendwann sei Schluss und Ende der Debatte. Und dann ordnet dieser Elternteil die neue Aufgabenverteilung an und geht nicht weiter auf Gegenargumente und Einwände ein. Dem ältesten Sohn, der besonders protestiert hatte, wird noch das tägliche Mülleimerausleeren aufgedrückt. Nehmen wir an, dass allen anderen

Familienmitgliedern nun klar ist, dass offener Widerstand oder Protest zwecklos ist, das heißt aber nicht, dass alle die neue Aufgabenverteilung akzeptiert haben. Wir kommen zu dem Punkt, dass jeder eine dicke Rechnung schreibt. Ohne sich verständigen zu müssen, nehmen die Familienmitglieder nun einen indirekten, passiven Machtkampf mit dem Elternteil A auf.

Komplimente und Korrumpierung Ein Kind bleibt dabei, die bisherigen, einfacheren Aufgaben einfach beizubehalten. Als der Elternteil A dies bemerkt, erklärt es ihm unschuldig, das sei eine Ausnahme: „Ich helfe nur meiner Schwester, damit kein Rückstand entsteht." Und das sei auch sehr gut, sich gegenseitig zu helfen.

Verfälschung, Manipulation Ein Kind macht etwas anderes als es sollte und erklärt, dass das doch genau das sei, was es machen sollte.

Versagen Der Jüngste erledigt die neuen Aufgaben so schlecht, dass der Elternteil diese am liebsten sofort selbst erledigen würde. Der Elternteil reißt sich zusammen und erklärt die Aufgaben wiederholt; das Ergebnis aber ändert sich nicht.

Aggressionshemmung, Mitleid auslösen, Einsatz von Wasserkraft Der Jüngste erklärt schließlich unter Tränen: „Ich kann das nicht; ich bin so ungeschickt; nichts kann ich."

Ausreden, Vorwände Der andere Elternteil, der über Mehrarbeit auch nicht gerade begeistert ist, lässt die neuen Aufgaben erst einmal „wegen Arbeitsüberlastung in der Firma" liegen.

Lähmung Auf die Bitte des Elternteils A, sich doch bitte sofort darum zu kümmern, sagt B, ihm sei die Aufgabe nicht klar und fragt, ob A ihm die noch einmal erklären könne.

Verschleppender Gehorsam Wenn die Aufgabe nach unzähligen Nachfragen schließlich erledigt ist, wird A dessen gewahr, dass die Aufgabe buchstabengetreu ausgeführt und das Ergebnis weitgehend unbrauchbar ist.

Auflaufen lassen Den Elternteil A erreichen nun Nachrichten aus der Schule, dass das mittlere Kind seine Hausaufgaben nicht gemacht habe. Das Kind sagtin der Schule, es habe erst seine Dienste zu Hause erledigen müssen und dann keine Zeit mehr für die Schulaufgaben gehabt.

Kaltstellen Als sich die Beschwerden aus der Schule und Musikschule häufen und auch Elternteil B allmählich unruhig wird, fragt sich Elternteil A, wer eigentlich im Haushalt die Macht habe. A ahnt, dass er es nicht ist. Dabei hätten alle Familienmitglieder noch viele Register ziehen können!

Empathie verweigern Es ist klar, dass der Rest unserer Beispiel-Familie Elternteil A die Empathie verweigert, weil sie sich auch übergangen fühlten und nun (unbewusst) Rache nehmen wollen. Diese ironische, sich steigernde Satire kann leicht so oder ähnlich in der Realität ablaufen, und es ist dann schwer für Eltern, den Anfang der Geschichte zu finden.

Eine unvergleichlich heftigere Steigerung hat Hannah Arendt benannt:

Banalität des Bösen Hannah Arendt (1963b) sprach von der Banalität des Bösen als einem „Oberflächenphänomen". Es ist gekennzeichnet davon, dass jemand außer dem persönlichen Fortkommen keine Motive hat, dass Gehorsam alles rechtfertigen kann, dass es einen Unwillen gibt, sich in andere hineinzuversetzen, dass Empathie regelrecht verweigert wird. Ein wichtiges Anzeichen dafür sei der Gebrauch von Klischees (▶ Abschn. 3.3.5): „In diesen letzten Minuten war es, als zöge Eichmann selbst das Fazit der langen Lektion in Sachen menschlicher Verruchtheit, der wir beigewohnt hatten – das Fazit von der furchtbaren ‚Banalität des Bösen', vor der das Wort versagt und an der das Denken scheitert" (ebd., S. 371).

Es ist selten, dass Menschen, auch Psychotherapeuten und Patienten, sich dessen bewusst sind, geschweige denn, deklarieren, dass sie Macht in destruktiver Weise ausüben. Dennoch geschieht es natürlich tagtäglich. „Bei therapeutischen Beziehungen haben wir es mit solchen zu tun, die zu Täter-Opfer-Beziehungen mutieren können" (Piegler 2003, S. 107). Dabei ist Macht immer ein Beziehungsphänomen, denn „Macht und Ohnmacht sind zwei Seiten einer ganzheitlichen Erscheinung und werden im Erleben auf die Beziehungspartner aufgeteilt" (ebd., S. 108). Im Folgenden werden bewusste und unbewusste Formen von destruktiver Machtausübung in der Psychotherapie beschrieben – ohne Anspruch auf Vollständigkeit.

4.2.2 Formen destruktiver Machtausübung des Patienten

Wie zeigt sich destruktive Machtausübung aufseiten des Patienten konkret? Welche Persönlichkeitsschwächen, welcher Gebrauch von Status und Wissen können destruktive Machtäußerungen hervorbringen? (Die jedem Beispiel angefügten „Aufgaben des Psychotherapeuten" werden in ▶ Kap. 5 erläutert.)

▪ Persönlichkeit

Beispielsweise wollen Patienten den Therapeuten dazu bringen, sich für sie einzusetzen und sie zu unterstützen. Das kann begleitet sein davon, dass (unbewusste) Erlösungsphantasien eine Rolle spielen. **Bewusster oder unbewusster Zwang** lebt immer von der Überzeugung, dass der andere schon mitspielen wird. Manche Patienten klammern die Möglichkeit, dass sie weitergeschickt werden, aus und geraten in innere Schwierigkeiten, wenn sich der Therapeut anders als erwartet verhält. Sie bauen dann z.B. moralischen Druck auf. (Aufgaben des Psychotherapeuten: kognitive und emotionale Empathie und Entschlossenheit)

Umgekehrt entwickeln Patienten die Bereitschaft, wenn der Therapeut eine Behandlung vorschlägt und auch wenn sie selbst nicht überzeugt sind, **„wider besseres Wissen mitzuspielen"**. Das kann aus Angst, den Therapeuten zu enttäuschen, entstehen und sich für die Patienten anfühlen, als würden sie sich vor einer Bedrohung retten. In diesen Gefühlen und Ängsten kann Übertragung und Regression schon zu Beginn eines therapeutischen Prozesses eine große Rolle spielen. Auf einem Borderline-Niveau kann ein „Mitspielen" auch darin bestehen, die eigenen Gefühle und Ansichten nicht zu zeigen. Das spiegelt dann die verminderte Bereitschaft wider, Verantwortung und Aktivität zu übernehmen. In beiden Fällen ist die Fähigkeit bzw. die Bereitschaft, sich in die andere, die Therapeuten-Seite hineinzudenken, herabgesetzt. (Aufgaben des Psychotherapeuten: Aufmerksamkeit für Widersprüche und Klarifikation)

Als Therapeut kann man beobachten, dass Patienten, je mehr sie unter Druck stehen, desto mehr nur noch auf sich selbst schauen und dabei oft (unbewusst) das Gefühl haben, sich retten zu müssen. Sie **kooperieren aus Angst** davor, dass der Psychotherapeut sie schädigen könnte. Über die Interessen und Absichten der anderen Seite denken sie gar nicht mehr nach. Sie merken dann nicht mehr, dass der vermeintlich Mächtige ihnen gar nicht schaden will bzw. genau so abhängig von ihnen und ihrer Kooperation ist wie sie von ihm. (Aufgaben des Therapeuten: Alternative Sichtweisen anregen und selektive Selbstöffnung)

Patienten können bewusst oder unbewusst in manipulativer Weise versuchen, ihre Mentalisierungsfähigkeit zu nutzen, um das Verhalten und die Gefühle des Psychotherapeuten zu steuern – so genannter **Missbrauch von Mentalisierung** (► Abschn. 3.3.5). Sie nutzen dazu eine überdurchschnittliche kognitive Empathie und Antizipationsfähigkeit, während die emotionale Empathie unterdurchschnittlich scheint oder gar nicht vorhanden ist. In dieses Spektrum gehört auch das **Negieren von Mentalisierung**. Patienten streiten – oft in höflicher Form – ab, etwas zu einer die Selbstreflexion anregenden Frage sagen zu können. Sie vermeiden es, dem Psychotherapeuten konkrete Erklärungen zu geben. Sie begründen Handlungen meist mit körperlichen und nicht mit seelisch-psychischen Gegebenheiten. (Aufgaben des Psychotherapeuten: Irritierendes Infragestellen und Haltung des Nicht-Wissens)

Weiterhin können Patienten **hypo- sowie pseudo- und hypermentalisieren** (► Abschn. 3.3.5), indem sie entweder eigene Absichten und Gefühle oder die Motive und Gefühle des Psychotherapeuten zu wenig oder überschießend wahrnehmen. Überschießende Zuschreibungen können z.B. die Annahme böser Motive beim Psychotherapeuten sein. (Aufgaben des Psychotherapeuten: Challenge und fragende Haltung)

Destruktiv kann es sich auswirken, wenn Patienten ein so stark ambivalentes Nähebedürfnis haben, dass sie in dem Moment, wenn von ihnen selbst oder vom Psychotherapeuten Kontakt hergestellt wird oder dieser „droht", der Patient mit Beschimpfungen und Demütigungen auf Abstand geht und den Psychotherapeuten mit diesen **Angriffen auf Verbindungen** (Bion 1959) verwirren bis entmutigen kann. (Aufgaben des Psychotherapeuten: Verstehen der Interaktion in der Psychotherapie und Deuten)

Ebenso heftig kann es sich auswirken, wenn Patienten sich über lange Zeit unzufrieden und trotzig über den Fortgang der Arbeit äußern, wenn der Psychotherapeut eigentlich eine Besserung erwartete. Es wird von einer **negativen therapeutischen Reaktion** gesprochen, wenn eine Verschlechterung des klinischen Zustandes einer wichtigen Erkenntnis, Zeichen des Fortschritts oder dem Ausdruck von Verständnis und Lob nachfolgt. Freud erklärte dieses Phänomen mit einem starken unbewussten Schuldgefühl, das die Bestrafung durch Leiden fordert. (Aufgaben des Psychotherapeuten: Geduld und Verstehen der Interaktion in der Psychotherapie und Deuten)

Es kann beide Seiten zur Verzweiflung bringen, wenn beim Patienten im Verlauf der Zusammenarbeit (unbewusstes) Ohnmachtserleben aus oberflächlichen oder tieferen Schichten andrängt, getreu dem Motto „Nie wieder Ohnmacht" in das Gegenteil gehen und dem Psychotherapeuten ihre **Überlegenheit und Stärke zeigen**. (Aufgaben des Psychotherapeuten: kognitive und emotionale Empathie und Vertrauensaufbau und Entschlossenheit)

Besonders schwierig ist es in den seltenen Fällen, in denen Patienten nicht nur dem Psychotherapeuten, sondern auch allen anderen Menschen gegenüber nicht gerechtfertigtes Misstrauen und Argwohn hegen. Sie schätzen dann deren Motive grundsätzlich als böswillig und angreifend ein. In ihrem **Wahn, ihrer Paranoia und ihren Größenphantasien** fühlen sie sich ständigen und unfairen Angriffen ausgesetzt, Angriffen auf ihre Person, ihre Würde, ihre Integrität, ihren guten Willen. Die Beziehung kann leicht entgleisen, und Konflikte können sich ausweiten in den partnerschaftlichen, beruflichen, wirtschaftlichen und juristischen Bereich hinein. (Aufgaben des Psychotherapeuten: Arbeitsbündnis und Offenheit/Transparenz und Containing)

▪ Status

Patienten können sich beispielsweise aufgrund ihres Status zu sehr in die Rolle des zu Versorgenden fallen lassen und es dem Psychotherapeuten abverlangen, ihn zu versorgen und zu unterstützen. Wenn dann Entwicklungsschritte, die schon möglich wären, nicht gemacht werden oder durch starke Regression verhindert werden, liegt eine **maligne Regression** vor. (Aufgaben des Psychotherapeuten: Verstehen der Interaktion in der Psychotherapie und Ressourcenaktivierung)

Ebenso können Patienten oder Eltern darauf bestehen, dass ein Behindertenstatus, der überwunden werden könnte, beibehalten werden soll. Diese regressive Verweigerung bzw. dieses Verbot kann Ausdruck einer Abhängigkeit von **narzisstischen Gratifikationen oder Fixierungen auf sekundären Krankheitsgewinn** sein. (Aufgaben des Psychotherapeuten: Verstehen der unbewussten pathogenen Überzeugung und kognitive und emotionale Empathie und Entwicklungsförderung)

Normalerweise suchen Patient und Therapeut – ähnlich wie ein Paar – sich ihre **Form des Zusammenseins** auf einem Kontinuum zwischen totaler Verschmelzung und rigider Abgrenzung. Bei totaler Symbiose (und dem Wunsch nach Aufwertung des eigenen Status) kann sich die Illusion eines gemeinsamen Selbst bilden – mit einer starken Abgrenzung zur Außenwelt. Es besteht dann die Gefahr von Überintimität und einem Verlust der eigenen Ich-Grenzen auf beiden Seiten. Bei rigider Abgrenzung grenzen sich beide aus Angst vor Selbstverlust (und dem Verlust des eigenen Status) und einer Furcht vor Nähe und Intimität stark gegeneinander ab. Die Abgrenzung nach außen ist dann oft unklar, weil das Außen als Schutz vor zu großer Nähe in der therapeutischen Beziehung fungiert. (Aufgaben des Psychotherapeuten: Selbst-, Objektdifferenzierung und klare Grenzen)

Eine weitere in der Literatur beschriebene Form destruktiver Machtausübung kann darin bestehen, dass die Bemühungen von Patienten, ihre Psychotherapeuten anfänglich stark zu idealisieren, umschlagen in spätere aggressive Entidealisierung. Manchen Patienten eilt der Ruf voraus, ein **Koryphäenkiller** (Overbeck 1997; Kuiper 1980) zu sein. Dann liegt die Vermutung nahe, dass diese ihren eigenen Status aufwerten wollen durch die Abwertung des Gegenübers. (Aufgaben des Psychotherapeuten: Klären, Validieren und schlicht Intervenieren)

Auch können Patienten versuchen, ihren eigenen Status aufzuwerten bzw. Minderwertigkeitsgefühle zu kompensieren, indem sie **primitive Abwehrstrategien** zur Anwendung bringen, z.B. Mechanismen wie Spaltung, projektive Identifizierung, Verleugnung oder Strategien wie Ausnutzen, Lügen, Betrügen. (Aufgaben des Psychotherapeuten: Analyse der Abwehrformation und emotionale Validierung)

▪ Wissen

Patienten können ihr Wissen zum Zweck der Beeinflussung einsetzen. Sie versuchen damit, einen **massiven Druck beim Gegenüber** zu erzeugen. Sie erklären etwa wortreich, dass der Psychotherapeut eine Stellungnahme, ein Attest, einen Kurantrag ausstellen müsse, dass ihnen keine andere Wahl bleibe, als diese Forderung von ihm erfüllt zu bekommen, weil sie sonst keine Rente, keine Reha, keine Kur etc. bewilligt bekämen, also schwerste Nachteile erleiden müssten. Dass es andere Personen gibt, die so etwas selbst bei Behörden durchsetzen könnten, kann diese Gewissheit nicht erschüttern. Der Hinweis darauf löst lediglich Wut aus. (Aufgaben des Psychotherapeuten: Konfliktbereitschaft und Klarheit und Empathie)

Man kann sich fragen, wenn man die innere Logik dieser aggressiv verteidigten Forderung verstehen möchte, welchen Nutzen dieses Verhalten hat und was die Alternativen wären. Würden diese Patienten ihre Überzeugung aufgeben, müssten sie Konflikte riskieren oder sich ihren **Mangel an Mut** eingestehen, denn wer Konflikte riskiert, riskiert auch Niederlagen. Diese würde dann der Therapeut erleiden. (Aufgaben des Psychotherapeuten: Empathie und Containing und Realitätsbezug)

Auf diese Weise können Patienten ihre Sicht der Welt dazu nutzen, ihre Tendenz zur Konfliktvermeidung zu rechtfertigen. Diese Weltsicht prägt die Art, wie ein Mensch eine Situation wahrnimmt und interpretiert, welche Ängste und Katastrophenvorstellungen er entwickelt. Er kann dann ausführlich und intellektuell niveauvoll über die Ungerechtigkeit der Welt sprechen und dabei zugleich **jedem Konflikt aus dem Weg gehen**. Das kann zur Folge haben, dass er trotz guter Ausbildung, guten Aussehens und attraktiven Angeboten weit hinter seinen Möglichkeiten zurückbleibt. Wenn es in der Psychotherapie nicht gelingt, diese Abwehrformation zu verändern, ist der Preis der ängstlichen Konfliktvermeidung eine nicht erfolgreiche Psychotherapie. (Aufgaben des Psychotherapeuten: Konfrontation und Deutung)

Die Folge ist u.a., dass der Patient Recht behält mit seiner Vorhersage, machtlos zu sein, und sich dann an der eigenen **selbsterfüllenden Prophezeiung** laben kann. Das Bestehen auf ihrer Machtlosigkeit erspart ihnen die Auseinandersetzung mit anderen und damit den Konflikt sowie das Risiko einer Niederlage. (Aufgaben des Psychotherapeuten: Beharren und Widerlegen der unbewussten Überzeugung)

4.2.3 Formen destruktiver Machtausübung des Psychotherapeuten

Wie sieht destruktive Machtausübung aufseiten des Psychotherapeuten konkret aus? Auch hier strukturiere ich die Antwort entlang den Bereichen Schwächen in der Persönlichkeit, Missbrauch von Status und Wissen. (Die jedem Beispiel angefügten „Aufgaben des Psychotherapeuten" werden ebenso in ► Kap. 5 erläutert.)

▪ Persönlichkeit

Beispielsweise können Psychotherapeuten aus einer narzisstischen Problematik heraus in subtiler Form destruktive Macht ausüben, indem sie als scheinbar **selbstlose Helfer und Helden**, in Wahrheit jedoch „hilflose Helfer" (Schmidbauer 1992) auftreten. (Aufgaben des Psychotherapeuten: Selbsterfahrung und Kontextanalyse)

Sie können vermitteln, dass sie der **beste Helfer der Welt** wären. Sie leben ihre Idealisierungswünsche aus und erwarten schon fast, dass jeder Patient/jede Patientin sich in sie verlieben muss. In einer solchen Konstellation kann es auch zum sexuellen Missbrauch kommen. (Aufgaben des Psychotherapeuten: Selbsterfahrung/Psychotherapie und Abstinenz)

Manchmal versuchen Psychotherapeuten, in Therapien ihre unerfüllten **Harmonie- und Symbiosewünsche** in ihren Therapien ausleben. Dies geschieht dann umso mehr, je unzufriedener der Therapeut mit seinem Privatleben ist. Symbiosewünsche sind oft mit der Unfähigkeit verbunden, Nähe und Distanz zu regulieren und Grenzen zu ziehen. (Aufgaben des Psychotherapeuten: Selbsterfahrung und Entwicklung des Privatlebens)

Es ist oft schwer zu erkennen, wenn Psychotherapeuten unbewusst Rache nehmen wollen, z.B. aufgrund von verborgenem Hass auf einen Elternteil. Diese **Rachegelüste** tarnen sich oft mit Größenphantasien oder Rettungsimpulsen. Patienten, die selbst in ihrem Leben oft enttäuscht wurden, nehmen diese narzisstischen Probleme des Psychotherapeuten unbewusst wahr und belasten Therapeuten z.B. mit Hassgefühlen, was die Problematik erheblich erschweren kann. (Aufgaben des Psychotherapeuten: Selbsterfahrung/Psychotherapie und Kontextanalyse)

Aufgabe von Selbsterfahrung ist es, Psychotherapeuten dafür zu sensibilisieren, dass sie entsprechend ihres ihres **Neurosentypus** agieren (Riemann 1961) (► „Neurosentypen").

Neurosentypen

Der **schizoide Therapeut** erwartet Heilung durch harmonisches Verständnis. Im Gespräch zeigt er oft eine unnachgiebige Detektivhaltung, die es dem Patienten schwermacht, zu vertrauen, und die ihm andererseits jedoch die unbewusst erwünschte Distanz erhält. Aufkommende Übertragungen werden aus Sorge vor Identitätsverlust sofort deutend im

Keim erstickt. Seine hervorragende Intuition birgt die Gefahr, dass der Patient seine Grenze verletzt sieht und paranoid reagiert.
Der **depressive Therapeut** erwartet die Heilung über die versorgende therapeutische Beziehung und hat so gleichzeitig teil am Leben des Patienten. Zusammen mit einem depressiven Patienten ergibt sich die Gefahr einer oralen Kollusion (Psychotherapeut als unerschöpflich nährende Mutter, Patient als bedürftiges Pflegekind). Der Therapeut befürchtet stets die Trennung vom Objekt, d.h. befürchtet, dass der Patient ohne ihn auskommt. Deshalb kann er dem Patienten nur schwer Eigenaktivitäten und eine selbstständige Erweiterung der Kompetenzen in und außerhalb der Stunde zugestehen. Konfrontation wird gescheut, deshalb müssen aggressive Seiten der Beziehung verleugnet oder projiziert werden.
Der **zwanghafte Therapeut** erwartet die Heilung darüber, dass er dem Patienten das Wissen, was für ihn „richtig" sei, vermittelt. Er bekämpft im Patienten willkürliche und chaotische Anteile. Dabei spielt Macht eine grundlegende Rolle, weil der Therapeut der ist, der zu wissen meint, was für den Patienten „richtig" sei. Es besteht die Gefahr einer analen Kollusion, wenn der Therapeut versucht, möglichst viel Macht und Kontrolle über den von ihm abhängigen Patienten auszuüben. Daraus, dass der Therapeut seine Normen für die richtigen hält, resultiert, dass er Mühe hat, sich in das Normensystem des Patienten hineinzudenken und es als gleichwertig zu akzeptieren.
Der **hysterische Therapeut** steht in der Gefahr, eine phallische Kollusion herzustellen. Er will bewundert werden und erlebt das, wenn er z.B. möglichst viele Patientinnen/Patienten in sich verliebt macht. Dem hysterischen Therapeuten scheint „Durcharbeiten" zu mühsam und langweilig. (Aufgaben des Psychotherapeuten: Eigenen Typus kennen mit Stärken und Schwächen)

Besonders destruktiv kann sich eine **pathologische Passung** zwischen Patient und Psychotherapeut auswirken kann sich eine **pathologische Passung** zwischen Patient und Psychotherapeut auswirken. Die pathologische Passung wird durch nicht verstehbare und nicht auflösbare Übertragung und Gegenübertragung fixiert. Bergmann-Mausfeld (2006, 2013) beschreibt das Phänomen der pathologischen Passung als eine Bindung an ein pathogenes Objekt. Sie stellt die „zugrunde liegenden Entwicklungsbedingungen einer unzureichend ausgebildeten ‚theory of mind' und die daraus resultierende Psychodynamik mit ihren intra- und interpsychischen Auswirkungen" dar (Bergmann-Mausfeld 2013, S. 459). Die Abhängigkeit vom pathogenen Objekt ist schwer aufzulösen, weil es auf eine pathologische und tragische Weise eine Passung gibt, die vom Psychotherapeuten verstanden werden muss. (Aufgaben des Psychotherapeuten: Strukturaufbau und Etablierung von guten Objektrepräsentanzen und eigene Supervision und gegebenenfalls Selbsterfahrung)

Als weitere Form der destruktiven Machtausübung können Psychotherapeuten – analog zum Ohnmachtserleben von Patienten –, wenn bei ihnen im Verlauf der Zusammenarbeit ein (unbewusstes) Ohnmachtserleben aus oberflächlichen oder tieferen Schichten andrängt, getreu dem Motto „Nie wieder Ohnmacht" in das Gegenteil gehen und dem Patienten unerwartet und unverlangt ihre **Überlegenheit und Stärke zeigen.** (Aufgaben des Psychotherapeuten: Empathie und Selbsterfahrung und Selbstreflexion)

Des Weiteren können Psychotherapeuten in der Gefahr stehen, eine narzisstische Kollusion (Willi 1975) zu gestalten. In der **narzisstischen Kollusion** treffen sich Narzisst und Co- oder

Komplementär-Narzisst zur wechselseitigen Befriedigung ihrer Bedürfnisse. Der eine sucht und genießt die Bewunderung und Bestätigung, der andere erlebt durch die demonstrierte Großartigkeit eine Aufwertung. Dabei haben Narzisst und Co-Narzisst die gleichen seelischen Probleme, nämlich hohe Kränkbarkeit, Sehnsucht nach Anerkennung und Liebe, wählen nur jeweils einen anderen Weg, um ihr Defizit auszugleichen. Indem der Patient sich mit dem grandiosen Partner identifiziert, erfährt er über die Zugehörigkeit zu diesem Partner Aufwertung und nicht um seiner selbst willen. Beide Rollen werden oft geschlechtstypisch besetzt, d.h., die Rolle des Co-Narzissten übernehmen Frauen, die schon **immer auf einen „Prinzen in glänzender Rüstung" gewartet** haben, dass er ihr Leben durch „seinen Glanz" erleuchte.

Diese Konstellation kann sich noch steigern, wenn der Psychotherapeut aufgrund seines Egoismus Schuldgefühle hat und **diese verdrängen muss. Dann zeigen sich Aggression, Kritiksucht** und schwere Demütigung des Co-Narzissten. Wenn sich dieser dann noch mehr aufopfert und devoter wird, verstärken sich beim Therapeuten die unbewussten Schuldgefühle und verhindern adäquate Selbstkritik. Potenziell wird er also umso mehr zum Täter, je mehr der andere Opfer wird – und umgekehrt. (Aufgaben des Psychotherapeuten: Selbsterfahrung/Psychotherapie und Supervision und Weiterbildung)

Eine weitere Form der destruktiven Machtausübung kann darin bestehen, dass Psychotherapeuten versuchen, Minderwertigkeitsgefühle zu kompensieren, indem sie **primitive Abwehrstrategien** zur Anwendung bringen, z.B. Mechanismen wie Spaltung, projektive Identifizierung, Verleugnung oder Strategien wie Ausnutzen, Lügen, Betrügen. (Aufgaben des Psychotherapeuten: Analyse der eigenen Abwehrformation und Kontextanalyse)

Im schlimmsten Fall können auch Psychotherapeuten – ebenso wie Patienten – anderen Menschen gegenüber nicht gerechtfertigtes Misstrauen und Argwohn hegen. Sie schätzen dann deren Motive grundsätzlich als böswillig und angreifend ein. In ihrem **Wahn, ihrer Paranoia und ihren Größenphantasien** fühlen sie sich ständigen und unfairen Angriffen ausgesetzt, Angriffen auf ihre Person, ihre Würde, ihre Integrität, ihren guten Willen. Die Beziehung kann leicht entgleisen, und Konflikte können sich ausweiten in den partnerschaftlichen, beruflichen, wirtschaftlichen und juristischen Bereich hinein, wie z.B. bei einer Folie à deux. (Aufgaben des Psychotherapeuten: Selbsterfahrung/Psychotherapie und Arbeitsbündnis und Realitätsprüfung/Supervision)

▪ Status

Beispielsweise können Psychotherapeuten auf viele verschiedene Arten **Zwang** auf Patienten ausüben. So können sie versuchen, unrealistische Erwartungen das Ziel oder die Zeitdauer der Therapie betreffend dadurch durchzudrücken, dass sie den Patienten intrusiv und manipulierend zur Selbstöffnung zwingen wollen und so die Abwehr des Patienten unterminieren. (Aufgaben des Psychotherapeuten: Realitätsbezug und Selbstbeschränkung)

Eine noch größere Gefahr für den Patienten besteht, wenn Psychotherapeuten **Dominanz und Allmachtsphantasien** kultivieren wollen. Es kann sich dadurch entwickeln, dass die Bewunderung und Hilfsbedürftigkeit des Patienten ein übersteigertes Gefühl von Wichtigkeit, Unersetzlichkeit, Macht und Gebrauchtwerden bewirkt. Damit wird das Leiden des Patienten festgeschrieben. (Aufgaben des Psychotherapeuten: Selbsterfahrung und Einbeziehung multimodalen Arbeitens)

Der Beruf des Psychotherapeuten bringt die Gefahr mit sich, dass Psychotherapeuten sich, indem sie selbst gedanklich eine Spaltung in gesund und krank vollziehen, in der Annahme vom **gesunden Psychotherapeuten** und kranken Patienten verstricken. Diese Annahme dient der Angstabwehr des Therapeuten, ist aber für die Entwicklungsbedürfnisse des Patienten kontraproduktiv. (Aufgaben des Psychotherapeuten: eigene Normen infrage stellen und Kontextanalyse)

Es ist zwar selten, aber es kommt vor, dass Psychotherapeuten ihren Status ausnutzend **als Täter in Erscheinung treten.** Nach einer des Instituts für Psychotraumatologie Freiburg/Köln, welche die neuesten nationalen und internationalen Forschungsergebnisse berücksichtigt, muss in der Bundesrepublik Deutschland jährlich mit mindestens 300–600 sexuellen Übergriffen gerechnet werden. Das statistische Risiko liegt nach dieser Minimalschätzung unter 1% (Deutsches Institut für Psychotraumatologie, 16.03.2016). In großen amerikanischen Untersuchungen an 1.000 Psychiatern und gleich vielen Psychologen räumten allerdings jeweils etwa 12% der Befragten sexuelle Kontakte mit ihren Patientinnen oder Patienten ein (vgl. Piegler 2003). (Aufgaben des Psychotherapeuten: Psychotherapie und Selbstanzeige und gegebenenfalls Akzeptieren des Entzugs der Approbation)

Es kommt vor, dass Psychotherapeuten unter Ausnutzung ihres Status in der Gefahr stehen, **Missbrauch von Vertrauen, Unwissenheit, Leichtgläubigkeit, Hilflosigkeit, wirtschaftlicher Not von Patienten** zu betreiben. Ein Machtmissbrauch in der Psychotherapie kann sich schleichend entwickeln. Dabei werden die persönliche Grenze und die Integrität der Patientin oder des Patienten missachtet. Die Grenzverletzung kann geschehen, z.B. als manipulative Indoktrination, wenn der Therapeut sein eigenes Weltbild und sein Realitätsverständnis absolut setzt, durch immer wiederkehrende diffamierende Bemerkungen, durch maßlose Schwarzmalerei, wenn der Patient mit dem Gedanken spielt, die Therapie abzubrechen, durch schwarz abgerechnete Honorare, durch die Missachtung der Abstinenzregel (keine privaten, beruflichen oder ökonomischen Abhängigkeitsverhältnisse einzugehen) und andere Arten emotionaler, verbaler oder struktureller Gewalt. (Aufgaben des Psychotherapeuten: Selbsterfahrung und Kontextanalyse und Supervision)

Es scheint weit verbreitet zu sein, dass Psychotherapeuten die **Angehörigen als „übertragungsmäßiges Freiwild"** behandeln (Willi 1975, S. 253). Willi beschreibt eine oft unerkannte Missbrauchsfacette der therapeutischen Zweiersituation, nämlich die Kollusion gegenüber Dritten, z.B. andere therapeutische Schulen oder Angehörige des Patienten. Der Therapeut verschiebt dabei z.B. die in seiner Gegenübertragung entstandenen negativen Reaktionen und Aggressionen auf die Angehörigen. „Die Angehörigen werden (…) als übertragungsmäßiges Freiwild gehalten. Man darf sie beliebig abschießen. Es schmeichelt manchem Therapeuten, sich den Angehörigen gegenüber als überlegen, mutig, stark und erfolgreich zu fühlen." Willi sieht in dieser Dreieckskonstellation eine späte Rache für frühe ödipale Kränkungen. (Aufgaben des Psychotherapeuten: Selbsterfahrung und Kontextanalyse und Supervision)

▪ Wissen

Psychotherapeuten können versuchen, Patienten durch **geistige Beeinflussung** zum Zweck der eigennützigen Manipulation zu beherrschen. Suggestionen wie „Sie können mir glauben, dass … ", „Ich kann Ihnen versichern, dass … ", „Für mich gibt es absolut keinen Zweifel, dass … " zeigen, dass dabei die Macht der Worte ausgenutzt wird, um Denken des Patienten zu verhindern, Fakten zu übertreiben oder zu verallgemeinern. Eine infame Taktik ist es, feine Veränderungen, Verzerrungen, Verallgemeinerungen **bewusst** zu platzieren. Oberflächlich sehen diese Ungenauigkeiten wie kleine Missgeschicke aus, aber sie können das Gegenüber zur Verzweiflung oder Weißglut bringen, etwa wenn der Patient von „Problemen" gesprochen hat und der Therapeut diese als „Herausforderungen" bezeichnet, wenn anstatt von „Krisen" über „Lernchancen" gesprochen wird. (Aufgaben des Psychotherapeuten: Selbsterfahrung und Kontextanalyse und Stärkung eigener Integrität)

Psychotherapeuten müssen sich hüten, **Psychologisieren** als Form des Hyper- oder Pseudomentalisierens (▶ Abschn. 3.3.5) einzusetzen. Im Als-ob-Modus kann es zu Gesprächen über Gedanken und Gefühle kommen, ohne dass beim Therapeuten eine innere Berührung oder

Verarbeitung erfolgt bzw. er Veränderungsprozesse induzieren kann. (Aufgaben des Psychotherapeuten: Selbsterfahrung und Integration des Als-ob-Modus)

Schon in der klassischen analytischen Literatur wird darauf hingewiesen, dass Psychotherapeuten ihr Wissen missbrauchen können, indem sie eine übertriebene **Deutungsmacht** oder **Deutungshoheit** für sich in Anspruch nehmen, die man als Missbrauch von Mentalisieren verstehen kann (die Eigenschaft psychischer Zustände, unklar [opaque] zu sein, wird nicht respektiert). Deutungshoheit meint die konkrete Umsetzung des „Anspruchs auf das letzte Wort". Mit diesem Anspruch, nur selbst ein Thema richtig deuten zu können, ist der Versuch verbunden, die Meinung und Gefühle des Patienten zu beeinflussen. (Aufgaben des Psychotherapeuten: Theoretische Weiterbildung und Auseinandersetzung mit eigenen narzisstischen Anteilen und Strukturaufbau)

Schon Freud warnt davor, dass Behandler einem so genannten Heilungswahn, dem **Furor sanandi** (Freud 1915) erliegen. „Der Psychoanalytiker weiß, daß er mit den explosivsten Kräften arbeitet und derselben Vorsicht und Gewissenhaftigkeit bedarf wie der Chemiker. (…) Ich bin gewiß nicht dafür, daß die harmlosen Behandlungsmethoden aufgegeben werden sollen. Sie reichen für manche Fälle aus, und schließlich kann die menschliche Gesellschaft den furor sanandi ebensowenig brauchen wie irgendeinen anderen Fanatismus. Aber es heißt die Psychoneurosen nach ihrer Herkunft und ihrer praktischen Bedeutung arg unterschätzen, wenn man glaubt, diese Affektionen müßten durch Operationen mit harmlosen Mittelchen zu besiegen sein." (ebd., S. 319f.). (Aufgaben des Psychotherapeuten: Selbsterfahrung und Selbstreflexion und Supervision)

4.2.4 Formen destruktiver Machtausübung des Systems

So sehr es ein Fortschritt ist, dass die Psychotherapie eine Kassenleistung in den Systemen der Gesetzlichen und Privaten Krankenversicherungen geworden ist und damit ein fester Bestandteil der allgemeinen Versorgung der Bevölkerung, so darf man die Schattenseiten nicht übersehen bzw. vernachlässigen.

Patienten müssen bedenken, dass die Kostenübernahme durch eine Krankenkasse immer daran gebunden ist, dass der Psychotherapeut eine psychische Krankheit – aktuell nach ICD-10 – diagnostiziert. Für den Abschluss von Berufsunfähigkeits-, Lebens- und privaten Krankenversicherungen kann es z.B. erhebliche Risikozuschläge oder sogar einen Ausschluss geben, wenn bei der Gesundheitsprüfung eine Psychotherapie angegeben werden muss.

Mit einem festgelegten Ablaufplan von Probatorik, Diagnostik und Antragsverfahren mit Bericht an den Gutachter und festgelegten Kontingenten ist eine konkrete Psychotherapie auch ein Verwaltungsvorgang, an dem viele Personen als Sachbearbeiter beteiligt sind. Manchmal kommen aufgrund von Angst vor Präzedenzfällen, Klagen oder zu viel Verantwortung Entscheidungen zustande, die auf individueller Ebene anders ausfielen.

Hinzu kommt, dass auf politischer, berufspolitischer und wissenschaftlicher Ebene kontinuierlich daran gearbeitet wird, dass Verfahren, Methoden, Kontingente, Qualifikationen etc. überprüft und verbessert werden sollen. Grundsätzlich sind das sinnvolle und im Ergebnis produktive Bemühungen, die aber für den Einzelfall immer auch Härten und ungerechtfertigte Einschränkungen bedeuten können. Beispielsweise können Patienten nicht davon ausgehen, dass ihre Krankenkasse die vom Psychotherapeuten für notwendig erachtete Anzahl von Sitzungen übernimmt, da die Richtlinien eine klare Begrenzung vorsehen.

Ein weiterer Problempunkt kann das Gutachterverfahren sein, obwohl es aktuell das beste Verfahren zum Schutz des Therapeuten vor Regressforderungen und zur Qualitätssicherung darstellt. Psychotherapeuten haben einen hohen Zeit- und Energieaufwand für die Beantragung von Psychotherapien zu leisten. Dabei nimmt der Bericht an den Gutachter den größten Teil in Anspruch. Noch belastender scheint vielen das Risiko, bei einer Nichtbefürwortung durch den Gutachter Zusagen nicht einhalten und dem Patienten dann nicht mehr gerecht werden zu können.

Auch die Wahl des Psychotherapie-Verfahrens steht nicht zur freien Verfügung. Aber eine so genannte leitliniengerechte Behandlung kann für einen bestimmten Patienten nicht das Mittel der Wahl sein. Der Wissenschaftliche Beirat Psychotherapie (WBP) z.B. befasst sich mit der Entwicklung und Fortschreibung wissenschaftlicher Kriterien zur Beurteilung psychotherapeutischer Verfahren bzw. Behandlungsmethoden und ihrer Anwendung. So wichtig die wissenschaftliche Beurteilung von Verfahren ist, so sehr ist jede Wirksamkeitsüberprüfung auch von einem berufspolitischen Kräftespiel beeinflusst. So war es z.B. wichtig, dem WBP nahezubringen, dass im Bereich der analytischen Psychotherapie „theoretisch elaborierte und empirisch abgestützte Prozess- und Einzelfallstudien (…) vom WBP vermehrt berücksichtigt werden" sollten (Brandl et al. 2004, S. 14).

Selbst wenn Ausbildungsstrukturen und Psychotherapeutengesetz in den letzten 16 Jahren nach jahrzehntelangen Diskussionen und Verhandlungen stabil funktionierten und durch nichts zu erschüttern schienen, so stehen auch diese Strukturen seit einigen Jahren auf der politischen Bühne zur Disposition. Viele Verbände, berufspolitisch Tätige und Praktiker sehen die Pläne zur Reform der Psychotherapeuten-Ausbildung kritisch und schätzen es so ein, dass diese Pläne die Qualität der psychotherapeutischen Versorgung und Ausbildung in Deutschland bedrohen. Diese Entwicklungstendenzen verdeutlichen in besonders extremer Weise, dass nichts sicher und festgefügt ist, dass auch jeder Patient und jeder Psychotherapeut, Dozent, Supervisor, Institutsleiter ständig einem potenziell zerstörerischen Kräftespiel ausgesetzt und von diesem abhängig ist. Dabei ist mein Eindruck, dass auf dem Feld der psychotherapeutischen Berufspolitik oft mit einer verbal bekundeten „politischen Korrektheit", „starken Konfliktscheu" und viel „Diplomatie" vorgegangen wird. Niemals würde jemand auf diesem Level den „Fehler" begehen, offen seine Meinung über die Nachteile der eigenen Ausrichtung zu sagen oder die wahren Motive zu zeigen. Jeder versteckt seine wahre Meinung hinter viel verbalem Entgegenkommen. Im Zweifel ist alles für mehr Gerechtigkeit und zum Wohle der Versorgung der Patienten. Alle versichern einem die Unterstützung, doch welches Schicksal der Einzelne nimmt, ist letztlich uninteressant. Das mussten z.B. die unzähligen Dozenten und Supervisoren der deutschen Ausbildungsinstitute in den letzten Jahren erkennen und lernen.

Ein Vorteil der aktuell geltenden Ausbildungsbedingungen für Psychotherapeuten, die postgradual von den angehenden Psychotherapeuten selbst bezahlt bzw. erwirtschaftet werden muss, liegt darin, dass er oder sie nach Ausbildungsabschluss keine Verpflichtung hat, eine Investition des Staates wieder zurückzahlen oder abarbeiten zu müssen.

Im Alltag ist für Psychotherapeuten und Patienten klar, dass sie destruktive Tendenzen, die aus bestimmten Entscheidungen des Systems resultieren, nicht so ohne Weiteres ausschalten können, dass sie irgendwie damit umgehen müssen. Machtpolitisch klug scheint es dann, „kleine Brötchen zu backen", wenn man auf das Mitziehen oder das Wohlwollen von Akteuren angewiesen ist, auf die man keinen direkten Einfluss hat.

Egal ob es einem gefällt oder nicht, in so einem Fall ist mehr als die individuell zur Verfügung stehende Beharrlichkeit und Durchsetzungsmacht und auch mehr Machtpolitik erforderlich, um grundsätzliche Veränderungen herbeizuführen.

Allgemein gilt: Offen oder verdeckt destruktive Aspekte oder Bereiche der Politik und Berufspolitik zu beeinflussen ist ein längerer Weg, der sowohl viel Beharrlichkeit als auch erhebliche

Konfliktbereitschaft erfordert und sorgfältig auf die Besonderheiten der jeweiligen Organisations- und Institutionskultur zugeschnitten sein muss und dessen weitere Erörterung hier zu weit führen würde.

Im folgenden Kapitel wird es darum gehen, wie man als Psychotherapeut in der Praxis mit destruktiver Machtausübung umgehen kann.

Wie gehe ich als Psychotherapeut mit destruktiver Machtausübung um?

M.-L. Althoff, *Macht und Ohnmacht mentalisieren*, Psychotherapie: Praxis,
DOI 10.1007/978-3-662-50329-4_5

Zu Beginn dieses Kapitels wird die Frage beantwortet, welche Strategien und Interventionen man als Psychotherapeut zur Verfügung hat, um aus eigenem destruktiven Machtverhalten aussteigen zu können oder den Patienten an destruktiver Machtausübung zu hindern oder einer beiderseitigen destruktiven Machtausübung zu entrinnen. Anschließend wird die Dynamik destruktiver, perverser Machtszenarien untersucht, die ihrerseits als eine gesteigerte Form von destruktiver Machtausübung verstanden werden und sich dadurch auszeichnen, dass destruktive Macht dauerhafter, häufiger, wiederholter bis zu Sadismus, Gefühllosigkeit, Grausamkeit oder Skrupellosigkeit ausgeübt wird. Es wird diskutiert, wie man solche Machtszenarien verstehen und bewältigen kann. Erst nach einem Ausstieg aus dem destruktiven oder perversen Machtszenario können tiefere Mentalisierungsschritte eingeleitet werden. Die dann potenziell hilfreichen Interventionsmöglichkeiten der MBT werden vorgestellt.

Wenn man den (therapeutischen) Alltag betrachtet, kann man beobachten, dass sich die beiden Aspekte von konstruktiver und destruktiver Machtausübung gar nicht so streng voneinander trennen lassen. Zudem gibt es Wechselwirkungen zwischen konstruktiver und destruktiver Machtausübung. Motive sind immer vielgestaltig und vielschichtig. Sachgerechte und Ich-hafte Motive überlagern einander im Alltag oft. Beispielsweise kann die angestrebte Durchsetzung sachlich durchaus gerechtfertigter Ziele durchmischt sein von fragwürdigen Elementen wie Entwertung, Bestrafung oder Dominanzgebaren. Diese Vermischung, oder man könnte sagen: Verunreinigung schadet dann der Sache.

Niemand kann sich davon freisprechen, nach etlichen freundlichen, aber vergeblichen Überzeugungs- und Motivationsbemühungen gelegentlich die Geduld zu verlieren. Noch problematischer wird es aber, wenn sich in den sachbezogenen Machteinsatz und auch den Verlust von Geduld zusätzlich eine Ich-hafte, selbstgefällige Komponente mischt, z.B.: „Dem Versager werde ich es zeigen, mir auf der Nase herumzutanzen!"

So verständlich und nachvollziehbar entlastend eine solche Entgleisung in druckvollen Momenten auch sein kann, hilfreich ist sie nicht. Denn wenn der Betroffene diese Reaktion hört oder zugetragen bekommt, wird er unweigerlich auf die in der Bemerkung enthaltene Entwertung, Kränkung und Demütigung reagieren. Er fühlt sich verständlicherweise ungerecht behandelt, fühlt sich verletzt und herabgesetzt und entwickelt meist große Wut und Rachephantasien. Sieht der Betroffene sich auf gleicher oder einer höheren Stufe, wird er evtl. den offenen Machtkampf wählen. Sieht er sich jedoch in der hierarchisch niedrigeren Position, wird er eine offene Auseinandersetzung in aller Regel nicht wagen. Seine Kompensation geht dann in indirekte, passive Formen des Machtkampfs, wie z.B. die in ► Kap. 4 erwähnten Strategien des Dienst nach Vorschrift, der passiven Verweigerung und der verdeckten Sabotage. Die Sache ist dann zweitrangig geworden.

Man kann sagen, dass die Faustregel gilt: Je stärker und ungerechter die persönliche Demütigung, die durch Ich-haften Machteinsatz ausgelöst wurde, empfunden wird, desto mehr kompensatorische Energie wird mobilisiert und desto heftiger fällt die anschließende, zumeist passive Verweigerung aus. Umgekehrt gilt auch: Je sachgerechter der Machteinsatz, desto eher kann er auch von den Betroffenen akzeptiert werden. Nicht immer ist große Begeisterung da, aber zumindest entsteht so kein Bedürfnis nach Rache. Insofern lohnt es sich, sich nicht nur aus moralisch-ethischen Gründen, sondern auch im Interesse der Sache beim Einsatz von Macht selbst zu disziplinieren und bewusst darauf zu verzichten, eigene Frustration oder schlechte Laune an anderen auszulassen.

5.1 Welche Strategien und Interventionen habe ich als Psychotherapeut zur Verfügung?

Als Teil der Antwort auf die Frage, welche Strategien und Interventionen ich als Psychotherapeut zur Verfügung habe, um einen Ausweg aus destruktiver Machtausübung zu finden, benenne ich zunächst vier Strategien, die in der Psychotherapie, aber auch allgemein im menschlichen Zusammenleben sinnvoll und wirkungsvoll sind.

▪ Konstruktive Kommunikation

Wenn jemand erst einmal auf Rache sinnt, ist es praktisch aussichtslos, allen Situationen, die es demjenigen ermöglichen, offene oder verdeckte Rache auszuüben, zu unterbinden oder diesen aus dem Weg zu gehen. Die einzige Möglichkeit, um Rachegelüsten anderer entgegenzuwirken, besteht darin, möglichst wenig Anlass dazu zu geben. Das bedeutet nicht, immer alles zu tun, was andere wollen, oder nur angenehm für andere zu sein oder nicht gegen Widerstände anderer anzugehen, sondern es bedeutet, im eigenen langfristigen Interesse möglichst keine offenen Rechnungen zu schaffen. Dabei geht es nicht um ständige Unterordnung, Anpassung und Gefälligkeit und das Ausweichen vor Konflikten, sondern um einen Umgang und eine Kommunikation, die von Respekt und gegenseitiger Wertschätzung getragen ist. Wie schon erwähnt, entstehen Ärger und Wut und anschließende Racheimpulse meist nicht aus dem, was getan oder vertreten wird, sondern aus dem, wie es getan wird. Selbst wenn jemand in einem Konflikt nachgeben muss, wird es nicht automatisch ein Bedürfnis nach Rache geben – selbst wenn Angst und Enttäuschung vorhanden sind –, wenn das Vorgehen des Beziehungspartners transparent und fair wirkt. Rachebedürfnisse entstehen aus dem Erleben von Willkürlichkeit, Unberechenbarkeit, Missachtung, Geringschätzung, Herabwürdigung. Um Veränderungs- oder Entscheidungsprozesse zu gestalten, reicht es nicht, logisch und sachgerecht vorzugehen, sondern diese Logik klar und wertschätzend zu vermitteln, und zwar in der direkten Kommunikation mit den Betroffenen und über die gesamte Zeitspanne. Konstruktive Kommunikation ist also ein den ganzen Prozess begleitendes Ziel. Dazu bedarf es u.a. auch des Mutes zur Gesprächs-**Führung.**

▪ Führung von Gesprächen

Wenn Ich-hafte Motive statt sachgerechter Überlegungen das Handeln bestimmen, müssen diese Motive im Gespräch aufgedeckt werden, denn nur so kann eine Zusammenarbeit fortgesetzt werden, ohne dass weiterer emotionaler oder materieller Schaden entsteht bzw. das destruktive Verhalten Kreise zieht und sich auf weitere Personen auswirkt, z.B. in einer Familientherapie. Das ist aber ohne Zweifel ein anspruchsvolles Vorhaben. Kommt man direkt zum Punkt, indem man z.B. sagt: „Könnte es sein, dass Sie sich mit dem, was Sie da tun, rächen für Kränkungen, die ich durch mein Verhalten bei Ihnen ausgelöst habe?“, wird sich das Gegenüber vermutlich ertappt, bedroht und unsicher fühlen. Dennoch wird es genau darum gehen, nämlich in einer ruhigen und annehmenden Gesprächsatmosphäre und zu einem geeignet scheinenden Zeitpunkt, den Verdacht anzusprechen, dass sich hier jemand rächen oder – schwächer ausgedrückt – „sich revanchieren“ oder „etwas zurückgeben“ will.

Man muss es aushalten können, dass das Gegenüber vielleicht zunächst empört tut, so, als wäre die Frage völlig unverschämt und daneben. Wenn man dann ruhig bleibt und zum Ausdruck bringt, dass man das Verhalten des anderen nicht mit einer Vergeltungsabsicht anspricht, kann das offene Ansprechen des möglichen Rache-Motivs des anderen entlastend wirken. Möglicherweise kann sogar besprochen werden, was ihn ursprünglich am Verhalten des Gesprächsinitiators getroffen oder gekränkt hat. Vielleicht wird der Betreffende aber auch bis zum Ende des Gesprächs nicht offen zugeben, welche seine Motive waren bzw. sind, aber nach dem Gespräch ist auch ihm klar, dass er nicht mehr so weitermachen kann wie bisher. In der Psychotherapie geschehen solche Gespräche im Rahmen des therapeutischen Settings. In anderen Bereichen kann es sinnvoll und notwendig sein, einen Mediator einzubeziehen. Lassen sich derartige destruktive Motive und nachfolgende Handlungen weder besprechen noch verändern, kann es sein, dass die Problematik nur durch eine Trennung gelöst werden kann.

▪ Erkennen von und bewusster Umgang mit sozialen Zielen

Welche konstruktiven sozialen Ziele verfolgen Menschen normalerweise und was muss passieren, dass diese so in den Hintergrund treten bzw. nicht mehr zur Geltung kommen? Dreikurs (2009), ein Schüler Adlers, bezieht sich auf dessen Vorstellung des ursprünglichen „Hingeordnetseins“ auf die Gemeinschaft. Er differenziert vier soziale Grundbedürfnisse:

- das Bedürfnis, dazuzugehören und sich geliebt zu fühlen,
- das Bedürfnis, sich als fähig, wirkmächtig und einflussreich zu erleben und für andere wichtig zu sein,
- das Bedürfnis, respektiert und fair behandelt zu werden,
- das Bedürfnis, sich sicher zu fühlen, Hilfe erbitten zu können und Mut zum Risiko zu haben.

Wer sich in diesen vier Bedürfnisbereichen akzeptiert und zugehörig fühlt, verhält sich nach Dreikurs konstruktiv und leistet aktiv seinen Beitrag zur gemeinsamen Sache. Wenn diese sozialen Grundbedürfnisse nicht erfüllt werden, so folgert Dreikurs aus seinen Untersuchungen an Kindern und Jugendlichen, dann versuchen sie mit allen Mitteln, diese Ziele doch noch zu erreichen und beziehen sich auf die so genannten störenden Nahziele.

Das beginnt damit, die Aufmerksamkeit auf die eigene Person zu richten und sich als Ziel zu setzen, die eigene Position zu verbessern. Dann entsteht die Tendenz, andere und sich selbst zu kritisieren und herabzusetzen. Die Unsicherheit und das herabgesetzte Selbstwertgefühl können dazu führen, dass der Betreffende auf die Idee kommt, Beachtung auf weniger konstruktive Weise zu erzwingen. Bei Kindern in einer derartigen Situation darauf zu setzen, dass mehr Gehorsam vonnöten sei, hat meist gegenteilige Effekte, denn nicht die fehlende Anpassung des Kindes ist das Problem, sondern der durch die Maßnahmen der Erwachsenen herbeigeführte Mangel an Möglichkeiten zur Kreativitätsentfaltung, und der erhöhte Druck nach Anpassung löst den (vermeintlich charakterlich bedingten) Ungehorsam aus.

Dreikurs (2009) hat vier wiederkehrende Muster gefunden, die Kinder und Erwachsene an den Tag legen: die störenden oder irrtümlichen Nahziele. Viele Kinder kommen deswegen in Therapie bzw. werden von Eltern, Erziehern und/oder Lehrern in Behandlung geschickt. Bei den Betreffenden sind ein oder mehrere Muster zu erkennen.

Störende oder irrtümliche Nahziele (nach Dreikurs)

- Die Betreffenden wollen (unbewusst) Aufmerksamkeit, Beachtung und Bedienung erzwingen, z.B. durch exzessive Selbstdarstellung, auffälliges Benehmen, durch Jammern und Klagen und durch Überempfindlichkeit.
- Sie wollen (unbewusst) Macht und Überlegenheit herstellen, z.B. durch Besserwisserei, Lügen, Herabsetzung und Entwertung anderer, Sturheit, ständige Opposition und Rebellion, Demonstration von vermeintlicher Überlegenheit oder (passiv) durch kleinliches Bestehen auf Vorschriften und Problematisieren von Vorschlägen.
- Sie suchen (unbewusst) Rache und Vergeltung, z.B. bestrafen sie die Umgebung für tatsächlich oder vermeintlich erfahrenes Unrecht, durchkreuzen die Pläne anderer, lehnen lustvoll fremde Vorschläge ab, intrigieren, sabotieren und verbreiten Verdächtigungen oder (passiv) durch Misstrauen, Auflaufen-Lassen anderer und durch Nichtweitergabe von Informationen.
- Sie sind permanent in (unbewusster) Verweigerung, d.h. tun nichts oder nur das Nötigste, verweigern sich allem Neuen, täuschen Unfähigkeit und Versagen vor, ziehen sich zurück, strahlen Resignation aus und ziehen auch andere damit runter.

Leider ist es so, dass die Reaktionen auf diese Muster bei anderen insgesamt negativ sind. Das Muster Aufmerksamkeit löst Ärger und Aversion aus. Eine Stufe härter fallen die Reaktionen auf das Muster Streben nach Überlegenheit aus. Es löst Ärger und Wut aus und bringt andere oft dazu, in einen Machtkampf einzusteigen. Noch eine Stufe härter sind die Reaktionen auf Rachefeldzüge. Es entsteht noch mehr Wut und auch Empörung, insbesondere dann, wenn der andere diese hinnehmen muss und diese so eingefädelt wurden, dass man sie nicht nur ohnmächtig hinnehmen muss, sondern auch nicht abwehren kann. Fatalerweise entstehen so eine neue offene Rechnung und damit die Gefahr einer Eskalation von Rache. Das vierte Muster schließlich, die Verweigerung und das Versagen, löst keine starken Gefühle mehr aus. Nach vielleicht anfänglichem Ärger und Verzweiflung wird das Gegenüber nur noch Resignation und Entmutigung empfinden. Insgesamt wird durch die vier Arten der Provokation vielleicht kurzfristig erreicht, was der Betreffende will, nämlich Aufmerksamkeit, Überlegenheit, Rache oder Verweigerung – jedoch erreicht er keine positive Auswirkung auf Akzeptanz und Zugehörigkeit.

Die Erklärungen für derartige Verhaltensweisen eröffnen Lösungsperspektiven, denn die tieferen Ursachen des provokativen Verhaltens können dann erkannt und mit dem Betreffenden (in einer Psychotherapie) durchgearbeitet werden. Insofern ist es zunächst einmal notwendig, sich klarzumachen, dass man darauf verzichten sollte, auf diese störenden sozialen Ziele spontan oder intuitiv zu reagieren. Man läuft dann nur Gefahr, sich in Ärger und Wut bis hin zur Empörung hineinzusteigern und sich letztlich sogar in einen Machtkampf verwickeln zu lassen. Damit täte man genau das, was die unbewusste Absicht des Betreffenden ist, nämlich sich durch die (negative) Aufmerksamkeit bis hin zu einem Machtkampf und Rachegedanken und einer Verweigerung in eine interpersonelle Verwicklung zu begeben. Dadurch löst man nichts, sondern schafft nur ein zusätzliches Problem, wenn man sich dann z.B. in eine destruktive Auseinandersetzung verwickelt.

Den ersten beiden störenden Nahzielen, dem Streben nach Aufmerksamkeit und nach Überlegenheit, kann oft schon damit begegnet werden, dass man dem Betreffenden Ermutigung gibt und das Zugehörigkeitsgefühl stärkt. Wenn es um Rache oder Verweigerung geht, müssen die vermuteten Zusammenhänge beim Namen genannt werden. Es wird sich dann zeigen, was noch im normalen Alltag geklärt werden kann und wann eine Psychotherapie vonnöten ist. Bei allen verdeckten und unbewussten Rache- und Verweigerungsaktionen, die nicht angesprochen werden können, wird es auf eine Psychotherapie oder eine Veränderung der Situation, z.B. Kündigung, Klassenwechsel, hinauslaufen.

- **Konstruktive Auseinandersetzung statt Machtkämpfe**

Machtkämpfe sind eines der schwierigsten Probleme des zwischenmenschlichen, familiären, schulischen, betrieblichen und psychotherapeutischen Alltags, denn sie verursachen immense wirtschaftliche und menschliche Schäden. Wenn jemand in einem Gespräch z.B. das Gefühl hat, unangemessen behandelt worden zu sein, dann interessiert plötzlich weder das aktuelle Thema noch wie wichtig das Ergebnis des Gesprächs für alle Beteiligten sein könnte. In diesem Sinne haben Störungen immer Vorrang, egal ob man sich ihnen sofort und bewusst zuwendet oder nicht. Allerdings bauscht sich die Reaktion auf tatsächliche oder empfundene Störungen leicht zu einem Machtkampf auf, weil diese Störungen meist eine aggressive oder entwertende Stimmung verbreiten. Wenn es dann zur Retourkutsche kommt, ist der Machtkampf da.

Machtkämpfe sind zwar legitim zwischen rivalisierenden Personen, wenn es sich um ein Konkurrenzgeschehen handelt, in dem jeder eine Chance hat. Dennoch muss bedacht werden, dass die Beziehung zwischen den Kontrahenten nach einem Machtkampf belastet ist, und erst recht nach mehreren. Man wird dann vorsichtiger, ist empfänglicher für Nebentöne, man informiert sich nicht mehr, geht sich aus dem Weg, umgeht Themen. Und die Beziehungsqualität, das Vertrauen und die Ergebnisse sinken. Man blockiert und sabotiert sich schlimmstenfalls nicht offen, sondern verdeckt. Und dann ist es nur noch eine Frage der Zeit, bis auch neutrale Dritte funktionalisiert und in Intrigen eingesponnen werden. Die Nachteile von Machtkämpfen zur Durchsetzung von Interessen liegen m.E. auf der Hand. Darüber hinaus erzeugen Veränderungen auch ohne eine Drohgebärde so viel an Ängsten und Widerständen, dass es nicht erforderlich ist, diese durch unnötige Machtkämpfe noch zu vergrößern. Je stärker Menschen sich nämlich bedroht fühlen, desto mehr versuchen sie, sich in Sicherheit zu bringen bzw. die Drohenden loszuwerden.

Es ist sinnvoller und ressourcenschonender, für ein Klima zu sorgen, in dem über Ängste, Bedenken und Einwände offen diskutiert werden kann. Worüber man sich offen auseinandersetzen kann, muss nicht über (verdeckte) Machtkämpfe ausgetragen werden.

Zusätzlich kann der Verantwortliche meist darauf vertrauen, dass er, wenn er alles unternommen hat, um die Kollegen oder (Familien-)Mitglieder oder Mitarbeiter vollumfänglich von der Notwendigkeit der Veränderung zu überzeugen und vorzubereiten, dann letztlich auch der Einsatz von Macht gegenüber Blockierern und Saboteuren Verständnis und Akzeptanz findet.

Niemand ist davor gefeit, ab und zu in destruktiver Weise Macht auszuüben oder sich in Machtkämpfe zu verstricken. Diese Tatsache ist vermutlich ein Phänomen unserer Zivilisation, denn es scheint in frühen Kulturen seltener und weniger destruktiv Krieg gegeben zu haben als in zivilisierten Gesellschaften (Freud 1932; Fromm 1976; Gruen 2016). Wir heute können das Leben nicht immer als Ausdruck von Liebe, von empathischen Wahrnehmungen und Mitgefühl wahrnehmen.

> An seine Stelle tritt eine lauernde Angst vor dem Versagen, von Ohnmacht, da das Streben nach Sicherheit darauf basierte, die Erwartungen der Eltern und anderen Autoritäten zu erfüllen. Und so werden Menschen in unseren Kulturen auf Status und gesellschaftliche Position reduziert. (Gruen 2016, S. 95)

Von einem zerstörerischen Prozess im Sinne einer dauerhaften Destruktion kann jedoch erst bei gegebener Dauerhaftigkeit und Häufigkeit und ständigen Wiederholungen gesprochen werden. Diese Kategorie von destruktiver perverser Machtausübung und Möglichkeiten des Ausstiegs diskutiere ich in ► Abschn. 5.2. Zunächst soll es um Strategien zur Bewältigung der „normalen" destruktiven Machtausübung gehen, die auch jede normal-neurotische Person mehr oder weniger kennt: tödliches Beleidigtsein, Anfälle von Wut und Zorn, Beschimpfung von anderen, Schmeißen von Gegenständen, kurzfristige perverse Rache-Gedanken und -Handlungen, z.B. in Trennungssituationen. Kennzeichnend ist, dass die Person sich nach solchen Situationen fragt, wie es so weit hat kommen können, Schuldgefühle entwickelt und sich gegebenenfalls entschuldigt.

5.1.1 Strategien bei destruktiver Machtausübung des Psychotherapeuten

Natürlich haben Psychotherapeuten ihren Patienten gegenüber eine besondere Verantwortung und sind verpflichtet, jede Form destruktiver Machtausübung, die sie bei sich erkennen, sofort zu beenden und gegegebenenfalls eine Vertrauensperson um Rat und Hilfe zu bitten. Bei so einem hohen Anspruch ist es nicht leicht, sich der eigenen Destruktivität und Zerstörungskraft bewusst zuzuwenden. Vermutlich werden diejenigen, die sich selbst von *jeder* destruktiven Machtausübung freisprechen, die eigene destruktive Machtausübung tabuisieren bzw. verleugnen und dann eher auf die indirekten, passiven und unbewussten destruktiven Machtmittel zurückgreifen (► Abschn. 4.1). Insofern besteht der initiale Schritt aus eigener destruktiver Machtausübung darin, die Tatsache anzuerkennen, dass wir alle ab und zu destruktiv agieren. Wenn man sich dann dem Thema bewusst zuwenden kann, macht es Sinn, sich zu fragen, welche Schwächen in der eigenen Persönlichkeit wohl zu destruktivem Verhalten führen könnten bzw. wo man einen Missbrauch des eigenen Status und Wissens befürchten müsste (► Abschn. 4.3).

Beispiel

Nehmen wir einmal an, Psychotherapeut Bislang-Sorglos fragt sich, warum Patienten allgemein sich wohl so ungern befragen lassen, zumindest hat er selbst die Erfahrung gemacht. Dabei weiß er doch, dass er ganz präzise und sachlich fragen kann und auch sorgfältig und gut ist im logischen Schlussfolgern. Er denkt, dass es seine Stärke ist, dass Patienten von ihm stimmige Erkenntnisse und Analysen erwarten können.

Er will nun untersuchen, wo er wohl aufgrund seiner Persönlichkeit in der Gefahr steht, destruktiv Macht auszuüben. Er weiß aufgrund verschiedener Rückmeldungen und eigener Einschätzung, dass er einige schizoide Anteile hat. Er sucht oft nach einem empathischen harmonischen Verständnis. Besonders bei Patient Vorsicht-Grenze, einem 39-jährigen Juristen, fühlt er sich auf „gleicher Wellenlänge". Der sei ihm ähnlich, findet er.

Da fällt ihm plötzlich eine Situation aus der Sitzung der vergangenen Woche ein. Der Patient freute sich über das empathische harmonische Verständnis des Psychotherapeuten und meinte lächelnd: „So sollte es immer sein. Sie verstehen mich, weil wir uns so ähnlich sind." Der Psychotherapeut erinnert, dass er sich einen kurzen Moment lang etwas unbehaglich fühlte und dachte: „So ähnlich sind wir uns gar nicht." (Im Nachhinein, in der Supervision, meint er, dass er möglicherweise den Verlust der eigenen Identität fürchtete.) Sein bewusster Gedanke war: „Das will ich jetzt genau wissen, wie der Patient das meint." Und fragte haarklein nach und bohrte und bohrte. Das Lächeln des Patienten verschwand, er fragte mit sorgenvollem, irgendwie misstrauischem Blick: „Ich meinte ja nur so. Worauf wollen Sie jetzt hinaus?" und gab nur noch einsilbige Antworten. Bislang-Sorglos merkte das, aber irgendwie war ihm wieder wohler, obwohl er nicht wusste, was passiert war. Nach einer kleinen Pause sagte der Patient: „Meine Mutter war immer so intrusiv." Und erzählte eine Geschichte, die der Psychotherapeut schon kannte. Herrn Bislang-Sorglos wurde es wieder unbehaglich, und er sagte: „Ich denke, ich habe so viel gefragt, da kam ich Ihnen vor wie Ihre Mutter." (In der Supervision wird ihm klar, dass er dazu neigt, aufkommende Übertragungen aus Sorge vor Identitätsverlust sofort deutend im Keim zu ersticken.) Der Patient Vorsicht-Grenze entgegnete: „Ja, kann sein, aber mehr weiß ich dazu nicht. Wir müssen das auch nicht weiter durchkauen." (Der Psychotherapeut bekommt in der Supervision eine Ahnung davon, dass seine gute Intuition, mit der er Übertragungen sofort erfasst, die Gefahr der Grenzverletzung gegenüber dem Patienten beinhaltet.)

Psychotherapeut Bislang-Sorglos spürt, als er diese Sequenz der Sitzung erinnert, dass die Sitzung irgendwie mit einer latenten Gereiztheit des Patienten endete. Er zieht in Betracht, dass er selbst diese Gereiztheit ausgelöst haben könnte. Er reflektiert seine Gegenübertragung (sich dem Patienten ähnlich fühlen, mehrmals ein unbehagliches Gefühl in der Sitzung) und seine Handlungen (intrusives Nachfragen und schnelle Deutung) und kommt aber dann nicht weiter, denkt: „Irgendwie kriege ich es nicht zusammen." Er beschließt, dass Supervision wohl eine gute Idee sei. In der Supervision stellen Supervisorin Hat-Ideen und Herr Bislang-Sorglos Hypothesen dazu auf, wie der Patient seine Interventionen verarbeitet hat. Auf der Heimfahrt ist Herr Bislang-Sorglos mit seinen Gefühlen von Ärger auf sich selbst und eigener Scham beschäftigt, und er überlegt, wie er Herrn Vorsicht-Grenze in der nächsten Sitzung wohl begegnen sollte. (Wie Herr Bislang-Sorglos dann konkret in der Psychotherapie interveniert, wird in ► Abschn. 6.2 dargestellt.)

- **Selbsthilfe-Strategien bei eigener destruktiver Machtausübung**

- Anerkennung der Möglichkeit eigener destruktiver Machtausübung, z.B. Realitätsprüfung
- Beobachtung der Gegenübertragung, z.B. Verschmelzungs- oder starke Angstgefühle, Arbeitsbündnis, eigene Normen infrage stellen
- Selbstreflexion, z.B.: Wann war was und in welcher Situation? Was habe ich gemacht?
- Hilfe, z.B. Abstinenz, Selbstbeschränkung, Stärkung eigener Integrität, Auseinandersetzung mit eigenen narzisstischen Anteilen, Strukturaufbau, Selbsterfahrung, Therapie (Entwicklung guter Objektrepräsentanzen), Supervision
- Maßnahmen, z.B. multimodales Arbeiten, Entwicklung des Privatlebens, Selbstanzeige, Entzug der Approbation
- Weiterbildung, z.B. Literatur, Seminare mit Selbsterfahrungsanteilen (Neurosentypus und Abwehrformation erkennen)
- Kontextanalyse (► Abschn. 6.1), z.B.: Wie hat der Patient meine Aktion verarbeitet?
- Intervention in der Psychotherapie, z.B. Worte finden dem Patienten gegenüber
- Nachbereitung, z.B.
  - Anerkennen, was es war, z.B. Dominanz, Manipulation, Verletzung, Kränkung
  - Anerkennen, dass das Auswirkungen hatte, z.B. Unterlegenheitsgefühl, Trauer
  - Entwicklung von kognitiver und emotionaler Empathie für sich selbst
  - Eingestehen der eigenen Motive, z.B. Überlegenheitsgefühl, Distanzbedürfnis
  - Eingestehen der Wut auf sich selbst, der Scham und gegebenenfalls Trauer
  - Sich selbst verzeihen und einen Umgang mit Schuldgefühlen suchen
  - Anerkennen der eigenen Unsicherheit bezüglich des Umgangs mit dem Patienten
  - Aushalten der eigenen Bedürftigkeit, z.B. nach Verzeihung durch Patienten
- Zurückfinden in die eigene Kraft (► Kap. 7), z.B. das Selbstwertgefühl stabilisieren

5.1.2 Strategien bei destruktiver Machtausübung des Patienten

Patienten können sich im Rahmen des vereinbarten Settings so geben, wie sie möchten bzw. wie es ihnen einfällt. Dennoch können sich Situationen ergeben, in denen Psychotherapeuten den Eindruck haben, dass „es so nicht weitergeht", dass die Behandlung sich in einer Sackgasse oder

Zwickmühle befindet. Es ist dann oft nicht leicht, die (unbewussten) Mechanismen der Beeinflussung durch den Patienten zu erkennen und dann in geeigneter Weise darauf zu reagieren.

Beispiel

Es geht um die zu der Zeit 19-jährige Patientin Versorg-Mich, die im Vorjahr ihr Abitur gemacht hatte. Sie kam in Therapie, weil sie sich oft inkompetent, unsicher und schwach fühlte. Sie hatte den Eindruck, andere nicht verstehen zu können, Beziehungen nicht durchschauen zu können und selbst nicht verstanden zu werden. Es fiel der Psychotherapeutin Verständnis-Gern anfangs auf, dass sie dieser Patientin vergleichsweise viel Unterstützung und Ermutigung zu teil werden ließ. Im Nachhinein wurde ihr auch deutlich, dass die Patientin immer mit Freude, großer Dankbarkeit und einer milden Bewunderung reagiert hatte. Hinweise auf Entwicklungsmöglichkeiten, Perspektiven und Anforderungen nahm sie zur Kenntnis, ging aber nicht weiter darauf ein. Frau Verständnis-Gern hatte mehr und mehr das Gefühl, in einer Sackgasse zu stecken.

In einer Sitzung merkte sie, wie ärgerlich sie mittlerweile über ihre Rolle der verständnisvollen, versorgenden Therapeutin war. Gleichzeitig wurde ihr auch bewusst, dass sie bei dieser Patientin meist mehr als sonst redete, und fragte sich, warum.

Da fiel ihr plötzlich eine Passage aus einem Aufsatz von Sandler (1976) ein, in der er über eine Behandlung berichtete, in der er mehr geredet hatte, als er das sonst tat. Er schrieb, dass ihm nach einiger Zeit des Nachdenkens aufgefallen sei, dass der Patient am Ende seiner Ausführungen seine Stimme meist ein wenig anhob, als stelle er eine Frage, obwohl er keine Fragen stellte. Mit dieser kleinen Veränderung – so Sandler – gelang es dem Patienten, ohne dass er das bewusst beabsichtigte, ihn dazu zu bringen, vergleichsweise viel zu reden.

Die Psychotherapeutin hielt es für möglich, dass ihre Patientin dasselbe unbewusst praktizierte. Indem sie die Therapeutin dazu brachte, für ihre Verhältnisse viel zu sprechen und viel Verständnis anzubieten, verlor sie die Angst, ihr Gegenüber, also die Psychotherapeutin, könnte aufhören, sie zu versorgen. Wenn sie der Patientin aber weiterhin in dieser Weise zur Verfügung stehen würde, würde diese zwar zufrieden, jedoch „klein, unsicher und inkompetent" bleiben. Wenn sie sich aber verweigern würde und dann möglicherweise auch von jetzt auf gleich, würde die Patientin sich erst recht so fühlen und dazu noch beschämt und gekränkt.

Die Psychotherapeutin fand den Mut, die Situation möglichst einfach anzusprechen, ohne sofort kompetent und allwissend eine Lösung parat zu haben und dabei das Arbeitsbündnis im Blick zu haben. (Wie die Psychotherapeutin konkret interveniert hat, wird in ► Abschn. 6.3 dargestellt.)

■ Strategien bei destruktiver Machtausübung des Patienten

Charakterzüge:

- Entschlossenheit
- Geduld
- Konfliktbereitschaft
- Realitätsbezug
- Beharrlichkeit
- Wahrheitsliebe
- Mut und Risikobereitschaft

Therapeutische Haltung:

- Aufmerksamkeit für Widersprüche
- Empathie
- Haltung des Nicht-Wissens
- Fragende Haltung

- Vertrauensaufbau
- Arbeitsbündnis
- Offenheit/Transparenz
- Klare Grenzen
- Klarheit

Interventionen:
- Empathische Validierung
- Klarifikation
- Konfrontation
- Deuten
- Alternative Sichtweisen anregen
- Selektive Selbstöffnung
- Irritierendes Infragestellen (im Sinne einer Verstörung des Systems)
- Challenge
- Verstehen der Interaktion in der Psychotherapie (Kontextanalyse; ▶ Abschn. 6.1)
- Holding
- Containing
- Ressourcenaktivierung
- Verstehen der unbewussten pathogenen Überzeugung
- Widerlegen der unbewussten pathogenen Überzeugung
- Entwicklungsförderung
- Selbst-, Objektdifferenzierung
- Einfach, schlicht intervenieren
- Emotionale Validierung
- Abwehranalyse
- Mentalisierung anregen
- Grenzen aufzeigen

Maßnahmen:
- Grenzsetzung
- Supervision
- Trennung

5.1.3 Strategien bei destruktiver Machtausübung auf beiden Seiten

Die destruktive Machtausübung auf beiden Seiten ist in vielen Filmen in Szene gesetzt worden. Ich möchte hier exemplarisch eine sehr bekannte Komödie erwähnen (▶ „Was ist mit Bob?").

Was ist mit Bob? (1991) – Die Geschichte einer narzisstischen Kollusion
Dr. Leo Marvin glaubt, an der Spitze des Erfolgs angekommen zu sein. Sein neues Buch „Babyschritte" ist ein Bestseller, und eine Fernsehcrew will zu einem Live-Interview in sein Urlaubsdomizil kommen. Kurz vor der Abreise taucht ein neuer Patient, Bob Wiley, in seiner Praxis auf. Leo will ihn schnell loswerden, drückt ihm einfach sein neues Buch in die

Hand und bricht in den Urlaub auf (**destruktive Machtausübung auf Leos Seite**: Versuch, Bob kaltzustellen; narzisstische Kollusion; Pseudomentalisieren und Missbrauch von Mentalisieren; Spaltung gesunder Psychotherapeut und kranker Patient).
Doch Bob glaubt in Dr. Marvin den Erlöser gefunden zu haben und reist ihm in den Urlaub nach. Dr. Marvin versucht, Bob loszuwerden, aber Bob lässt sich einfach nicht mehr abschütteln (**destruktive Machtausübung auf Bobs Seite**: Ausübung von Zwang; narzisstische Kollusion; primitive Abwehrmechanismen).
Leos Familie findet mehr und mehr Gefallen an Bob und seiner Originalität. Bob schaltet sich auch in das Live-Interview ein. Leo ist daraufhin so entnervt, dass er Bob in die Psychiatrie einweist. Dort sind jedoch auch alle von Bob angetan. Völlig verzweifelt muss Leo ihn wieder abholen. Die Geschichte nimmt ihren Lauf, als Bob Leos Schwester Lily kennenlernt und diese schließlich heiraten will. Leo versucht vergeblich, Bob umzubringen, und landet schließlich katatonisch in der Nervenheilanstalt. Als seine Familie ihn zur Hochzeitsfeier von Bob und Lily abholt, kann er sich dort wieder lösen.

Im therapeutischen Alltag sind die destruktiven Machtausübungen auf beiden Seiten natürlich meist wesentlich subtiler und unspektakulärer als im Fall Bob, und man muss seine Aufmerksamkeit ganz bewusst auf diese oft scheinbar ganz beiläufigen Phänomene richten.

Beispiel

Der Vater eines Patienten, Herr Nie-Schuld, hatte berichtet, dass er mit Vorgesetzten und Kollegen am Arbeitsplatz und jüngst auch mit den Lehrern seines Sohnes immer wieder heftige Auseinandersetzungen habe, obwohl er finde, dass diese Kämpfe nicht von ihm ausgingen, denn er versuche immer, die an ihn gestellten Erwartungen der betreffenden Personen zu erfüllen. Er kam zur Sitzung mit deutlichen Anzeichen von Stress, entschuldigte bei der Begrüßung seine Frau und fügte hinzu: „Aber ich werde ihr alles erzählen." Er rannte dann fast in den Behandlungsraum, setzte sich schnell und schaute gleich erwartungsvoll zur Psychotherapeutin Frau Genau-Genommen. Diese fühlte sich von seinem Blick fast schon genötigt, besonders schnell nachzukommen und sich zu setzen, und erwartete, dass er nun loslegen würde, aber zu ihrem Erstaunen trat mindestens eine halbe Minute Schweigen ein. Die Psychotherapeutin sagte dann zuerst etwas: „Worüber möchten Sie heute sprechen? Sie wissen ja, ich warte immer ab, was Sie mitgebracht haben." Der Vater grinste: „Sie haben jetzt aber angefangen." Psychotherapeutin: „Aber nur, weil Sie so lange geguckt haben."
Wenn am Anfang eines Gesprächs der Blick einer Person A auf eine andere Person B fällt, und A stellt fest, dass B sie bereits angeguckt hat, als sie den Blick zu B gewendet hat, dann gibt es eine gesellschaftliche Übereinkunft, dass die Person A, die den Blick zuwendet, die Sprecherrolle und die andere Person B, die den Blick schon zugewandt hatte, die Hörerrolle einnimmt. Man kann also durch Zuwendung des Blicks einem anderen die Rolle des Sprechers zuteilen und sich selbst in die Hörerposition begeben.
Die Psychotherapeutin überlegte nun, dass der Vater genau das getan hatte, ob nun bewusst oder unbewusst, und nun eigentlich hätte erwarten können, dass sie etwas sagt. Sie aber hatte geschwiegen bzw. sich zunächst dem Sprechen verweigert, weil sie fand, dass er gemäß der vereinbarten Grundregel anfangen solle. Und als sie sprach, verletzte sie ihrer Meinung nach gleichzeitig mit dem Hinweis auf die Grundregel die Grundregel selbst. Es war ein stiller Kampf um die Frage, wer zuerst reden müsse bzw. wer den anderen zum Reden zwingen könne. Sie möchte aus diesem Machtkampf aussteigen.

Die Psychotherapeutin denkt über die Anfangssituation nach: Einerseits war die Situation von gesellschaftlichen Übereinkünften bestimmt, und da stehen sie beide auf einer Ebene. Andererseits hatten sie die Grundregel vereinbart, die eine Zuordnung zur Rolle des Patienten(-Vaters) und zur Rolle des Psychotherapeuten bestimmt, möglicherweise von beiden erlebt als eine Zuordnung von „unten" und „oben", d.h. im Sinne von Dominanz und Unterwerfung. Welches Gesetz gilt mehr, das bürgerliche, dem beide in gleicher Weise sich unterzuordnen haben, oder das therapeutische, das auf Vorschlag der Therapeutin zustande kam? Die Psychotherapeutin erkennt ihr eigenes Dominanzstreben ebenso wie die Herausforderung des Vaters. Sie spürt Entschlossenheit. Sie denkt, dass sie sich dem Vater mit einer fragenden Haltung zuwenden sollte und bei ihm (und bei sich selbst) eine alternative Sichtweise anregen könnte, also z.B. zu sagen, dass es bei einer Vereinbarung eigentlich irrelevant sei, wer sie ursprünglich vorgeschlagen habe. Möglicherweise könnte sie auch deuten, wie in der therapeutischen Interaktion die Machtverstrickung passierte, evtl. ähnlich wie in anderen Situationen des Alltags. (Wie die Psychotherapeutin konkret interveniert hat, wird in ► Abschn. 6.3 dargestellt.)

▪ Strategien bei destruktiver Machtausübung auf beiden Seiten

Hier sind die Selbsthilfe-Strategien bei eigener destruktiver Machtausübung sowie die Strategien bei destruktiver Machtausübung des Patienten gleichzeitig zur Anwendung zu bringen. Sich dessen bewusst zu sein vermindert die Gefahr, nur einseitig bei dem Patienten oder sich selbst zu schauen.

Um einem Missverständnis vorzubeugen: Es wird in diesem Buch nicht die These vertreten, dass destruktive Machtausübung in jedem Fall im Keim erstickt werden sollte und dass so schnell wie möglich ein konkreter Ausstieg gefunden werden sollte, wenn sie schon passiert ist. Vielmehr können psychotherapeutische Situationen, in denen destruktive Machtausübung offenbar wird, dazu genutzt werden, um über die weiteren Ziele, ungünstige Beziehungskonstellationen in Vergangenheit und Gegenwart, krank machende Umstände und die eigene Beteiligung daran, über Wünsche und Träume zu reflektieren. Erst wenn destruktive Machtausübung die Stufe erreicht hat, dass dauerhaftes subjektives Leiden des Patienten oder Psychotherapeuten oder des Bezugsystems der beiden eingesetzt hat bzw. droht, dann sollte konkret über einen baldigen oder sofortigen Ausstieg aus diesem Szenario nachgedacht werden. Das ist z.B. der Fall, wenn im Rahmen eines destruktiven perversen Machtszenarios eine hochaggressive, permanente destruktive Machtausübung stattfindet. Die destruktive perverse Machtausübung kennt – wie erwähnt – auch jede normal-neurotische Person mehr oder weniger. Sie kommt bei diesen jedoch nur selten und in Extremsituationen vor und löst hinterher sofort die Frage der Person selbst aus, wie es so weit hat kommen können, löst Schuldgefühle aus und gegebenenfalls ein Bedürfnis, sich zu entschuldigen. Im Unterschied dazu stellt sich derjenige, der dauerhaft destruktive, perverse Macht ausübt, nie infrage, entschuldigt sich nicht, und er sucht auch nie Verantwortung bei sich selbst. Diesen Bereich zu beleuchten und von Angreifer und Opfer zu sprechen bedeutet nicht, dass es in derartigen Situationen nicht gleichzeitig auch für wichtig erachtet wird, psychodynamisch zu denken, um eine neutrale Haltung zu ringen und Übertragung und Gegenübertragung zu beachten. Aber es ist gegebenenfalls zunächst genauso wichtig,

- sich selbst in Sicherheit zu bringen,
- bei Kräften zu bleiben,
- unfreundlich sein zu können,
- Dritte zu kontaktieren,
- destruktive Mechanismen bei sich selbst und anderen zu erkennen,
- jemanden konfrontieren zu können und dabei keine emotionale Empathie zu zeigen,
- klar zu haben: Empathie kann emotionale Kälte nicht schlagen (Wer das denkt, landet in Ohnmacht und ist damit wieder Teil des Szenarios),

- klar zu haben: Mentalisieren kann Nicht-Mentalisieren nicht schlagen (Wer das denkt, landet in Ohnmacht und ist damit wieder Teil des Szenarios),
- im Extremfall die Einschaltung von Justiz und Rechtsanwalt nicht auszuschließen.

5.2 Wege aus destruktiven, perversen Machtszenarien

„Es ist schwer, sich gegen eine Gewalt zu wehren, die weder greifbar noch beweisbar ist und die doch verletzt", schreibt Hirigoyen (2002) im Klappentext ihres Buchs „Die Masken der Niedertracht". Sie benennt mit klaren Worten die Phänomene und Verbreitung der seelischen Gewalt im Alltag.

> » Ein Mensch kann einen anderen tatsächlich durch fortgesetztes seelisches Quälen vernichten, was man mit Fug und Recht „psychischen Mord" nennen kann. Wir sind alle schon auf verschiedenen Ebenen Zeugen solcher Angriffe gewesen, zwischen einem Paar, innerhalb von Familien, in Betrieben oder auch im politischen und sozialen Leben. Trotzdem erweist sich unsere Gesellschaft als blind gegenüber dieser Form indirekter Gewalt. Unter dem Vorwand von Toleranz wird man nachsichtig. (ebd., S. 9)

Sicherlich kann sich – wie erwähnt – niemand von uns davon freisprechen, ab und zu in einer wütenden und feindseligen Weise „pervers" gehandelt und dabei auch möglicherweise Schadenfreude oder sadistische Lust empfunden zu haben. Zerstörerisch wird der Prozess aber erst durch Häufigkeit und Wiederholung (ebd., S. 11). Ich werde im Folgenden die Phänomene perverser seelischer Machtausübung skizzieren sowie einen wirksamen Umgang damit benennen.

Aggressionen sind subtil, finden oft unter Ausschluss der Öffentlichkeit statt, es gibt verdeckte Botschaften, es gibt keine Erklärungen für unverständliches, unberechenbares Verhalten, man findet Demütigungen, Verachtung, Angst, Verfälschung der Realität, sadistischen Triumph, Negierung von Werten, Normen und Tradition. Wenn diese Beziehungsmerkmale nicht nur vorübergehend und krisenhaft, sondern lange andauernd und permanent das Leben bestimmen, kann man von destruktiv-perverser Beziehungsgestaltung sprechen. Dann ist nicht Liebe, sondern Hass, möglicherweise auch der Hass auf die Liebe (Hurni u. Stoll 1999) Grundlage der Beziehung, zumindest vonseiten des Angreifers. Dann ist es die Aufgabe des Angegriffenen, zu erkennen, dass er oder sie nichts tun kann, um das zu ändern, d.h., er oder sie muss seine Ohnmacht erkennen. Zu allem Überfluss treibt die Rechtfertigungs- und Verteidigungshaltung das Opfer zu Verhaltensweisen, die die Umgebung reizen bzw. von dieser als sonderbar erlebt werden, da der beherrschende Einfluss für Außenstehende nicht sichtbar ist. „Die Umgebung versteht nicht und wird zu einer negativen Meinung über das Opfer verführt" (Hirigoyen 2002, S. 120). Häufig geht die Ohnmacht und Ausweglosigkeit so weit, dass „einzig das Gesetz (…) die Reichweite der Gewalt begrenzen" kann (ebd., S. 49). In gerichtlichen Auseinandersetzungen und Scheidungsprozessen ist es jedoch selbst für die Richter oft schwer, zu erkennen, wer wen manipuliert, und sie haben dann selbst Sorge, Opfer von Manipulation zu werden.
Die Reaktionsfähigkeit des Opfers wird blockiert (ebd., S. 80ff), u.a. durch

- Verweigern von Kommunikation,
- Herabwürdigen und Beleidigen,
- Behandeln als Ding-Objekt,
- Ausnutzen der Stärke und Fähigkeiten,
- Diskreditieren im Beisein anderer,

- Isolieren,
- Schikanieren,
- Verleiten des anderen zu Fehlern,
- Aufbauschen von Fehlern,
- sexuelle Belästigung und Übergriffe,
- körperliche Gewalt.

Macht in den Händen skrupelloser Menschen ist deshalb so furchtbar, weil sie im übertragenen und realen Sinn Gebrauch machen von ihren Waffen.

Perverse Machenschaften der Angreifer (Beispiele)

- Einsatz von Charme und Attraktivität
- Einsatz von Autorität
- Schwäche erzeugen durch Lähmung des Opfers
- Furcht erzeugen
- Mit Belohnungen (Familie) oder Beförderung (Betrieb) winken
- Selbstzweifel säen
- Verwirrung und Depression ausnutzen
- Offene oder verdeckte Drohungen aussenden
- Kommunikation als Verhinderung von Austausch
- Angstauslösende Sprache und Klangfarbe
- Lügen, Spott, Verachtung
- Sich aufzwingen, Distanz nicht wahren
- Im Endstadium: offener Hass, Gewalt, Verkehrung von Gut und Böse, Wahn

Die Folgen für den Angegriffenen

- Anfangs: Verzicht auf Konfliktführung
- Negative Seiten werden gesehen, dafür aber andere Seiten idealisiert
- Zerrüttung der Fähigkeiten
- Das eigene Selbstwertgefühl verlieren
- Der eigene Zweifel („Kann ich wirklich nichts?")
- Umgebung gibt meist keinen Halt nach dem Motto: Es gehören immer zwei dazu.
- Beginnender Stresszustand mit Herzrasen, Nervosität, Kopfschmerzen, Ängstlichkeit
- Chronischer Stresszustand mit funktionellen, organischen, psychischen Erkrankungen
- Isolation und Vereinsamung
- Im Endstadium: Starre, Dekompensation, Trennung oder Tod

Ermann hat die Welt des perversen Denkens treffend in Worte gefasst:

> » Perverses Denken tritt also nicht nur in der klinisch manifesten Perversion auf, sondern kann auch bei anderen psychischen Organisationen in Erscheinung treten. Es ist weder an aggressive noch an sexuelle Akte gebunden. Perverses Denken ist ein Funktionszustand, der außerhalb der Realität und der Phantasiewelt liegt und auftritt, wenn grundlegende

> Veränderungen bevorstehen. Es schafft eine Verleugnung als Schutz gegen Destruktion, verändert aber nicht wirklich die Realität, sondern schafft eine zweite Wirklichkeit neben der objektiven. Es besteht darin, dass die Betroffenen gleichzeitig in zwei unvereinbaren Realitäten denken und die Unvereinbarkeit verleugnet wird. Das Nebeneinander wird zur Normalität erklärt. (Ermann 2005, S. 188)

Beispiel

In der letzten Stunde vor den Osterferien kommt der 8-jährige Patient Viel-Wut mit den Worten zur Tür herein: „Heute töte ich dich." Die Psychotherapeutin Frau Hab-Acht wundert sich, dass der Patient nach zahllosen Sitzungen mit aggressiven Phantasiespielen, in denen gemordet und zerstört wurde, nun eine Phantasie direkt gegen sie richtet.
Sie sagt: „Du bist wütend auf mich?"
Er zischt: „ … weil du so geisteskrank bist und immer so blöd guckst."
Sie überlegt und wagt eine Deutung: „Vielleicht bist du so wütend auf mich, weil ich in Ferien gehe und wir uns nicht sehen können."
Er: „Spinnerin, Spinnerin, Spinnerin, ich will nichts mehr hören."
Psychotherapeutin: „Aber ich bin darauf gekommen, weil wir sonst gut spielen und du mir so etwas noch nie gesagt hast."
Er: „Ich will nichts mehr hören, weil meine Wut wegen der letzten Ferien noch nicht vorbei ist, merk dir das.
Psychotherapeutin: „Oh, das habe ich nicht gewusst, … "
Er: „Schluss jetzt" und haut kräftig auf den Tisch.
Die Psychotherapeutin überlegt. Indem der Patient sie „mundtot" machen will und damit ihre Verbindung zu ihm angreift, aber gleichzeitig seine wütende Reaktion mit den Ferien der Psychotherapeutin zu tun hat und das seinen Bindungswunsch zeigt, erinnert sie sich an den Aufsatz „Angriffe auf Verbindungen" (Bion 1959), in dem Bion frühe Nähe-Distanz-Konflikte beschreibt. Sie beschließt, doch noch einen verbalen Interventionsversuch zu machen, weil sie den Patienten so nicht in Ferien gehen lassen möchte. Im letzten Moment fällt ihr ein, dass die Eltern auch (nach ihr) für die Osterferien abgesagt hatten, weil sie zu Verwandten fahren wollten. Sie fragt den Patienten: „Fährst du eigentlich weg in den Osterferien?" Er schaut sie zum ersten Mal in der Sitzung direkt an: „Na und?" (Wie die Psychotherapeutin dann konkret interveniert hat, wird in ► Abschn. 6.5 dargestellt.)

Beispiel

Das Ehepaar Problem-Fall hatte sich angemeldet wegen Lustlosigkeit des Ehemannes. In der ersten Sitzung bei Psychotherapeut Bemüht-Sich wird klar, dass diese Störung besteht, seit er dessen gewahr wurde, dass seine Frau Sex auf Parkplätzen und in Saunen sucht. Er sagt, dass ihn das schockiert habe und er es auch eklig finde. Und vielleicht sei es ungerechtfertigt und kleinlich, aber er habe Angst vor Krankheiten, und das sei immer in seinen Gedanken, wenn seine Frau Sex wolle. Der Psychotherapeut bemüht sich redlich, das „Symptom" in den richtigen Rahmen zu rücken, indem er sagt, es gebe ja eine konkrete Befürchtung, die es dem Mann schwermache. Er zeigt Verständnis für den Mann und für die Frau, scheut sich jedoch, die Realitätsangemessenheit der Befürchtungen anzusprechen, sondern spricht an, dass es wichtig sei, die Dynamik beider, und wie sie vielleicht in Kollusion gerate, gemeinsam zu untersuchen.
Zu seinem Erstaunen kommen beide zur zweiten Sitzung strahlend und berichten, es sei alles gut. In der ersten Sitzung habe der Psychotherapeut die Bedenken des Mannes zerstreut. Sie hätten in der vergangenen Woche ein paar Mal Verkehr gehabt, und es sei ihm sogar gelungen,

dabei auf ein Kondom zu verzichten. Herr Bemüht-Sich fühlt sich extrem unbehaglich. Während er schwach lächelt und nickt, laufen seine Gedanken auf Hochtouren. Er hat den Eindruck, dass seine Bemühungen eher widersinnig dazu genutzt wurden, die perverse Paar-Dynamik bzw. das perverse Szenario von Sexualität und Herabwürdigung und das Spiel mit Krankheit und Tod zu steigern. Und er gerät in innere Wallung darüber, dass er auch noch verantwortlich dafür sein soll. Er fühlt sich verpflichtet dazu, diese Dynamik aufzuzeigen, selbst um den Preis, dass das Paar nicht wiederkommen sollte. (Wie der Psychotherapeut konkret interveniert hat, wird in ► Abschn. 6.6 dargestellt.)

Allgemeine Strategien, um als Opfer einem solchen Szenario zu entkommen

- Erkennen der Mechanismen und der eigenen Ohnmacht
- Unterstützung finden
- Handeln
- Innerlich widerstehen
- Psychisch widerstehen
- Die Justiz einschalten
- Vorbeugung ausbauen

Psychotherapeutische Strategien zur Meisterung eines destruktiv-perversen Machtspiels

1. Sich selbst helfen

In den meisten Fällen geht es darum, dass Psychotherapeuten sich zunächst selbst aus der Gefahrenzone bringen müssen, um von da aus dem anderen und sich selbst helfen zu können. Manche Therapeuten müssen dann die eigene absolut gesetzte Helfer-, möglicherweise auch die Opferrolle überwinden (► 2).

In seltenen Fällen, wenn der Psychotherapeut erkennt, dass er selbst der destruktive Angreifer ist, muss er den Patienten so schnell wie möglich schützen und sich psychotherapeutische Hilfe suchen (► 3) oder sich sogar selbst anzeigen.

2. Dem Patienten, der Opfer ist, helfen

Fälschlicherweise wird oft gesagt, die Opfer müssten die Lust am Leiden aufgeben bzw. überwinden. Darum geht es aber nur in seltenen Fällen, nämlich dann, wenn eine masochistische Veranlagung vorliegt. Allenfalls geht es darum, dass der destruktiv Perverse den masochistischen, depressiven oder narzisstischen Anteil des Opfers ausnutzt. In den meisten Fällen sind die Opfer mehr oder weniger zufällig zur falschen Zeit am falschen Ort, um Opfer dieses destruktiv-perversen Menschen zu werden. Oft kommt hinzu, dass sie nicht rechtzeitig flüchten, selbst wenn sie schon erkannt haben, wie gestört derjenige ist, und dass sie selbst Ziel dieser Angriffe sind, denn sie können „das Gute" in demjenigen sehen und denken, ihnen zuliebe ändere er oder sie sich möglicherweise. Erschwerend wirkt sich dann noch aus, wenn das Opfer in seiner Ursprungsfamilie von Anfang an die Heiler-Rolle zugeteilt bekommen oder selbst gewählt hat. Oft schaffen es die Betroffenen nicht allein, u.a. kann eine Psychotherapie helfen. Psychotherapeuten, die mit Opfern seelischer und körperlicher Gewalt arbeiten wollen, sei empfohlen, aktiv Kommunikation zu pflegen, wohlwollend und aktivierend zu arbeiten, um zu verhindern, dass eine zu abstinente Haltung für den Patienten „nicht wesentlich verschieden von der Sachlage, die seinerzeit – ich meine in der Kindheit – krankmachend wirkte" (Ferenczi 1933, S. 306) erlebt wird. Die genannten grundlegenden Bestandteile der therapeutischen Haltung sind auch Teil der Haltung mentalisierungsbasiert arbeitender Psychotherapeuten.

Ebenso ist es hilfreich, nicht mit der Reflexion des eigenen Anteils an der destruktiv-perversen Kommunikation zu beginnen, denn der Betroffene macht sich ohnehin schon permanent Gedanken, was er oder sie „jetzt schon wieder getan" hat, und leidet unter überwertigen Schuldgefühlen. Die Alternative wäre dann nur ein „mehr Desselben" (Watzlawick 1983) und würde zu keiner Lösung führen.

Eine psychotherapeutische Hilfe kann in folgenden Schritten erfolgen:
- Wahl des Psychotherapeuten (der aufseiten der Ziele des Patienten steht),
- Perversion beim Namen nennen,
- sich befreien,
- sich frei machen von Schuldgefühl,
- den eigenen Anteil in den Blick nehmen,
- Herausfinden aus dem Leiden,
- Heilen (► Kap. 7).

Oder alternativ:

▪▪ 3. Dem Patienten, der Angreifer ist, helfen

Diese Patientengruppe ist relativ klein. Als Psychotherapeuten haben wir meist mit den Opfern zu tun. Destruktiv-perverse Menschen kommen nicht oft in Psychotherapie, weil sie sich keiner Störung bewusst sind bzw. unbewusst den eigenen psychischen Zusammenbruch fürchten. Um sich selbst zu stabilisieren, ist ihre Aggression auf den psychischen Bereich des Gegenübers gerichtet, aber im engeren Sinne rührt die „seelische Perversion" nicht von einer psychiatrischen Störung her, sondern von einer „kühlen Rationalität, verbunden mit der Unfähigkeit, die anderen als menschliche Wesen zu betrachten" (Hirigoyen 2002, S. 13). Gruen und Weber (2001) beschreiben, dass die ersten Interventionen in Konfrontationen dieser Patienten mit der eigenen Schwäche bestehen müssen, nämlich ihrer Angst und Feigheit und speziell mit ihrer Angst vor Gefühlen. Diese Interventionen führen im freiwilligen ambulanten, tagesklinischen oder stationären Setting leicht zum Abbruch der Therapie, es sei denn, es besteht aus irgendwelchen Gründen ein ausreichender Leidensdruck. Dieser kann z.B. darin bestehen, dass dieser Mensch aus seiner Familie oder Gruppe ausgeschlossen wurde. Ausschluss und Einsamkeit ist das Einzige, was diese Menschen erreicht und Selbstmitleid auslösen kann.

Erst wenn Konfrontationen zu einem Zusammenbruch der grandiosen und kalten Abwehr geführt haben, kann Psychotherapie im normalen Sinne greifen bzw. können Mitgefühl und Einfühlung zugelassen und wertgeschätzt werden. Insofern scheint eine Einflussnahme möglich, aber bei der Behandlung derartiger Störungsbilder muss der Behandler im Blick behalten, wie diese Patienten aufgewachsen sind. Im Gegensatz zu anderen haben sie in ihrer frühen Entwicklung keine oder eine perverse Form von Liebe erfahren, sie empfinden Angst vor der Liebe, weil sie nicht wissen, wie sich Geliebt-Werden (und Lieben) anfühlt und auswirkt.

In der Arbeit sowohl mit Opfern als auch mit Angreifern darf es – langfristig gesehen – natürlich nicht einseitig um eine moralische Verurteilung der Angreifer und die Gutsprechung der Opfer gehen, denn das hält die innerseelische Spaltung im Täter-Opfer-System aufrecht. Und der Psychotherapeut würde sich dann genauso einseitig als Retter dazugesellen.

Dadurch würde die Möglichkeit zur Grenzfindung verhindert. Gute und elastische Grenzen entstehen nur dort, wo sich „Gut" und „Böse" vereinen dürfen, anders ausgedrückt: Wer sich abgrenzen kann, hat die Opferrolle bewältigt. In der Psychotherapie sollte es also um die Integration von nicht gelebten Persönlichkeitsanteilen gehen. Langfristig gilt es, die innere und äußere Spaltung in Täter-Opfer aufzulösen, die Gesamtszene zu verstehen und dadurch zu verhindern, dass ein Pol ausgelagert bleibt und weiterhin per Projektion im anderen geliebt oder bekämpft werden muss.

Aber bei allen langfristigen Integrationsbemühungen darf nicht aus dem Blick geraten, dass im Umgang mit destruktiv-perversen Patienten die ersten Maßnahmen und Interventionen nicht (nur) im Nett- und Freundlich-Sein und Mitgefühl-Zeigen bestehen und die ersten Gedanken auch nicht in Richtung Integration gehen können, denn dafür erntet man Verachtung und wird zudem aufgrund der fehlenden strukturellen Voraussetzungen dieser Patienten für unsicher, unklar und konturlos gehalten, und daraus können Missverständnisse entstehen. Erst wenn inhaltliche Konfrontationen zu einer Infragestellung der grandiosen und kalten Abwehr geführt haben, kann Psychotherapie im normalen Sinne Wirkung zeigen.

Ich komme nun zu den Interventionen der mentalisierungsbasierten Psychotherapie (MBT), die geeignet scheinen, als Ergänzung zu den zuvor in diesem Kapitel beschriebenen Strategien und Maßnahmen im engeren Sinne Mentalisierung einzuleiten. Vertreter der MBT behandeln unter Verwendung bzw. Hinzuziehung dieses Ansatzes auch Patienten mit Störungen des Sozialverhaltens und soziopathischen Störungen (Bateman u. Fonagy 2008). Diese Behandlungsansätze werden in Deutschland aktuell systematisch untersucht und liegen daher noch nicht in manualisierter Form vor (vgl. z.B. Taubner 2008; Taubner et al. 2015).

5.3 Mentalisierungsbasierte Interventionen

Die Grundzüge der mentalisierungsbasierten Therapie (MBT) werde ich auf Grundlage der Literatur der Begründer darstellen (z.B. Allen u. Fonagy 2006; Bateman u. Fonagy 2006; Allen et al. 2011). Zentrales Ziel der MBT ist die Förderung bzw. Wiederherstellung von Mentalisierung. Die Behandlung fokussiert auf die Bindungsbeziehung zwischen Patient und Psychotherapeut. Der Psychotherapeut achtet stets auf eine funktionsfähige Arbeitsbeziehung und versucht, Angriffe auf diese abzuwehren. Die mentalen Prozesse werden beobachtet und gefördert, insbesondere wird versucht, nichtmentalisierende Prozesse aufseiten des Patienten und des Therapeuten zu identifizieren. Daraus ergeben sich die folgenden **allgemeinen Behandlungsstrategien**:

Allgemeine Handlungsstrategien der MBT

- Sicherheit vermitteln, sicheres Milieu herstellen – Ziel: Hyperaktives Bindungssystem deaktivieren
- Neugier vermitteln, Freude, Hoffnung wecken – Ziel: Explorationssystem aktivieren
- Kohärenzerleben fördern – Ziel: Identitätsentwicklung aktivieren
- Allgemein Austausch fördern – Ziel: Mentalisierungsfähigkeit fördern

Um diese allgemeinen Behandlungsstrategien verwirklichen zu können, muss der Psychotherapeut die in ► Kap. 2 beschriebenen prämentalisierenden Denkmodi erkennen und diese in Interventionen und Formulierungen berücksichtigen können. Patienten im kontingenten Erleben geben nur Beobachtbares wieder, wirken immer fragmentiert. Als Psychotherapeut bekommt man kaum eine Vorstellung von der Alltagswelt des Patienten. Im teleologischen oder zielgerichteten Modus kann jemand eigene und fremde Handlungen als zielgerichtet interpretieren, kann jedoch die Ursachen und Motive nicht erkennen. Nur die auf den physikalischen Raum beschränkte Realität zählt, also nur das, was beobachtet werden kann. Im Modus der psychischen Äquivalenz können Gedanken und äußere Realität nicht unterschieden werden. Es gilt die Gleichsetzung Wort = Gedanke = Realität. Innere Zustände werden als real erfahren. Im Als-ob-Modus sind die Gedanken, die Motive und Ängste (wie im Spiel) von der Realität getrennt.

Die Berücksichtigung des Denkmodus des Patienten bedingt auch eine defensive **Therapeutische Grundhaltung**, die von den folgenden Annahmen bestimmt wird:

- Irrtümer kommen vor,
- nichtwissende Neugier,
- Exploration vor Einsicht,
- Prozess vor Inhalt,
- Pluralität vor Objektivität,
- Unterbrechung und Wiederherstellung.

Der Psychotherapeut achtet in jeder Sitzung darauf, welche **Mentalisierungsdimensionen** betrachtet werden können, hat dabei gegebenenfalls konkret den Mentalisierungsstern (► Abschn. 3.3) im Sinn und versucht Fixierungen zu lockern bzw. Defizite auszugleichen, damit eine ausbalancierte Mentalisierungsfähigkeit entstehen kann:

- Kognition vs. Emotion,
- Selbst vs. andere,
- innen vs. außen,
- explizit/kontrolliert vs. implizit/spontan.

Die Interventionen in jeder Sitzung folgen dem Prinzip, dass auf einer Basis von empathischer Validierung und Vertrauen, deren Tragfähigkeit sich immer wieder zeigen muss, grundlegende Interventionen wie Klären, Elaborieren, Konfrontieren und Challenge (Herausforderung) stattfinden. Wenn diese beiden Stufen gut gemeistert werden, können Psychotherapeut und Patient sich dem Basismentalisieren zuwenden, d.h., die prozessorientierte Beziehungserfahrung mit der Erforschung von Intentionen, Auslösern und Reaktionen steht im Vordergrund. Dann kann die Mentalisierung der Übertragung in den Blick genommen werden, wobei das Deuten von Übertragung nicht ausgeschlossen, aber nicht als Ziel gesehen wird. Beim Umgang mit Übertragung werden z.B. Übertragungs-Marker benutzt, Projektionen nicht zurückgewiesen, Affekte und Übertragungs-Auslöser erfragt, Übertragungen in der Realität des Patienten verstanden sowie Übertragungsinhalte gedeutet. Daraus ergibt sich eine Reihenfolge von Fokussierungen.

Reihenfolge der Explorations- und Mentalisierungsfokusse

- Affekte, die mit äußerlich beobachtbarem Verhalten verbunden sind
- Emotionaler und motivationaler Kontext für die Affekte
- Interpersoneller Kontext der Affekte außerhalb der therapeutischen Beziehung
- Das übergeordnete interpersonelle Thema innerhalb der Therapie
- Der spezifische (Übertragungs-)Kontext innerhalb der therapeutischen Beziehung

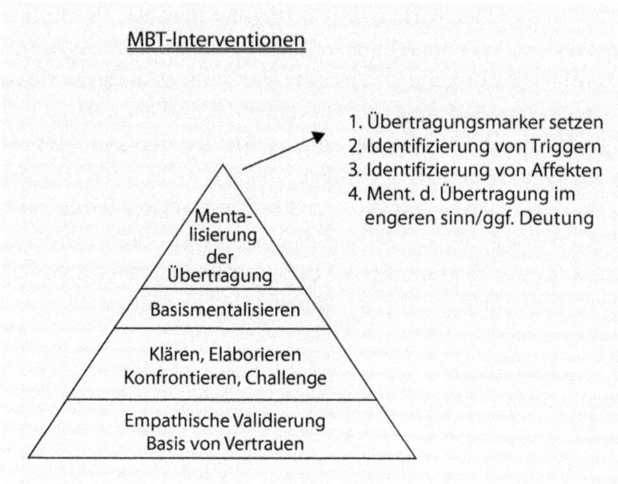

Abb. 5.1 Pyramide der MBT-Interventionen

Zusammenfassend betrachtet, wird also erklärtermaßen bewusstseinsnah interveniert bzw. Bewusstheit schrittweise erarbeitet. „Widerstand" wird verstanden als erhöhter Bedarf nach gemeinsamer containender Aktivität innerhalb der therapeutischen Beziehung. Die therapeutische Arbeit erfolgt Schritt für Schritt aufbauend, immer im Wechselspiel mit der Schaffung oder Wiederherstellung einer sicheren zwischenmenschlichen Basis im therapeutischen Kontakt (Abb. 5.1).

In ► Kap. 6 werde ich die Fallvignetten dieses Kapitels weiterführen, Interventionen der Psychotherapeuten beschreiben und diese Beispiel-Interventionen daraufhin untersuchen, ob die jeweilige destruktive Machtverstrickung auf beiden Seiten erfolgreich bewältigt wurde. Erfolgreiche Bewältigung bedeutet nicht, Macht und Einfluss im Ansatz zu unterbinden, sondern aus destruktiven Prozessen unter Berücksichtigung der ethischen und moralischen Prinzipien der Beteiligten sowie der empathischen Reaktionen auszusteigen und diese in konstruktive Prozesse zu transformieren. Zunächst werde ich in ► Abschn. 6.1 die Methode der Kontextanalyse vorstellen, mit deren Hilfe ich die therapeutischen Prozesse analysiere und die „erfolgreiche Bewältigung" beurteile.

Woran erkenne ich die erfolgreiche Bewältigung einer destruktiven Machtverstrickung?

M.-L. Althoff, *Macht und Ohnmacht mentalisieren*, Psychotherapie: Praxis,
DOI 10.1007/978-3-662-50329-4_6

In der Psychotherapie geht es auf klinischer Ebene darum, die Wirkungen der eigenen Interventionen im Blick zu haben, vor allem dann, wenn man potenziell machtvoll interveniert hat. Wenn es darum geht, Wege aus destruktiver Machtausübung bzw. destruktiv-perversen Macht- und Ohnmachtsszenarien zu finden, ist dieser Blick auf die Wirkung der eigenen Interventionen unerlässlich, im wahrsten Sinne des Wortes notwendig. In diesem Kapitel wird zu Beginn die Methode der Kontextanalyse vorgestellt, mittels der es in der Praxis systematisch und auch „on the fly" gelingen kann, psychotherapeutische Interaktionen und Interventionen als konstruktiv oder destruktiv einzuschätzen und dann entsprechend zu reagieren. Anschließend gebe ich exemplarisch Einblick in meine Methode der Auswertung des eigenen Handelns mittels der Kontextanalyse.

6.1 Die Kontextanalyse zur Auswertung von Patient-Therapeut-Interaktionen

Wie ich an anderer Stelle (Althoff 2009, 2013) ausführlich beschrieben habe, arbeite ich mit dem kontextanalytischen Vorgehen der adaptiven Psychoanalyse (z.B. Langs 2004). Dieses Vorgehen sei hier noch einmal grundlegend skizziert. Ich sehe allgemein meine Aufgabe als Psychotherapeutin (sowie als Supervisorin und Lehrtherapeutin) darin, mit Patienten (und Supervisanden und Analysanden) zusammen die Frage der Dreifachpassung zu untersuchen, d.h. die Passung von Patient und Therapeut sowie die Passung von Patient und Verfahren (Leuzinger-Bohleber 2001). Diese Untersuchung rege ich auch bei der Frage des Umgangs mit Macht an. Kann ich als Psychotherapeutin erfassen, wie der Patient die beiderseitigen Interaktionen und meine Interventionen bewusst und unbewusst bewertet? Und welchen Wert hat das? Bei der Arbeit an den unbewussten, verschlüsselten Kommentaren des Patienten lasse ich mich leiten von der Annahme, dass Menschen ein **unbewusstes Wissen** darüber haben, welche Normen und Regeln für sie und andere adäquat und förderlich sind (vgl. Langs 1984; Smith 1991). Ich versuche also zu erkennen, welche Interventionen **vom Patienten selbst** so eingeschätzt werden, dass sie seinen (unbewussten) Prinzipien und seiner Ethik entsprechen und zu seiner Gesundung beitragen können. Wie kann die unbewusste Bedeutung, die der Patient einer Intervention des Therapeuten (und deren Implikationen) beimisst, entschlüsselt werden?

6.1.1 Das kontextanalytische Vorgehen

Das kontextanalytische Vorgehen liefert ein Evaluationskonzept, das Kriterien für die Wirksamkeit der eigenen Arbeit im laufenden Prozess liefert (kurz: „on the fly"). Man untersucht die ersten abkömmlingshaften Reaktionen des Patienten nach einer Intervention des Psychotherapeuten und listet auf:

- Themen, die positiv und bestätigend oder negativ und nicht bestätigend sind und
- Informationen, die die unbewussten Einsichten, die mit der Intervention, die gerade gegeben wurde, weiter erläutern und ausweiten (vgl. Langs 2004). Mithilfe dieser Auflistung wird beurteilt, ob von einer Validierung oder Falsifizierung (auch Mischformen zählen zur Falsifizierung) der Intervention ausgegangen werden kann.

Langs (1982) gibt zwei Kriterien für **Validierung** an:

Interpersonelle Validierung (Langs 1982, 2004) Damit ist gemeint, dass in den Reaktionen des Patienten zum Ausdruck kommt, dass er oder sie ein Erlebnis von Verstandensein, guter

Zusammenarbeit, Nähe hatte. In den Erzählungen und Einfällen tauchen z.B. Menschen auf, die verständnisvoll, klug, liebenswürdig, unterstützend, hilfreich sind und Erinnerungen an geschätzte Lehrer, einen kompetenten Arzt, liebe Freunde. In Anlehnung an Stern et al. (2012, S. 258) kann eine „Vitalisierung" beobachtet werden. Eigene Untersuchungen weisen darauf hin, dass eine Zunahme des Sicherheitsgefühls zu verzeichnen ist (Althoff 2009).

Kognitive Validierung (Langs 1982, 2004) In den Einfällen des Patienten kommt zum Ausdruck, dass die Neugruppierung des Materials durch den Therapeuten stimmig war und neue Sinnzusammenhänge eröffnet hat. Es zeigt sich, dass diese neuen Einsichten der Deutung des Psychotherapeuten hinzugefügt werden. Kognitive Validierung wird repräsentiert durch Erzählungen, die neue Aspekte der Symptomatik oder der Widerstände des Patienten eröffnen, und zwar unerwartet für beide, Patient und Therapeut (vgl. Langs 2004).

Ergänzend betrachte ich langfristig auch die klinische Validierung.

Klinische Validierung Diese ist gegeben, wenn sich die Symptome und Beziehungen des Patienten bessern. Zusätzlich kann bei der Evaluation von Interventionen in der supervisorischen Beziehung eine mehrdimensionale Dimension der klinischen Validierung betrachtet werden. Diese findet „ihren Ausdruck in der benignen (…) Entwicklung der therapeutischen Interaktion des Supervisanden mit seinem Patienten, die an der unbewussten Validierung des Patienten (und der des Supervisanden) abgelesen werden kann" (Kahl-Popp 2010, S. 475).

Nach Langs (1982) wird **Nicht-Validierung oder Falsifizierung** interpersonell und kognitiv angezeigt.

Interpersonell auf drei Arten, nämlich durch

- das Fehlen von Erzählungen oder Berichten bzw. Einfällen,
- durch das Fehlen von positiv getönten Bildern,
- durch negativ getönte Themen wie z.B. Leute, die blind, verständnislos, egoistisch sind,

kognitiv durch die Abwesenheit von neuem, erkenntnisreichem Material.

Ich bin gemäß der kontextanalytischen Methode erst dann von der Stimmigkeit meiner Intervention überzeugt, wenn ich vom Patienten beide bzw. vom Supervisanden alle drei Arten der Validierung spontan erhalten habe. Nichtvalidierende Reaktionen (und Mischformen) machen es erforderlich, den Kontext und die Interpretation noch einmal zu überdenken und dabei auch die nach der Intervention erhaltenen Informationen einzubeziehen.

Konkrete Umsetzung

Im Folgenden werde ich, wie angekündigt, die Beispiele aus ► Kap. 5 weiterführen und um die Interventionen der Psychotherapeuten und Reaktionen der Patienten und Psychotherapeuten ergänzen. Damit möchte ich meinen Umgang mit destruktiver Machtausübung und destruktiv-perversen Machtszenarien verdeutlichen, gleichzeitig bestimmte immer wiederkehrende Konfliktsituationen skizzieren und die kontextanalytische Evaluationsmethode veranschaulichen. Zentral ist dabei, dass die Erzählungen und das Erleben des Patienten **direkt nach einer Intervention des Psychotherapeuten** in den Blick genommen werden. Das ist nicht trivial oder einfach, denn der Widerstand des Therapeuten ist gerade in dem Moment am größten – nach dem Motto: Wer will schon immer messbar sein? Indem man sich in einem kontinuierlichen Prozess von Intervention, Validierung oder Nicht-Validierung, anschließender Bestätigung oder Korrektur, erneuter Intervention usw. befindet und meist immer mehr versteht und besser zusammenarbeiten kann, können Validierungen häufiger und tiefgründiger werden und auf die Dauer durch positive Introjektbildung symptomärmeres Erleben und stärkende Bilder und Erzählungen ermöglichen.

▪ Schritt-für-Schritt-Erläuterung von Vorgehen und Abfolge der Kontextanalyse

▪▪ Kontext: Identifizierung der Problemsituation und des Kontextes

Wer hat wann welche Art von Machtausübung gezeigt? Wie habe ich mich verhalten bzw. was habe ich gesagt? → Ausgangspunkt ist meine Aktion, d.h., das ist der Kontext (Trigger).

▪▪ Verarbeitung: Verstehen der Verarbeitung des Patienten, bezogen auf den Kontext

Kann ich mich in die Lage des Patienten versetzen, verstehe ich seine/ihre Reaktion (kognitive und emotionale Empathie), und kann ich die Machtausübung des Patienten als Reaktion auf meine Aktion verstehen?

▪▪ Symptomatik: Begleitende Symptomatik oder Widerstand

Ist im Zusammenhang mit der Problemsituation bzw. dem Kontext Symptomatik oder Widerstand aufgetreten?

▪▪ Intervention: Maßnahmen und Interventionen

Innere Vorbereitung Sich seines „Waffenschranks“ oder „Werkzeugschuppens“ bewusst sein – Was habe ich zur Verfügung, z.B. Strenge, Disziplin, ethische Prinzipien, moralische Integrität, Korruptionsresistenz, das Schwert führen können, um eine Linie ziehen zu können, Kompetenz, Kontextanalyse? Wie fühle ich mich gegebenenfalls mit einer stillen Deutung?

Ausführung Kann ich das erworbene Verständnis in eine (verbale) Intervention hineinlegen? Ist eher eine Haltung von Durchsetzung und Distanz oder Nähe und Überzeugungskraft passend?

▪▪ Reaktion 1: Reaktion des Patienten

Welche kognitiven und emotionalen spontanen Reaktionen kann ich beobachten?

▪▪ Reaktion 2: Eigene Reaktion

Wie sind meine eigenen Reaktionen auf meine Intervention und die Reaktionen des Patienten?

▪▪ Evaluation: Evaluation und Entscheidung über weiteres Vorgehen

Evaluation Gab es beim Patienten und bei mir validierende Reaktionen? Welche Emotionen, Bilder und Erinnerungen in Bezug auf das Thema Macht/Ohnmacht tauchten auf?

Weiteres Vorgehen Sind Korrekturen oder Verbesserungen meiner Intervention notwendig? Dann suche ich den Kontext, der mir nun wirksam erscheint. Anderenfalls warte ich ab, bis sich ein neuer Kontext zeigt (◘ Abb. 6.1).

In den nächsten Abschnitten stelle ich Vorgehen und Methode exemplarisch mithilfe der Weiterführung der Fallvignetten aus ► Kap. 5 dar.

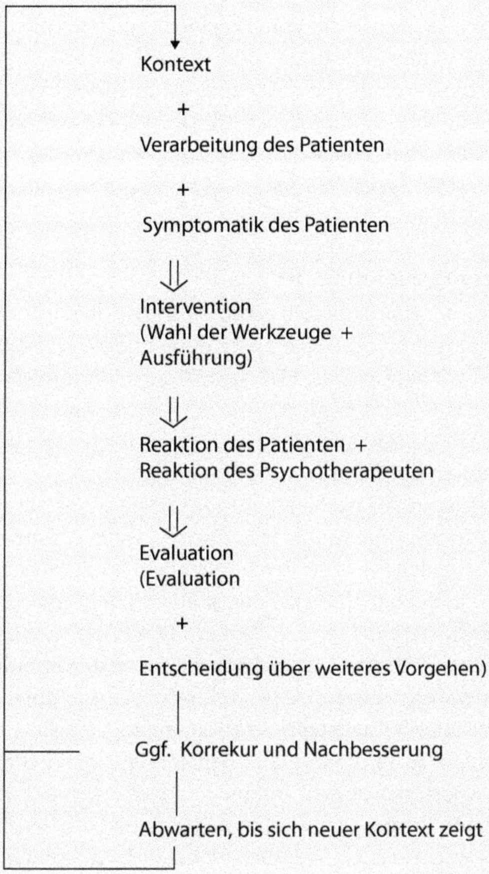

Abb. 6.1 Ablaufdiagramm der Kontextanalyse

6.2 Überwindung eigener destruktiver Tendenzen: Bewältigen neurotischer Angst

Ich führe als Erstes das Beispiel aus ▶ Abschn. 5.1.1 weiter, zunächst mit einer Zusammenfassung des bisherigen Geschehens: Der Psychotherapeut wunderte sich, dass Patienten sich seiner Wahrnehmung nach ungern befragen lassen. Er schätzte sich selbst als präzise, sachlich und logisch in seinen Reaktionen ein. Aus der Selbsterfahrung weiß er, dass er seine Angst vor dem Verlust der eigenen Identität manchmal dadurch abwehrt, dass er sich anderen ähnlich fühlt. Wenn zu viel Nähe und Gefühl vonseiten eines Patienten aufkommt, neigt er zuweilen zu sachlich-bohrenden Fragen. In der Sitzung, um die es hier geht, freute sich der Patient Vorsicht-Grenze zunächst über das empathische Verständnis, fühlte sich ihm nahe und verstand nicht, warum der Psychotherapeut plötzlich so bohrend wurde. Es fielen ihm Situationen ein, in denen er seine Mutter als intrusiv erlebt hatte. Der Psychotherapeut deutete so schnell, dass diese Deutung bei aller inhaltlichen „Richtigkeit" interpersonell wie eine Grenzverletzung erlebt wurde, die sich in der Stunde nicht mehr auflösen konnte. Der Patient ging mit latenter Gereiztheit. Der Psychotherapeut reflektierte erst allein, suchte dann seine Supervisorin Frau Hat-Ideen auf, bearbeitete innerlich seinen Ärger auf sich selbst und seine Schamgefühle und wartete die nächste Sitzung ab.

Wir sind nun wieder die unsichtbaren Zuschauer der nächsten Sitzung von Psychotherapeut Bislang-Sorglos und Patient Vorsicht-Grenze. Psychotherapeut Bislang-Sorglos ist nun gespannt, ob Herr Vorsicht-Grenze in seinen unbewussten Abkömmlingen bzw. impliziten Einfällen noch mit der letzten Sitzung beschäftigt ist. Wir beobachten den Therapeuten bei seiner Arbeit.

▪ Kontextanalyse

▪▪ Kontext: Identifizierung des Kontextes

Psychotherapeut Bislang-Sorglos ist bereit, seine Interventionen (intrusives Nachfragen und schnelle Deutung) als Kontext oder Trigger zu nehmen und zu schauen, wie Patient Vorsicht-Grenze diese verarbeitet hat bzw. wie die Gereiztheit entstand und es dann für den Patienten weiterging.

▪▪ Verarbeitung: Verstehen der Verarbeitung des Patienten

Der Patient kommt gutgelaunt zur nächsten Stunde mit den Worten: „Heute bin ich zu allem bereit; fragen Sie, was Sie fragen wollen, aber ich antworte, wenn ich antworten will. Man sollte ja keine vorschnellen Schüsse abfeuern." Der Psychotherapeut ist überrascht und denkt: „So schnell hatte ich gar nicht mit einer Bezugnahme auf den Kontext „Bohrendes Nachfragen und schnelles Deuten" gerechnet. Er wartet trotz kurz aufflackerndem Impuls, jetzt schon zu intervenieren, ab und denkt dabei innerlich lächelnd: „Ich habe ja aus der letzten Stunde gelernt." Patient: „Die letzte Woche war irgendwie anstrengend. Alle Welt scheint zu glauben, dass man es mit mir ja machen kann. Mein Chef hat mir unterstellt, ich kümmere mich nicht gut genug um meine Mandanten. Dabei ließ er mich gar nicht zu Wort kommen. Mir ist das früher nicht so stark aufgefallen, aber ich glaube, der hat Angst, sich zu sehr mit meinen Gedanken und Problemen zu beschäftigen. Eigentlich halte ich ihn für ganz fähig, aber na ja, hoffentlich beruhigt er sich bald wieder. Ich ziehe mich einfach etwas zurück. Eigentlich ist bei meiner Arbeit im Großen und Ganzen auch alles in Ordnung, sodass ich mich beruhigt zurücklehnen kann. Aber wenn der zu anderen auch so ist, dann kann er seinen Laden bald dicht machen. Na ja, ist vielleicht etwas übertrieben."

▪▪ Symptomatik: Begleitende Symptomatik oder Widerstand

Der Patient kommt etwas widerständig in die Stunde („antworte, wenn ich antworten will"). Er kündigt indirekt an, dass er sich zu wehren wisse, mit Rückzug und Abwarten.

▪▪ Intervention: Maßnahmen und Interventionen

Innere Vorbereitung Bereitlegen von Waffen oder Werkzeugen – Er überlegt, welche Waffen oder Werkzeuge er nutzen möchte bzw. welche wohl gebraucht werden. Es wird ihm klar, dass der Waffenschrank geschlossen bleiben kann, weil der Patient ihn ja weder direkt noch indirekt angegriffen hat. An Werkzeugen wird er seiner Einschätzung nach 1. seinen Mut, zu sich selbst zu stehen, 2. seine Fähigkeit, Kontexte in den Einfällen des Patienten zu erkennen, sowie 3. seine Kompetenz, Klärungen und Deutungen formulieren zu können, gebrauchen können. „Und ich werde 4. evtl. auch kontrollierte Selbstöffnung brauchen", fügt er hinzu.

Ausführung Der Psychotherapeut findet nun, dass es Zeit ist für eine Deutung, denn der Patient hat ihm genügend Anhaltspunkte für seine unbewusste Verarbeitung des Kontextes gegeben, und er hat mit Widerstand reagiert. Herr Bislang-Sorglos möchte zeigen, dass er an der Vereinbarung einer empathischen und verstehenden therapeutischen Beziehung festhalten möchte. Er sagt: „Herr Vorsicht-Grenze, ich möchte gern zurückkommen auf meine Aktionen in der letzten Stunde, weil ich irgendwie den Eindruck habe, dass diese heute noch wichtig sind, weil Sie heute zu Beginn sagten, ich könne fragen, was ich wolle, dass Sie antworten würden, wenn Sie es wollten, und sich nicht zu Schnellschüssen verleiten lassen würden. Ich habe mich selbst im Nachhinein auch nicht wohl damit gefühlt, dass ich so viele Fragen gestellt habe und Ihnen dann noch gesagt habe, ich hätte den Eindruck, Sie erwähnten Ihre Mutter, weil ich Ihnen so ähnlich vorkomme wie sie." Patient: „So schlimm ist meine Mutter auch gar nicht." Psychotherapeut: „Oh, das kann ich sehen. Ich denke jetzt, dass ich mich gut in Ihrem Chef sehen kann, der kritisch nachfragt, sie aber nicht zu Wort kommen lässt und Ihnen stattdessen etwas unterstellt, d.h. sie ungerechtfertigt angreift. Möglicherweise haben Sie auch bei mir wahrgenommen, dass ich manchmal Angst habe, mich zu sehr mit den Gedanken und Problemen anderer zu befassen und mich dabei zu verlieren, so wie es evtl. auch bei Ihrem Chef ist. Und dann agiere ich nach dem Motto ‚Angriff ist die beste Verteidigung'. Worauf Sie mich aufmerksam machen, ist enorm wichtig, nämlich dass Sie, wenn ich so bin, für sich verständlicherweise nur die Option sehen, abzuwarten, sich zurückzuziehen und darauf zu warten, bis ich mich wieder beruhigt habe (wie bei Ihrem Chef). Sie sagen mir sogar, wenn Ihr Chef oder ich das fortgesetzt so tun, dann könnten wir unseren Laden dichtmachen. In letzter Konsequenz kann ich Ihnen da folgen. Und wir denken ja beide, das es so weit nicht kommen wird. Aber Ihr Rückzug, Ihre Verteidigungshaltung, die ich verursacht habe, die beschäftigen mich, denn ich glaube, dass Rückzug und Verteidigungshaltung unsere Beziehung trüben und dann vielleicht eine Stimmung von Gereiztheit zu zweit oder gute Laune in der Abgrenzung und im Alleinsein nach sich zieht. Alles in allem sollte ich mich beruhigen und, da sind wir uns einig, meine Ängste überwinden."

▪▪ Reaktion 1: Reaktion des Patienten

Patient lächelt, entspannt sich sichtlich: „Na ja, ist ja auch viel, was Sie den ganzen Tag hören. Wo bleiben Sie dann mit Ihren eigenen Gedanken? Manchmal, wenn ich in der Kanzlei so einen Termin nach dem anderen habe und gleichzeitig so viel Eigenes im Kopf habe, dann habe ich Angst, meine privaten Dinge zu vergessen über den Tag. Und dann erinnert mich meine Frau am Abend etwas unsanft daran. … Mir fällt gerade meine Mutter ein, aber hat nichts mit Ihnen zu tun (lächelt) … Die war manchmal echt übergriffig, aber wenn ich es recht bedenke, dann könnte sie das ja aus Ängsten heraus gemacht haben (lacht) … wie Sie … aber mal Ernst, ich glaube, die hat immer viel zu schnell Angst um mich gehabt. Ich glaube, deshalb ist es mir so wichtig, dass ich mich entfalten kann … Irgendwie ein schöner Tag heute. Wenn meine Sitzung ist, dann fällt auch oft die Sonne so schön herein … "

▪▪ Reaktion 2: Reaktion des Psychotherapeuten

Der Psychotherapeut merkt, dass er erleichtert und auch zunehmend entspannt ist. Er kann, während der Patient spricht, kurz seinen eigenen Gedanken nachhängen: „Ja, eine Sitzung nach der anderen; wann wird es zu viel; heute Abend werde ich noch mal über meine eigene Psychohygiene nachdenken." Er merkt, dass der Patient Schritte auf ihn zugeht, mit ihm scherzt und ihm Dinge bzw. Vermutungen über seine Mutter erzählt, von denen er vorher nichts wusste. Die Basis von Vertrauen scheint für heute wiederhergestellt. Und er registriert sehr deutlich, wie sehr der Patient um einen „Entfaltungsraum" bittet. Seine Deutung und die Reaktion des Patienten darauf haben auch auf ihn emotional-interpersonell und kognitiv eine gute Wirkung.

▪▪ Evaluation: Evaluation und Entscheidung über weiteres Vorgehen

Evaluation Sowohl beim Patienten als auch beim Psychotherapeuten tauchten insgesamt validierende Reaktionen auf. Positiv getönte Emotionen, Bilder und Erinnerungen in Bezug auf das Thema Macht zeigten sich.

Weiteres Vorgehen Korrekturen oder Verbesserungen der Deutung scheinen erst einmal nicht notwendig. Herr Bislang-Sorglos wartet ab, was Herrn Vorsicht-Grenze als Nächstes einfällt.

6.3 Überwindung einer Beziehungsverwicklung: Ausstieg aus einer Zwickmühle

Ich komme nun zur Weiterführung des zweiten Beispiels (▶ Abschn. 5.1.2). Zunächst fasse ich wieder das bisherige Geschehen zusammen: Psychotherapeutin Verständnis-Gern ließ der selbstunsicheren und abhängigen 19-jährigen Patientin Versorg-Mich vergleichsweise viel Unterstützung und Ermutigung zuteil werden. Es wurde ihr deutlich, dass die Patientin immer positiv darauf reagiert hatte. Auf Hinweise zu Entwicklungsmöglichkeiten ging sie aber nicht weiter ein. In einer Sitzung merkte sie, wie ärgerlich sie mittlerweile über ihre Rolle der verständnisvollen, versorgenden Therapeutin war. Ihr wurde auch bewusst, dass sie bei dieser Patientin meist mehr als sonst redete, weil sie auf die Angewohnheit der Patientin reagierte, am Ende eines Satzes die Stimme zu heben.

Die Psychotherapeutin suchte nach einer Möglichkeit, die Situation möglichst einfach anzusprechen. Nun werden wir wieder zu Zuschauern des konkreten Beziehungsgeschehens.

▪ Kontextanalyse

▪▪ Kontext: Identifizierung des Kontextes

Für Psychotherapeutin Verständnis-Gern war mittlerweile klar, dass sie auf das Anheben der Stimme der Patientin am Ende eines Satzes erst unbewusst und zuletzt bewusst antwortend reagiert hatte. Indem ihr aber auch präsent ist, dass sie so nicht hätte reagieren müssen, wird ihr bewusst, dass die Patientin und sie sich wie in einem selbstverstärkenden Kreislauf bewegt haben, in dem sie die starke und wissende Therapeutin sein und die Patientin die scheinbar schwache und handlungsunfähige bleiben konnte. Unbewusst hatte die Patientin jedoch durch die Satzmodulation Macht ausgeübt und die Therapeutin beeinflusst.

Die Psychotherapeutin wählt als Ausgangspunkt ihrer Intervention ihre eigene Verantwortung für ihre Rollenübernahme, die den Kontext darstellt, und nimmt sich vor, auf einen geeigneten Zeitpunkt zu warten.

▪▪ Verarbeitung: Verstehen der Verarbeitung des Patienten

Die Patientin wirkt müde und sagt, sie habe seit zwei Tagen Kopfschmerzen, zwar nicht so sehr stark, aber auf die Dauer mache ihr das zu schaffen. Das komme zu all dem Anstrengenden noch dazu: „Sie wissen bestimmt, was ich meine", sagt sie und hebt die Stimme leicht. Dann macht sie eine Pause. Es ist deutlich, dass sie jetzt bewusst darauf wartet, dass die Psychotherapeutin in üblicher Weise reagiert.

▪▪ Symptomatik: Begleitende Symptomatik oder Widerstand

Die Patientin klagt über Kopfschmerzen und Anstrengung, die möglicherweise im Zusammenhang mit der Problemsituation in der Therapie zu sehen sind.

Intervention: Maßnahmen und Interventionen

Innere Vorbereitung Bereitlegen von Waffen oder Werkzeugen – Bei dieser Patientin kann der Waffenschrank geschlossen bleiben, denn sie würde eher erschrecken, wenn die Psychotherapeutin sich nun heftig und ärgerlich abgrenzen würde. Die Psychotherapeutin rechnet damit, dass sie 1. Mut brauchen wird, eine Intervention zu beginnen, dass sie 2. viel Verständnis signalisieren sollte, damit der Übergang zu einer weniger versorgenden Haltung nicht zu abrupt ausfällt, dass sie 3. Verantwortung für ihre Rollenübernahme übernehmen sollte, dass sie 4. einfach intervenieren sollte, damit die Patientin sich nicht sofort wieder inkompetent und klein erlebt.

Ausführung Frau Verständnis-Gern wartet noch etwas ab, nimmt dann allen Mut zusammen, denn die Erwähnung der Kopfschmerzen der Patientin macht ihr den Anfang nicht leichter. Gleichzeitig denkt sie jedoch, dass die Kopfschmerzen auch ein Ausdruck dessen sein könnten, dass sie beide mittlerweile Ärger aufeinander empfinden, sie direkten Ärger und die Patientin gegen sich gewendet in Form von Somatisierung. Sie sagt: „Heute fällt mir etwas ein, das vielleicht etwas anders ist als das, was ich sonst sage, weil es unsere Beziehung betrifft. Mir ist deutlich geworden, dass Sie eben mit dem Anheben der Stimme indirekt fragten, ob mir etwas einfällt zu den Kopfschmerzen und den Anstrengungen, die Sie hatten in den letzten Tagen. Und dann habe ich gedacht, am liebsten würde ich Sie noch mehr fragen, wann genau die Kopfschmerzen begonnen haben, ob es z.B. nach unserer letzten Sitzung war und was ansonsten so anstrengend war. Und dann weiß ich nicht, ob ich Sie damit belasten kann, und das möchte ich ansprechen. Es ist wie eine Zwickmühle: Wenn ich Sie frage, belaste ich Sie evtl. und Sie fühlen sich schwach und unsicher. Frage ich nicht, befürchte ich, dass ich Sie in der Rolle der Kleinen, Unsicheren und Inkompetenten halte, was Sie erklärtermaßen nicht wollen. Dann würde ich Ihre Ziele ohne Ihr Wissen verraten und hätte das Gefühl, Sie zu beschämen und zu kränken."

Reaktion 1: Reaktion des Patienten

Die Patientin sagt spontan: „Moment, ich muss erst überlegen." Eine Pause entsteht. „Ich finde, Sie sollten mich fragen, wenn Sie das wollen. … Mehr weiß ich dazu nicht. … Vielleicht könnten Sie mich mehr fordern, als Sie es tun. … Ich finde das zwar immer blöd. Zum Beispiel hat mein Musiklehrer damals mich einfach aufgerufen und gesagt, ich solle vorsingen. Das hat dann geklappt, nicht super, aber es war eine 2. Aber der hat mir nicht die Gelegenheit gegeben, mich rauszureden. Ich fand den blöd damals, aber das war dem anscheinend egal, und irgendwie hat er es geschafft mit mir."

Reaktion 2: Reaktion des Psychotherapeuten

Als die Patientin schweigt, ist der Psychotherapeutin zunächst ganz mulmig zumute. Sie ist dann überrascht, wie klar die Patientin die interpersonelle Abgrenzung ziehen kann („fragen, wenn Sie das wollen"). Zudem wird ihr deutlich, dass die Patientin ihr mit der Erinnerung an den Lehrer mitteilt, dass man, um es mit ihr schaffen zu können, auch mal vorübergehend in Kauf nehmen muss, von ihr „blöd" gefunden zu werden.

Evaluation: Evaluation und Entscheidung über weiteres Vorgehen

Evaluation Die Reaktionen sowohl der Patientin als auch der Psychotherapeutin sind validierend. Die Psychotherapeutin beschließt, der Patientin zu zeigen, dass sie die letzte Botschaft verstanden hat, indem sie lachend sagt: „Dann frage ich, wenn ich das will, und Sie sagen mir aber auch, wenn Sie mich dann blöd finden."

Weiteres Vorgehen In der Sitzung wartet sie ab, was nun geschehen wird. Sie nimmt sich ganz für sich persönlich vor, in einer stillen Stunde oder in der Supervision oder Intervision noch einmal über ihre eigenen narzisstischen Bedürfnisse, hilfreich und kompetent erlebt werden zu wollen, nachzudenken. Insgesamt aber ist sie mit der Lösung dieser Beziehungsverwicklung, die zu einem nicht unerheblichen Teil auf einer Mutter-Übertragung basierte, zufrieden.

6.4 Überwindung eines Kontrolle-Unterwerfungs-Konflikts: Ausstieg aus einem Machtkampf

Die Weiterführung des dritten Beispiels (▶ Abschn. 5.1.3) beginne ich wieder mit einer Zusammenfassung des bisherigen Geschehens: Der Vater eines Patienten, Herr Nie-Schuld, berichtete, dass er oft in Kämpfe, die nicht von ihm ausgingen, verwickelt werde, obwohl er doch immer die an ihn gestellten Erwartungen zu erfüllen versuche. Indem er zu Beginn der Sitzung schnell in den Behandlungsraum rannte und schon saß, als die Therapeutin Genau-Genommen den Raum erreichte, brachte er sich damit in die Hörer-Position und erwartete von ihr nun offensichtlich, dass sie etwas sagte. Sie aber hatte sich dem Sprechen verweigert, weil sie ihn gemäß der vereinbarten Grundregel auf den Gesprächsanfang verpflichten wollte. Als sie dann dennoch etwas sagte, glaubte sie, damit die Grundregel zu verletzten. Sie beschloss, aus diesem Machtkampf auszusteigen. Und wir beobachten sie dabei, wie sie es versucht.

▪ Kontextanalyse

▪▪ Kontext: Identifizierung des Kontextes

Herr Nie-Schuld hat in der Sitzung den Machtkampf unbewusst eröffnet, indem er sich in die Hörer-Position begab. Psychotherapeutin Genau-Genommen vermutet jedoch, dass dem die Vereinbarung der Grundregel, zu der sich Herr Nie-Schuld möglicherweise gezwungen sah, als Kontext vorausging. Insofern will sie mal schauen, wie weit sie kommt, wenn sie ihren Vorschlag der Vereinbarung einer Grundregel als Kontext nimmt.

▪▪ Verarbeitung: Verstehen der Verarbeitung des Patienten

Herr Nie-Schuld sagte: „Sie haben jetzt aber angefangen." Psychotherapeutin: „Aber nur, weil Sie so lange geguckt haben." Herr Nie-Schuld: „Ach was, und jetzt bin ich es wieder. Wie habe ich denn geguckt?" Es schien, als wäre er stets mit einer Schuldfrage beschäftigt.

▪▪ Symptomatik: Begleitende Symptomatik oder Widerstand

Er zeigt mit seiner Schnelligkeit, seiner Sprungbereitschaft und milden Umtriebigkeit, dass er leicht symptomatisch bzw. im Widerstand ist.

▪▪ Intervention: Maßnahmen und Interventionen

Innere Vorbereitung Bereitlegen von Waffen oder Werkzeugen – Sie glaubt, dass der Waffenschrank geschlossen bleiben kann, versichert sich aber, dass sie den Schlüssel dazu in der Hosentasche hat. Sie überlegt, welche Werkzeuge sie zurechtlegen will: Da ist 1. die Entschlossenheit, mit der sie den Machtkampf ansprechen möchte, 2. möchte sie ihren Verstand beieinanderhalten, um den Vorschlag der Grundregel im Bedarfsfall gut begründen zu können, und 3. die fragende Haltung und 4. ihre Diskutierfreudigkeit, mit der sie das Gespräch führen und lenken möchte. Für den Bedarfsfall legt sie 5. auch die Deutung bereit.

Ausführung Frau Genau-Genommen ist nun bereit und geht direkt auf die Frage von Herrn Nie-Schuld ein: „Ja, dazu kann ich was sagen. Ich finde überhaupt nicht, dass Sie an irgendetwas Schuld sind, aber wir haben uns irgendwie gerade verwickelt. Ich glaube, dass zwei Regeln gegeneinander standen. Die eine ist die, dass der, der zuerst guckt, der Hörer ist. So war es, als sie sich gesetzt hatten und ich in den Raum kam. Die andere ist die, dass ich vorgeschlagen habe, dass Sie jede Sitzung beginnen und erzählen, was Ihnen einfällt." Er: „Ich hatte begonnen, als ich meine Frau entschuldigte." Psychotherapeutin: „Ach so, und Sie wollten sehen, ob ich das merke!" Er: „Genau!" Psychotherapeutin: „Aber dann hatten Sie mit dem Anfang doch ein Thema. Kann es sein, dass Sie sich hin- und hergerissen gefühlt haben. Einerseits fanden Sie meinen Vorschlag ganz sinnvoll und wollten unsere Vereinbarung erfüllen, andererseits erlebten Sie es vielleicht als Zwang, wenn es immer so sein soll. Und da haben Sie mich in die Lage gebracht, die gesellschaftliche Norm des ‚Zweitblickenden' zu erfüllen, nachdem Sie ihren Teil der Vereinbarung schon erfüllt hatten und dachten, ich merkte das vielleicht nicht. Und jetzt erkenne ich, dass ich mich geweigert habe zu sprechen und damit die gesellschaftliche Regel nicht erfüllt habe, und ich erkenne, dass Sie mich herausgefordert haben. Ich weiß, dass das jetzt nicht das Wichtigste ist, aber könnte es sein, dass Sie das auch im Alltag abprüfen, ob diejenigen, die Regeln und Aufträge vergeben, sich selbst auch an etwas Höherstehendes halten können, und dann gibt es häufig Verwicklungen? Jedenfalls habe ich mich hier etwas störrisch verhalten."

▪▪ Reaktion 1: Reaktion des Patienten, hier: Vater des Patienten

Herr Nie-Schuld lächelt: „Respekt, Sie haben es gemerkt. Ich wollte tatsächlich schauen, ob Sie reinfallen. Keine Ahnung, warum! … Macht Spaß! … Ob das im Alltag auch so ist? Könnte sein. … Mein Chef z.B. parkt oft im Halteverbot. Sie nehmen mir das doch nicht übel, oder?"

▪▪ Reaktion 2: Reaktion des Psychotherapeuten

Die Psychotherapeutin ist absolut erstaunt über die Wendung des Gesprächs und denkt: Das war also ein Beziehungstest! Sie lächelt innerlich: „Ich lasse mir auch nicht gern etwas vorschreiben. Aber von mir ist ja auch kein Zwang ausgegangen. Wie gut, dass ich meinen Verstand beisammen hatte." Einerseits merkt sie, dass der Vater des Patienten gern diskutiert und offensichtlich ein wichtiges Thema angesprochen wurde, andererseits, dass er nicht sicher ist, wie weit er bei ihr gehen kann.

▪▪ Evaluation: Evaluation und Entscheidung über das weitere Vorgehen

Evaluation Die Reaktionen von Herrn Nie-Schuld sind gemischt und nicht eindeutig validierend. Auch bei der Psychotherapeutin stellten sich gemischte Reaktionen ein. Aufgrund der besonderen Bedeutung des Themas für den Vater (und, nebenbei bemerkt, auch für den Patienten) beschloss die Psychotherapeutin, an dieser Thematik dranzubleiben und es Herrn Nie-Schuld nicht zu leicht zu machen, um noch mehr Hintergründe bzw. Übertragungsaspekte zu verstehen.

Weiteres Vorgehen Nachdem sie sehr sicher ist, dass sie dem Vater diesen Test nicht übel nimmt, fragt sie: „Was wäre, wenn ich es Ihnen übel nähme?" Sie ist bereit, damit einen neuen Kontext zu kreieren.

6.5 Angriffe auf Verbindungen: Meisterung durch Klärung und Deutung

Ich komme nun zur Weiterführung des ersten Beispiels aus ► Abschn. 5.2. Ich berichtete, dass der 8-jährige Patient Viel-Wut in die letzte Stunde vor den Osterferien mit den Worten kam: „Heute töte ich dich." Die Psychotherapeutin Hab-Acht fragte ihn, ob er wütend auf sie sei. Er beleidigte sie und wollte sie auf Abstand halten: „Ich will nichts mehr hören, weil meine Wut wegen der letzten Ferien noch nicht vorbei ist, merk dir das." Frau Hab-Acht merkte, dass er sie mundtot machen wollte und ihre beiderseitige Verbindung angriff (Bion 1959). Sie entschloss sich, einen verbalen Interventionsversuch zu machen, weil sie den Patienten so nicht in Ferien gehen lassen wollte. Im letzten Moment fragte sie den Patienten aus einer Intuition heraus: „Fährst du eigentlich weg in den Osterferien?" Er schaute sie zum ersten Mal in der Sitzung direkt an: „Na und?"

Wir beobachten, was nun geschieht.

■ Kontextanalyse

■ ■ Kontext: Identifizierung des Kontextes

Obwohl der Patient sie angreift und mundtot machen möchte, ist der Psychotherapeutin klar, dass diese Aggression des Patienten irgendwie mit dem bevorstehenden Urlaub und der Therapieunterbrechung zusammenhängen muss. Also geht sie davon aus, dass der Patient auf den Kontext „Unterbrechung der Therapie durch Urlaub der Therapeutin" reagiert.

■ ■ Verarbeitung: Verstehen der Verarbeitung des Patienten

„Viel-Wut, ich finde, es macht einen Unterschied, ob nur ich nicht da bin oder wir beide wegfahren." Patient (noch unwillig): „Ich fahre mit meinen Eltern. Die haben mich nicht gefragt." Die Psychotherapeutin glaubt zu verstehen, dass die doppelte Hilflosigkeit beim Patienten so viel Aggression und Enttäuschung hervorruft. Möglicherweise ist aber auch abgewehrte Trauer und Angst leitend.

■ ■ Symptomatik: Begleitende Symptomatik oder Widerstand

Die aggressiv-destruktive Einstellung der Psychotherapeutin gegenüber, die Beziehungsabwehr, die Gewaltbereitschaft haben deutlichen Symptomcharakter.

■ ■ Intervention: Maßnahmen und Interventionen

Innere Vorbereitung Bereitlegen von Waffen oder Werkzeugen: Sie öffnet ihren Kinder-Waffenschrank und findet darin 1. ein Jediritter-Lichtschwert, das es ihr ermöglichen wird, mit ihm ernsthaft zu kämpfen, ohne ihn zu verletzen. Des Weiteren nimmt sie weitere Werkzeuge, nämlich 2. ihren Mut, Tapferkeit und ihre Unbeirrbarkeit, 3. ihre Liebe zur Wahrheit. Sie will sich 4. des Instruments der Klärung und Konfrontation bedienen.

Ausführung „Du bist wütend auf mich, weil ich dich nicht gefragt habe, ob ich gehen kann. Ich vermute, du ahnst auch, dass ich dich nicht fragen wollte, dass ich es dir nur mitteilen wollte, dass ich in Urlaub gehe. Da hast du dich so hilflos gefühlt."

■ ■ Reaktion 1: Reaktion des Patienten

Er setzt sich und schaut sie durchdringend an: „Wirst du wiederkommen?"

■ ■ Reaktion 2: Reaktion des Psychotherapeuten

Die Psychotherapeutin fühlt sich ernüchtert und auch etwas beschämt: Weiß er, dass sie sich ausgelaugt und so ferienreif fühlt, dass sie ihrem Gefühl nach „ewig" Urlaub machen könnte? Die Reaktion des Jungen rührt sie an, denn natürlich will sie ihn trotz allem (z.B. seiner Heftigkeit und Angriffslust) wiedersehen.

▪▪ Evaluation: Evaluation und Entscheidung über weiteres Vorgehen

Evaluation Vonseiten des Patienten und der Psychotherapeutin gibt es die Bindung bestätigende, d.h. emotional validierende Reaktionen. Darüber hinaus erweitert die Frage des Patienten, ob die Psychotherapeutin wiederkommen werde, ganz eindeutig ihr Verständnis, denn bis dahin hatte sie gedacht, er sei wütend wegen der erlebten Hilflosigkeit, seine Angst war ihr nicht deutlich geworden (beiderseitige kognitive Validierung). Sie sagte ihm: „Weißt du, ich brauche dringend Erholung, und vielleicht können wir beide ja schöne Ferien machen, und ich freue mich, dich nach den Ferien wiederzusehen. Ich schaue mal nach, welches unser nächster Termin ist."

Weiteres Vorgehen Die Psychotherapeutin ist darauf eingestellt, dass die Thematik Angst vor Verlust und Ablehnung noch lange nicht zur Ruhe gekommen ist. Aber sie wartet jetzt ab und ist gespannt darauf, was sich nach den Ferien zeigen wird bzw. mit welchen Themen der Patient aus den Ferien zurückkommen wird.

6.6 Überwindung von perverser Objektverwendung: Ausstieg durch Klarheit und Konfrontation

Abschließend komme ich nun zum zweiten Beispiel in ► Abschn. 5.2: Das Ehepaar Problem-Fall hatte sich angemeldet wegen Lustlosigkeit des Ehemanns, die bestand, seit er darüber informiert war, dass seine Frau Sex auf Parkplätzen und in Saunen suchte. Der Psychotherapeut Bemüht-Sich bemühte sich, das „Symptom" als nicht unverständliche Reaktion des Ehemanns zu benennen. Er zeigte Verständnis für beide Ehegatten, scheute sich jedoch vor einer Einbeziehung der unmittelbaren Realität, d.h. der realen Ansteckungs- und Krankheitsgefahr bei ungeschütztem Sex.

Zu Beginn der nächsten Sitzung fühlte Herr Bemüht-Sich sich extrem unbehaglich, als die Eheleute berichteten, die Bedenken des Ehemanns habe er zerstreut und sie hätten ein paar Mal Sex gehabt. Er fragte sich, warum seine Bemühungen so widersinnig aufgenommen worden seien, sodass man den Eindruck haben könnte, dass seine Intervention in die perverse Paardynamik bzw. das perverse Szenario von Sexualität und Herabwürdigung und das Spiel mit Krankheit und Tod eingewoben worden sei. Er beschloss, diese vermutete Dynamik anzusprechen und damit das Risiko einzugehen, dass das Paar nicht wiederkommen würde.

Wir beobachten, wie ihm das gelingt.

▪ Kontextanalyse

▪▪ Kontext: Identifizierung des Kontextes

Der Psychotherapeut fühlt sich unzweifelhaft vereinnahmt, eingesponnen in die Dynamik des Paares und, was das Schlimmste ist, dabei auch noch (bewusst) falsch interpretiert. Dennoch muss er sich selbst eingestehen, dass er in der Sitzung zuvor zu unklar gewesen war und das Ehepaar zu wenig mit der Realität konfrontiert hatte. Als Kontext kommt deshalb für ihn nur seine eigene Unklarheit in Frage.

▪▪ Verarbeitung: Verstehen der Verarbeitung des Patienten, hier: des Paars

Ehemann: „Sie haben uns schon so sehr geholfen. Ich weiß nicht, seit wann wir nicht mehr so guten Sex hatten." Ehefrau: „Das hätte ich nicht erwartet. Von Therapeuten sagt man ja oft, dass sie nicht so modern sind." Die Interventionen des Psychotherapeuten sind von dem Paar nach Belieben verwendet worden, wobei (bewusst) in Kauf genommen wurde, dabei den Sinn der Interventionen zu verdrehen und zu pervertieren.

▪▪ Symptomatik: Begleitende Symptomatik oder Widerstand

Herr Bemüht-Sich versteht die Reaktionen des Paars, u.a. nach der vorherigen Sitzung wieder intim miteinander zu sein, und ihre Kommentare zu Beginn der aktuellen Sitzung, als hochsymptomatisch. Auch der Versuch, ihn damit in ihre Problematik einzuweben, beurteilt er als pathologisch. Allerdings ist anzumerken, dass das Paar keinen Leidensdruck empfindet bzw. zunächst kein Bewusstsein für die Symptomwertigkeit des Verhaltens hat.

▪▪ Intervention: Maßnahmen und Interventionen

Innere Vorbereitung Bereitlegen von Waffen oder Werkzeugen – In diesem Fall ist Herr Bemüht-Sich bereit, seinen Waffenschrank zu öffnen, um 1. das Schwert bereitzulegen, mit dem er eine klare Linie ziehen kann. Dann besinnt er sich zusätzlich der Instrumente 1. der Disziplin und 2. der Integrität sowie 3. der Klarheit und 4. der Konfrontation.

Ausführung Herr Bemüht-Sich muss sortieren. „Nicht so modern" scheint ihm eine grobe Verdrehung der Tatsachen zu sein. In neuerer Zeit ist seiner Meinung nach das Bewusstsein für Ansteckungsgefahren beim Geschlechtsverkehr eher gestiegen, und er fühlt sich noch nicht einmal an der Spitze dieser Bewegung. Er spürt eine große Abneigung, sich nun an das Paar zu wenden und mit ihnen in Kontakt zu gehen. Er denkt, dass das möglicherweise eine ähnliche Aversion sein könnte, wie der Ehemann sie zuvor bezogen auf intimen Kontakt mit seiner Frau berichtet hatte. Er diszipliniert sich, denn er fühlt sich verpflichtet, die Verzerrung aufzuzeigen und seiner Verantwortung einer klaren Stellungnahme nachzukommen. Er sagt: „Ich habe den Eindruck, dass sie mich beim letzten Mal nicht in der Weise verstanden haben, wie ich es gemeint habe. Ich denke, ich habe mich evtl. nicht klar genug ausgedrückt. Neben dem, dass ich finde, wir sollten verstehen, was Sie, Frau Problem-Fall, zum Sex mit anderen treibt und was Sie, Herr Problem-Fall, dann denken und unternehmen und wie Sie innerlich reagieren, so möchte ich doch klar feststellen, dass es eine riskante Sache ist, sich ungeschützt mit Fremden zum Sex zu verabreden. War ich da nicht klar genug, oder war es ein Manöver von Ihnen, mich in Ihr Spiel einzuspannen, damit sich ihre Beziehung intensivieren konnte in der letzten Woche?"

▪▪ Reaktion 1: Reaktion des Patienten, hier: des Paars

Beide schauen Herrn Bemüht-Sich einen Moment lang an. Als Erstes sagt der Mann etwas: „Ich finde, dass Sie sich jetzt klar ausdrücken." Seine Frau sagt: „Aber eigentlich war das letztes Mal schon klar, dass er das nicht gut findet. Er hat es nur nicht klar gesagt. Wollte bestimmt höflich sein." Der Mann: „Höflichkeit bringt einen nicht weit. Sagt man nicht immer: Höflichkeit kommt vor dem Fall?" Die Frau: „Das verwechselst du, das war der Hochmut. Aber wir können jetzt ja weiterarbeiten. Sie sagten etwas von Dynamik letztes Mal." Mann: „Und jetzt hören wir genau zu."

▪▪ Reaktion 2: Reaktion des Psychotherapeuten

Ihm ist es egal, was passiert. Hauptsache, er hat seine Meinung klargestellt. Es fühlt sich an, wie aus großer Gefahr gerettet zu sein. Er ist erstaunt, dass die Patienten bleiben wollen. Und er merkt, dass das Paar in schneller Abfolge so viel bietet, dass er es gar nicht verarbeiten kann.

▪▪ Evaluation: Evaluation und Entscheidung über weiteres Vorgehen

Evaluation Sowohl bei den Patienten als auch beim Therapeuten gibt es validierende Reaktionen auf die konkrete Intervention des Psychotherapeuten. Es ist für beide vermutlich erstaunlich, dass erstmals jemand Außenstehendes wagt, ein perverses Manöver des Paars anzusprechen.

Weiteres Vorgehen Sie sind interessiert an weiteren Sitzungen. Wie weit die Psychotherapie führen kann, ist ungewiss. Korrekturen oder Verbesserungen seiner Intervention hält Herr Bemüht-Sich nicht für notwendig. Er nimmt sich vor, die Sitzung noch einmal Schritt für Schritt durchzugehen, z.B. lässt ihn die Fehlleistung des Manns („Höflichkeit kommt vor dem Fall“) nicht in Ruhe. Spontan denkt er: „Zu viel Höflichkeit kann mich in der Zusammenarbeit mit diesem Paar zu Fall bringen.“

Die Methode der Kontextanalyse bringt es mit sich, dass Interventionen in Situationen von Machtausübung, d.h. in Situationen, die mit dem Thema Macht zu tun haben und in denen Einfluss ausgeübt wird, gleichzeitig emotionale Reaktionen, innere Bilder und Erinnerungen hervorbringen, die mit Macht verbunden sind. Diese Reaktionen, Bilder und Erinnerungen bezieht der Psychotherapeut auf den Kontext, den er selbst gesetzt hat. Damit bringt er sich selbst in Zusammenhang mit dem Thema Macht und gibt zu verstehen, welchen Umgang mit Macht er selbst als konstruktiv oder destruktiv versteht bzw. welche Bewertung er den Äußerungen des Patienten entnommen hat. Durch den anschließenden Evaluationsprozess in der Therapie tauschen sich Psychotherapeut und Patient dann direkt und persönlich und nicht nur bezogen auf andere und abstrakt über das Thema aus.

Wenn es gelungen ist, destruktive Machtausübung zu erkennen, zu verstehen und – wenn nötig – aus ihr auszusteigen, diese zu bewältigen und Transformationsprozesse einzuleiten, geht es meist –entweder nacheinander oder parallel – in eine längere Phase der Durcharbeitung und Heilung sowie der Weichenstellung im Außen. Diese Phase beginnt oft mit dem Austausch über innere Bilder.

Durcharbeitung und Heilung: Umgang mit Ohnmacht und Manifestieren von Macht

M.-L. Althoff, *Macht und Ohnmacht mentalisieren*, Psychotherapie: Praxis,
DOI 10.1007/978-3-662-50329-4_7

Nach der Bewältigung einer Situation von destruktiver Machtausübung gibt es meist eine längere Phase des Durcharbeitens, in der innere Bilder von Macht und Ohnmacht bearbeitet werden, in der der konstruktive Umgang mit Macht mentalisierend erweitert wird und in der der Frage nachgegangen wird, wie sich Macht im Leben des Patienten manifestieren kann. Patienten und Psychotherapeuten können dann erarbeiten, was – innen wie außen – geändert werden kann, was ertragen werden muss oder, um mit Nietzsche zu sprechen, was nicht nur akzeptiert und ertragen, sondern als Schicksal gewollt werden will. Es wird beleuchtet, wie psychische Verletzungen heilen, wie Regeneration und Rekonvaleszenz eingeleitet werden können. Abschließend wird vorgeschlagen, sich als Psychotherapeut im Anschluss an die Lösung aus einer Macht-Verstrickung immer zu fragen, ob man die „Macht der Umstände" mit seiner Art der Rahmengestaltung und -handhabung in passender Weise nutzt oder nicht.

In der Phase von Durcharbeitung und Heilung können auch die Methode der Kontextanalyse (▶ Abschn. 6.1) und die Elemente der Mentalisierungsbasierten Therapie (▶ Abschn. 5.3) sinnvollerweise weiterhin hinzugezogen und angewendet werden. Die Begründer der MBT haben betont, dass der Bezug auf Mentalisierung nicht an eine bestimmte Psychotherapierichtung oder bestimmte Methoden gebunden ist:

> » Wir behaupten kühn, dass das Mentalisieren – die aufmerksame Beachtung und Reflexion des eigenen psychischen Zustands und der psychischen Verfassung anderer Menschen – der grundlegende gemeinsame Faktor psychotherapeutischer Behandlungen ist. (Allen et al. 2011, S. 21)

Ich selbst wende Kontextanalyse und Elemente der MBT in den verschiedenen psychodynamischen, tiefenpsychologischen und analytischen Settings und in jeder Prozessphase meiner praktischen Tätigkeit an.

Die Phase von Durcharbeitung und Heilung ist nicht dadurch gekennzeichnet, dass hier nicht auch andere Themen und Konflikte wichtig oder dringlich werden können, denn es laufen ja ständig viele parallele Prozesse ab, von denen mal der eine und mal der andere im Vordergrund des Erlebens und der Bearbeitung steht. Insofern konzentriere ich mich jetzt in idealtypischer Weise auf die Phase von Durcharbeitung und Heilung nach einer Machtverwicklung, wobei mir bewusst ist, dass in der Praxis in der Regel gleichzeitig noch andere Prozesse laufen werden. Darüber hinaus ist mir bewusst, dass die Themen in diesem Kapitel aus Kapazitätsgründen nur ansatzweise skizziert werden.

In der Phase der Durcharbeitung und Heilung in Bezug auf eine bewältigte und gemeisterte Macht-, Ohnmachtsdynamik können Patient und Psychotherapeut den konstruktiven Umgang mit Macht und Ohnmacht in alle Mentalisierungsdimensionen (▶ Abschn. 3.3) mentalisierend erweitern, z.B. durch:

Durcharbeiten (innen) Patient und Psychotherapeut können die auftauchenden inneren Bilder von Macht und Ohnmacht bearbeiten.

Durcharbeiten (emotional) Patient und Psychotherapeut können Macht- und Ohnmachtserleben aus tieferen Schichten und frühem Erleben identifizieren.

Durcharbeiten (kognitiv) Patient und Psychotherapeut können das erkennen, was geändert werden kann und was ertragen werden muss oder, um mit Nietzsche zu sprechen, was nicht nur akzeptiert und ertragen, sondern als Schicksal gewollt werden will.

Durcharbeiten (außen) Patient und Psychotherapeut können reflektieren, wie sich Macht im Leben konkret manifestieren kann.

Heilen (selbst) Patient und Psychotherapeut können nach Möglichkeiten und Wegen suchen, wie alte psychische Verletzungen heilen können.

Heilen (andere) Patient und Psychotherapeut können nach Wegen suchen, damit dauerhafte Lösungen aus destruktiven Macht- und Ohnmachtsverstrickungen möglich werden.

Heilen (explizit) Dazu sind manchmal ergänzend ganz konkrete, kleine Übungen hilfreich, zu denen der Patient angeleitet wird. Neue Fähigkeiten wollen geübt werden. Dann nutzt man die Macht der Übung, erlebt aber auch Fehler und Rückschläge. Es sollte eine Fehlerfreundlichkeit praktiziert werden, wobei man sich davor hüte, immer die gleichen Fehler zu machen. Einige dieser Übungen werden hier vorgestellt.

Heilen (implizit) Meist geschieht es im Anschluss daran, dass Patienten ganz spontan eigene Einfälle dazu haben, welche Übungen und Heilmethoden noch ergänzend hilfreich sein könnten und diese dann mit Freude ausprobieren.

Weichen stellen Der Psychotherapeut kann sich fragen, ob er oder sie mit seiner allgemeinen Rahmenhandhabung nach wie vor zufrieden ist oder ob er oder sie die eigenen Prinzipien des Verhältnisses von Rahmenhandhabung und Machtausübung, die Nutzung der Macht der Umstände, noch einmal überdenken sollte.

7.1 Durcharbeiten: Die ersten Fragen

Egal, in welcher Ausgangssituation sich Patienten befinden, ob sie destruktive Machtausübung in ihrem Leben bislang in voller Tragweite erkannt oder nicht erkannt haben, ob sie es wissen oder nicht wissen, warum sie in ihrer Lebenssituation um jeden Preis ausharren oder sich zum wiederholten Mal in einer derartigen Konstellation wiederfinden oder zum x-ten Mal rückfällig werden, stellen sich die meisten in der ein oder anderen Form irgendwann die Fragen „Warum bin ich nicht sofort ausgestiegen?“, „Warum gerade ich?“ und „Warum passiert mir das?“. Natürlich gibt es für jeden Patienten eine ganz individuelle Antwort, die es gemeinsam zu finden gilt.

7.1.1 Warum bin ich nicht sofort ausgestiegen?

Einige Muster möchte ich hier benennen, die verhindern, dass Betroffene aus einer destruktiven Beziehung sofort austeigen bzw. gar nicht erst einsteigen.

Das gewohnte destruktive Szenario Manche kennen destruktive Verwicklungen schon aus der eigenen Kindheit. Es wurde von den Eltern oder anderen Bezugspersonen gelebt, ist also erst einmal normal (gewesen). Irgendwann fangen sie an, bewusst zu leiden und Schmerzen zu fühlen. Möglicherweise bekommen sie auch eine Idee davon, dass es andere Beziehungen und Partnerschaften gibt.

Das Erleben von Sinnlosigkeit Das Leben ohne den geliebten Partner scheint sinnlos. Der Partner hat kein Bestreben, dauerhaft etwas ändern zu wollen. Trennungsgespräche sind zwar Alltag, aber ohne Wirkungen oder Lösungen.

Angst vor Veränderungen Aktiver Kampf würde bedrohliche Folgen mit sich bringen, die der Angegriffene meint, nicht tragen zu können. Trennung kommt auch nicht infrage, z.B. aus Angst vor sozialem Abstieg, Verlust von Ansehen, Verlust von materieller Absicherung.

Angst vor der Zukunft Häufig ist zu hören, dass Betroffene glauben, nie wieder jemanden so lieben zu können bzw. nie wieder jemanden zu finden. Es fühlt sich an, als wäre dann alles zu Ende. Diese Gefühle sind meist stärker und langlebiger, wenn derjenige noch nie alleine gelebt hat oder es um die erste feste Partnerschaft geht.

Niedriges Selbstbewusstsein Die Betroffenen können sich nicht vorstellen, dass sie es wert sein könnten, um ihrer selbst willen, aufgrund ihrer Persönlichkeit geliebt zu werden. Schon die Erlebnisse in ihrer Kindheit und Jugend haben sie zu dieser Überzeugung gebracht. Oft wird über die Aufopferung für den Partner kompensiert. Sie fühlen sich gebraucht und geliebt für das, was sie geben, und empfinden es als normal, selbst wenig zu bekommen.

Co-Abhängigkeit und Angst Betroffene, die in einer Co-Abhängigkeit gefangen sind, erleben (unbewusst) heftige Angst und Schrecken angesichts der Gefahr, den Partner zu verlieren und alleine zu sein. Die destruktiven Verhaltensweisen des Partners oder der Partnerin werden sich selbst und auch anderen gegenüber immer wieder mit neuen Erklärungen entschuldigt.

Co-Abhängigkeit und Helfersyndrom Manche bleiben, selbst wenn sie längst gemerkt haben, dass es so irgendwie nicht weitergehen kann, in einer Helferrolle verankert. Das geschieht umso leichter, wenn diejenigen schon in ihrer Kindheit diese Rolle bekommen oder übernommen hatten. Sie wollen ihren Partner oder ihre Partnerin verstehen, entschuldigen deshalb deren destruktive Verhaltensweisen und wollen den Partner retten bzw. ihm oder ihr helfen, selbst wenn sie selbst dabei untergehen.

Angepasstes Verhalten Die Betroffenen sind zur Anpassung erzogen worden. Sie haben verinnerlicht, dass wichtige Bezugspersonen oder sogar alle anderen immer Recht haben. Dann bleibt das destruktive Verhalten des Partners unhinterfragt, ohne Bewertung und ohne Konsequenzen. Oft gerät die Beziehung dadurch in eine destruktive Spirale, weil dem Gegenüber keine Grenzen gesetzt werden und so die Rückmeldung fehlt.

Mobbing in der Jugend Einige Betroffene haben nicht in ihrem Elternhaus, sondern als Jugendliche in der Peergroup destruktive Machtausübung in Form von Ausgrenzung und Mobbing erlebt. Auch solche Erlebnisse können eine dauerhaft angepasste Haltung begünstigen und dazu beitragen, dass derjenige immer allen anderen Recht gibt.

Angst vor dem Versagen Die Betroffenen können nicht aufgeben, sondern fühlen sich verpflichtet, ihren Partner oder ihre Partnerin zur Einsicht zu bringen. Sie hoffen, es schaffen zu können, nicht aufgeben zu müssen, nicht zu versagen. Sie sind der Meinung, dass sie alles in ihrem Leben geschafft haben – also warum nicht auch das? Sie kämpfen dann eher gegen Außenstehende, die fragen, warum sie nichts unternehmen. Sie werden dann möglicherweise aggressiv, verschlossen, depressiv oder unausstehlich gegenüber anderen, den Kindern, Eltern, Freunden, Kollegen.

Übersehen psychischer Beschwerden Viele erkennen erst spät, in welcher Lage sie sind, d.h. meist, dass sie bereits körperlich und psychisch enorm (unbewusst) gelitten haben und entkräftet sind. Depressionen, psychosomatische Beschwerden oder süchtiges Verhalten überschatten die Partnerschaft. Irgendwann nutzen auch die Regenerations- und Hochphasen nichts mehr, die Betroffenen erkennen, dass sie immer schneller wieder in Erschöpfung, Rat- und Hilflosigkeit und Minderwertigkeitsgefühlen landen. Den eigenen Zusammenbruch fürchtend, trauen sich die Betroffenen bald realistischerweise nichts mehr zu. Sich zu lösen und ein neues Leben zu beginnen, dafür reicht die Kraft nicht mehr.

Beziehungssüchtiges Verhalten Vorgeschoben ist meist die Begründung, den Partner oder die Partnerin zu brauchen, nicht ohne sein zu können. Mit der Zeit zeigt sich immer klarer, dass die Betroffenen nicht alleine sein wollen, nach dem Motto: Lieber eine destruktive Partnerschaft als keine. In schweren Fällen kann das Ausdruck einer Beziehungssucht sein, und das unabhängig von der aktuellen destruktiven Partnerschaft.

Veränderungsresistenz Einige wollen keine Veränderungen, weil sie ansonsten mit allem zufrieden sind, mit der materiellen Situation, dem Umfeld, der Familiensituation. Dann denken diejenigen vielleicht, dass sie wegen der Kinder alles so lassen. Es ist manchmal nicht leicht, Lebenslügen von vernünftigen Argumenten und ein Doppelleben von einer vernünftigen Übergangslösung zu unterscheiden.

7.1.2 Warum gerade ich?

Das ist eine Frage, die sich relativ leicht beantworten lässt, der aber die Betroffenen manchmal nur schwer ins Auge blicken können. Wenn es sich um eine schwer destruktive Beziehung handelt, wird der Partner zwar auch etwas am anderen bewundert haben, jedoch reduziert sich diese Bewunderung meist auf eine sachliche Feststellung. Es wird z.B. als „trockener Tatsachenbericht“ (Hurni u. Stoll 1999, S. 49) erzählt:

> » Wir waren beide Praktikanten, ein bisschen isoliert und voll Heimweh. Eines Tages beschlossen wir, zwei Sekretärinnen der Firma zum Essen einzuladen. Eine davon wurde meine Frau. Warum sie? Das ist ganz einfach. Der andere Praktikant war groß, und ich bin klein. Der Kollege hat die andere Sekretärin genommen, die zehn Zentimeter größer ist als meine Frau. (Eiguer 1989, zit. nach Hurni u. Stoll 1999, S. 50)

Es ist mehr oder weniger Zufall, dass der Betroffene, zu dem Zeitpunkt in das Leben des Angreifers getreten ist, als er oder sie jemanden gesucht hat, der ihn oder sie bestätigen und den er oder sie auch bewundern kann. Bewundern heißt aber meist, dass derjenige bewusst oder unbewusst den Eindruck hat, dass er oder sie die besonderen Fähigkeiten, Stärken oder die Lebensfreude gut für sich selbst nutzen kann, dass sie ihm oder ihr „gut stehen“. Er oder sie sucht keinen persönlichen Austausch, sondern möchte die Bestätigung einer Person, die er oder sie zwar bewundert, die sich aber in allem anpassen soll. Der Betroffene war je nach Standpunkt einfach zur richtigen Zeit am richtigen Ort oder zur falschen Zeit an diesem Ort. Das ist alles.

7.1.3 Warum passiert mir das?

Es sei noch einmal darauf hingewiesen, dass die Bearbeitung des eigenen Anteils nicht die erste und schon lange nicht die einzige Maßnahme bei der Bearbeitung einer zerstörerischen Verbindung sein darf. In der Regel geht es zunächst darum, den Angegriffenen zu ermutigen, eine geringere Verantwortung für das Trauma auf sich zu übernehmen:

> » Aus seinem Schuldgefühl herauszukommen erlaubt es, sich sein Leid wieder anzueignen, und erst später, wenn das Leiden ferngerückt ist, wenn man die Erfahrung der Heilung gemacht hat, kann man zurückkommen auf seine persönliche Geschichte und zu begreifen versuchen, weshalb man in diese zerstörerische Verbindung hineingeraten ist, weshalb man sich nicht zu wehren wusste. Denn man muss leben, um auf solche Fragen antworten zu können. (Hirigoyen 2002, S. 224)

Wenn es aber angezeigt erscheint, können die Muster, die unbewussten pathogenen Überzeugungen und Konflikte, die die Betroffenen in eine destruktive Beziehung geführt und sie dort gehalten haben, untersucht, erkannt und bearbeitet werden. Es ist klar, dass diejenigen nicht rechtzeitig erkannt haben, wo die eigenen Grenzen liegen, dass sie es nicht geschafft haben, sich Respekt zu verschaffen, dass sie nicht über genügend Selbstbestimmungsmechanismen verfügen, und zwar von Anfang an. Aber zentral ist es, dann zu klären, welche Dynamik dahinter steckt. Dieser Teil der psychotherapeutischen Arbeit steht nicht im Zentrum dieses Kapitels. Deshalb gehe ich nun zur nächsten Frage über.

7.1.4 Wozu wollte ich diese Erfahrung machen?

Wenn die Betroffenen die destruktive Beziehung **einigermaßen heil oder wieder heil** hinter sich gelassen haben und sich ein wenig darüber Klarheit verschafft haben, warum ihnen das wohl so passiert ist, dann ist meist der Weg frei dafür, diese Erfahrung als Weiterentwicklungsmöglichkeit zu sehen. Welche Chance zur Weiterentwicklung hat sich mir geboten? Was will/wollte gelöst werden? Darauf gibt es so viele Antworten, wie es Individuen gibt. Gemeinsam ist allen Antworten, dass Muster oder Konflikte aus der Vergangenheit oder Gegenwart aktiviert wurden und auf eine Lösung aus Leid drängen oder eine neue (Lebens-)Perspektive entstehen soll, die nicht auf Basis des Bisherigen entstehen kann. Wenn derjenige sich selbst als Akteur sehen kann, dann kann er oder sie sich die Frage stellen: „Wozu will ich diese Erfahrung machen?" Diese Frage impliziert, dass derjenige sein Schicksal annimmt oder mehr noch, wie es Nietzsche sagt: sein Schicksal will. Diese grundsätzliche Lebenseinstellung, nämlich das Leben meistern zu wollen, wird in Theorien wie z.B. der Control-Mastery-Theory als früher Motor der Entwicklung vom frühen Kindesalter an postuliert (vgl. z.B. Weiss 1993; Albani et al. 1999).

7.1.5 Übungen: „Akzeptanz" und „Loslassen"

Das große Ziel, das es meines Erachtens anzusteuern gilt, damit sich Macht im Leben der Betroffenen konkret manifestieren kann, besteht in der Akzeptanz der alleinigen Verantwortung:

- Niemand kann ihnen konkret helfen, Grenzen zu setzen, weil es ihre Grenzen sind, die sie nur selbst fühlen.

- Niemand kann ihnen konkret helfen, sich Respekt zu verschaffen, weil sie nur selbst wissen, wann sie Respekt wollen.
- Niemand kann ihnen konkret bei der Selbstbestimmung helfen, weil nur sie wissen, worüber sie selbst bestimmen wollen.

Dieses große Ziel erreicht sich nicht von selbst und ist nicht in einem Schritt zu erreichen. Vielmehr ist es notwendig, dass die Betroffenen zunächst – gegebenenfalls zusammen mit dem Psychotherapeuten – viele kleine Schritte gehen. Ich schlage hier zwei Übungen aus der Fülle der möglichen Übungen vor.

Als Psychotherapeut sollte man hier kreativ sein und immer schauen, welche Übungen einem geeignet scheinen, welche zum jeweiligen Patienten passen und keine Überforderung darstellen.

Übung: „Akzeptanz"

Beginne damit, die Dinge in dieser Welt zu akzeptieren, die so sind, wie sie sind. Dinge, die schon immer so waren, die du nicht ändern kannst. Das mag sich einfach anhören, könnte aber das Schwierigste der Welt sein. Kannst du die folgenden zehn Tatsachen emotional und rational akzeptieren? Ich glaube, dass man es leichter schafft, individuelle Sorgen und Probleme zu akzeptieren, wenn man es erst einmal mit den allgemein geltenden Tatsachen schafft. Wir können diese Punkte erörtern und schauen, welche Gefühle sich einstellen.

Zehn Tatsachen, die erörtert werden können

1. Du dich wirst dich irgendwann von allen Freunden und geliebten Menschen verabschieden müssen.
2. Du wirst sterben.
3. Die Probleme hören niemals auf.
4. Deine Vergangenheit ist vergangen.
5. Deine Umstände kannst du akzeptieren und ggf. ändern.
6. Menschen sind verschieden.
7. Nicht jeder glaubt das, woran du glaubst.
8. Es gibt Liebe und Hass auf dieser Welt.
9. Leute werden über dich oder das, was du machst, nach ihrem Belieben urteilen.
10. Du wirst schwierige Entscheidungen treffen und mit den Konsequenzen leben müssen.

Was hältst du von diesem Spruch:

> Das eine steht in unserer Macht, das andere nicht. In unserer Macht stehen: Annehmen und Auffassen, Handeln-Wollen, Begehren und Ablehnen – alles, was wir selbst in Gang setzen und zu verantworten haben. Nicht in unserer Macht stehen: unser Körper, unser Besitz, unser gesellschaftliches Ansehen, unsere Stellung – kurz: alles, was wir selbst nicht in Gang setzen und zu verantworten haben. (Epiktet 2004)

Übung: „Loslassen"

Hole dir das Gefühl, die Gedanken, die Person, die Beziehung als Vorstellung in deinen Körper, das oder die du loslassen möchtest. Fühle es, schiebe es nicht beiseite. Wo fühlst du es?

▪▪ Schritt 1: Kannst du das Gefühl aushalten und akzeptieren?

Spüre die Gefühle und Gedanken, die kommen. Kannst du dieses Gefühl, diese Gedanken oder diese Erinnerung annehmen? Es ist egal, ob du Ja, Nein oder etwas anderes antwortest. Hauptsache, du wartest, bis eine Antwort sich von allein einstellt.

▪▪ Schritt 2: Kannst du alles, was sich in Verbindung damit zeigt, akzeptieren?

Kannst du alles, was sich mit diesem Gefühl, deinen Gedanken oder Erinnerungen gemeldet hat, annehmen? Wenn es Impulse gibt, das Gefühl wegdrücken oder verändern zu wollen, so akzeptiere auch diesen Drang oder diese Not, wenn es geht. Dann warte wieder auf die Antwort auf die Frage: Kann ich alle Gedanken und Gefühle und Erinnerungen und auch diesen Drang halten und annehmen? Ja, Nein oder irgendetwas anderes, es ist egal.

▪▪ Schritt 3: Kannst du all das loslassen?

Kannst du all das jetzt loslassen? Ja, Nein, es spielt keine Rolle, welche innere Antwort sich einstellt. Sollte die Antwort Ja sein, frage dich: Wann bin ich bereit? Wann kann ich all das loslassen? Wenn die Antwort Nein lautet oder unbestimmt ist, kannst du die Fragen noch einmal durchgehen, wenn du magst. Wir fangen dann noch einmal mit Schritt 1 an. Und noch einmal: Es gibt keine richtigen oder falschen Antworten. Es dauert einfach seine Zeit.

Durch diese Fragen kannst du dich vielleicht langsam innerlich mehr und mehr öffnen.

Bitte versuche nicht, die Gefühle zu verändern oder beiseitezuschieben. Vielleicht lösen sie sich ja auf. Versuche, einfach da zu sein und alles anzunehmen. Wir können die Fragen noch einmal durchgehen, wenn du denkst, es reicht noch nicht.

7.2 Durcharbeiten: Die Macht der Worte, Bilder, Mythen und Märchen

7.2.1 Die Macht der Worte

Das Gespräch hat in der Psychotherapie einen besonderen Stellenwert. Daher wird die verbale Kommunikationsfähigkeit von Psychotherapeuten in der Ausbildung besonders geschult und supervidiert. Die Psychotherapie erwartet Veränderung und Heilung des Patienten bekanntermaßen zu einem großen Teil durch die Macht der Worte. Dabei sind meist auch die begleitenden Gesten, die Mimik, die Intonation etc. mitgemeint, die Worte verstärken, neutralisieren oder abschwächen können und auch einen wesentlichen Teil der Wirkung von Worten ausmachen. Worte können im Positiven wie im Negativen treffen, sie können aufbauen und zerstören, sie können helfen, trösten und heilen, aber auch entmutigen, kränken und krank machen. So können die Worte, mit denen eine Diagnose mitgeteilt wird, sehr verschiedene Reaktionen beim Patienten auslösen. Es kann sein, dass der Patient alle Hoffnung verliert oder endlich wieder eine Perspektive sieht. Der Psychotherapeut kann im Gespräch mit dem Patienten das Vertrauen in dessen Selbstbewusstsein und Selbstwertgefühl stärken, oder er kann das Vertrauen des Patienten in sich selbst herabsetzen und verunsichern. Aber nicht nur die Worte, die im Gespräch zwischen Patient und Psychotherapeut ausgetauscht werden, sind von Bedeutung, sondern auch der innere Dialog, den jeder mit sich selbst führt. Der innere Dialog bestimmt die Gefühlslage, die Einstellung zu sich selbst und anderen, und umgekehrt wird der innere Dialog bestimmt von den Überzeugungen und Einstellungen des Patienten. Der Psychotherapeut hat durch seine Gesprächsführung

Einfluss auf den inneren Dialog des Patienten. Er kann durch seine Worte innere Bilder entstehen lassen und so an den inneren Mustern arbeiten und diese gegebenenfalls zu verändern versuchen. Ebenso können aber auch die Worte des Patienten im Psychotherapeuten bekannte oder neue Bilder wachrufen und seine Sicht auf die Dinge ergänzen oder korrigieren.

Darüber hinaus ist es uns allen vertraut, dass wir allein mit unseren Worten schöne, bewegende, traurige oder schreckliche Bilder, Geschichten, Mythen und Märchen bei uns selbst und anderen lebendig werden lassen können. Die Arbeit an inneren Bildern ist zentrale Aufgabe von Psychotherapeuten:

> » Therapeuten versuchen, andere Menschen in die Lage zu versetzen, Sicherheit bietende innere Bilder wachzurufen, wenn Angst erzeugende Bilder übermächtig und damit denk- und handlungsbestimmend zu werden drohen. Und sie versuchen, zu eng und übermächtig gewordene innere Bilder, die das Denken, Fühlen und Handeln eines Menschen in immer enger werdende Sackgassen leiten, wieder zu öffnen, aufzulösen, weiter und lockerer zu machen. (Hüther 2006, S. 16)

7.2.2 Die Macht der inneren Bilder

Innere Bilder können beim Patienten z.B. nach Interventionen des Psychotherapeuten oder nach eigenem Handeln auftauchen. Sie können aber auch vom Psychotherapeuten aktiv angeregt werden. Innere Bilder sind nach Hüther (2006) die Vorstellungen, die wir in uns tragen und die unser Denken, Fühlen und Handeln bestimmen. Man kann sie sich vorstellen als im Gehirn abgespeicherte Muster, die wir brauchen, um uns in der Welt zurechtzufinden. Diese Bilder sind hilfreich, um Handlungen zu planen, Herausforderungen anzunehmen und auf Bedrohungen zu reagieren.

> » Soweit wir überhaupt nur zurückdenken können, haben Menschen offenbar innere Bilder über die Beschaffenheit ihrer äußeren Welt entwickelt und zur Gestaltung dieser Welt benutzt. (ebd., S. 11)

Bauers schreibt in seinem Buch „Prinzip Menschlichkeit" über die Macht, die von Menschenbildern ausgeht (Bauers 2007). Sie formen den Umgang mit der Welt und die Erwartungen an die Welt. Manchmal muss es nur eine Person im Leben eines Kindes sein, die gut zu ihm ist und ihm zeigt, dass es selbst wichtig ist. Hüther (2006) z.B. erwähnt den Fall eines Mannes, der erzählt, dass er über mehrere Jahre von Station zu Station in der Verwandtschaft und dann von Heim zu Heim gewandert sei.

> » Als ich zehn Jahre alt war, traf ich in einem dieser Heime auf einen Lehrer. (…) Er war der erste Mensch, dem ich bis dahin begegnet war, der mich wirklich angeschaut (…) hat. (…) Es war (…) so, dass mir (…) das Lernen (…) nun auf einmal richtig Spaß zu machen begann. (…) Ich begann viel zu lesen und fand auf einmal alles, was in diesen Büchern stand, unglaublich spannend. (…) Nach einem halben Jahr (…) hatte ich wieder andere Lehrer, aber meine Lust am Lernen habe ich nicht wieder verloren. Irgendwie habe ich das Bild von diesem einen, entscheidenden Lehrer seither immer in mir getragen. (Hüther 2006, S. 106f.)

Angesichts der immer realistischeren Bilder und Filme, sogar der animierten Filme, wird unsere Wahrnehmung der äußeren Realität immer klarer, detailreicher und manchmal übermächtig. Die Welt unserer inneren Bilder steht in der Gefahr, zu wenig beachtet zu werden, überformt zu werden von Vorstellungen anderer (z.B. der Medien), im Vergleich dazu als klein und unwert betrachtet zu werden und mangels Beachtung ins Unbekannte und Ungenutzte abzugleiten. Dabei können wir nur neue und individuelle Wege gehen, wenn wir uns nach eigenen, kreativen Vorstellungen und nicht nach Massenbildern und Bildkonserven ausrichten: „Es ist höchste Zeit, über die Macht unserer inneren Bilder nachzudenken“ (ebd., S. 13).

Eine besondere Chance bietet die Bearbeitung von Bildern, die im Zusammenhang mit der Bearbeitung eines Macht-/Ohnmachtsthemas auftauchen. Welches Bild taucht beim Patienten auf, wenn er oder sie an Wut denkt, z.B. ausgelöst durch eine Situation innerhalb oder außerhalb der Therapie oder ausgelöst durch eine Intervention des Psychotherapeuten, z.B. der wütende Vater, die wütende Mutter, der kalte Vater, die kalte Mutter. Und wodurch erinnert der Psychotherapeut daran, wenn er oder sie eine Intervention gemacht hat? Erscheine ich dem Patienten überhaupt noch menschlich, muss man sich als Psychotherapeut manchmal fragen. Manchmal sind es auch traumatische Erinnerungen, und die „unwillkürlichen und ungebetenen Erinnerungen bilden eine Art Wiederholung des Traumas“ (Hirigoyen 2002, S. 226f.). In diesem Buch gehe ich nicht auf spezielle Methoden der Traumabehandlung ein, weil das ein Thema für sich wäre (vgl. dazu etwa Reddemann 2001 oder Spangenberg 2014).

Verena Kast ist auch durch die von C.G. Jung entwickelte Methode der Aktiven Imagination in der Therapie bekannt geworden. Ziel der Methode ist es, dass die Herrschaft und Souveränität über quälende Gedanken und Bilder gewonnen wird, indem Patienten lernen, ihnen zu begegnen und mit ihnen umzugehen. Kast (1988) gibt das Beispiel einer Frau, die in ihren Phantasien eine Gestalt, die wie ein Richter aussah, erlebte. Diese Gestalt warf ihr ständig vor, was sie alles im Leben falsch gemacht habe. Die innere Gestalt sagte z.B. „Du hast Dein Leben verpfuscht!“. In der Therapie war es wichtig, sich mit dieser destruktiven Gestalt, dem Richter, mithilfe der Aktiven Imagination kritisch auseinanderzusetzen. Ziel war es, die Patientin durch die Initiierung einer kritischen Bewusstseinshaltung von ihrem selbstdestruktiven Autoritätskomplex zu befreien, damit ein gesundes Selbstwertgefühl wachsen konnte (vgl. Kast 1988, S. 191ff.).

Es stellt sich dem Psychotherapeuten die Frage, aus welcher der drei Bewusstseinsebenen die Ohnmacht des Patienten, die zur Bearbeitung ansteht, stammt (▶ Abschn. 3.2). Ist es an der Zeit, diese(r) Ohnmacht bewusst

- zu ertragen,
- auszuhalten,
- umzuwandeln,
- zu widersprechen,
- zu trotzen,
- zu überwinden,
- anders zu begegnen und alternativ zu handeln,
- anders abzuwehren durch alternative Abwehrstrategien?

Welche Bilder für Macht und Ohnmacht tragen Sie in sich? Diese Bilder sind auch (unbewusst) wirkmächtig für Ihre Patienten. Wenn Sie mögen, machen Sie diese kleine Übung in vier Schritten. Legen Sie sich ein leeres Blatt Papier und einen Stift bereit und lesen Sie Schritt für Schritt:

■■ Schritt 1

Schließen Sie die Augen! Spüren Sie, wie es in Ihnen atmet! Nehmen Sie drei tiefe Atemzüge. Welches Bild kommt, wenn Sie das Wort „Macht“ denken. Prägen Sie sich das Bild gut ein … Beschreiben oder malen Sie das Bild!

Schritt 2

Schließen Sie die Augen! Spüren Sie, wie es in Ihnen atmet! Nehmen Sie drei tiefe Atemzüge. Welches Bild kommt, wenn Sie das Wort „Ohnmacht" denken. Prägen Sie sich das Bild gut ein ... Beschreiben oder malen Sie das Bild!

Schritt 3

Schließen Sie die Augen! Spüren Sie, wie es in Ihnen atmet! Nehmen Sie drei tiefe Atemzüge. Welches Bild kommt, wenn Sie das Wort „Meine Macht" denken. Prägen Sie sich das Bild gut ein ... Beschreiben oder malen Sie das Bild!

Schritt 4

Schließen Sie die Augen! Spüren Sie, wie es in Ihnen atmet! Nehmen Sie drei tiefe Atemzüge. Welches Bild kommt, wenn Sie das Wort „Meine Ohnmacht" denken. Prägen Sie sich das Bild gut ein ... Beschreiben oder malen Sie das Bild!

Waren es unerwartete Bilder? Was haben diese ausgelöst? Wollen Sie mit diesen Bildern arbeiten oder diese Bilder überarbeiten, vielleicht im Gespräch mit Kollegen, Freunden, Supervisoren, Selbsterfahrungsleitern? Als ich mich am Anfang der intensiven Beschäftigung mit den Themen Macht und Ohnmacht befand und diese Übung machte, tauchten in Schritt 1 und 2 jeweils unerwartete, erschreckende Bilder auf, und zwar als Bild für Macht das des Minotaurus und als Bild für Ohnmacht ein Lazarettbett. Mittlerweile haben sich diese Bilder verändert.

7.2.3 Die Macht der Mythen

Ein Mythos ist eine Erzählung, mit der Menschen und Kulturen ihr Welt- und Selbstverständnis zum Ausdruck bringen. Im religiösen Mythos wird das Dasein der Menschen mit der Welt der Götter verknüpft. Ein Mythos ist in seiner Bedeutung schwer zu erfassen. In unserer Zeit scheint es auch so zu sein, dass Mythen seltener bewusst erzählt, ausgetauscht und gedeutet werden. Bevor mir selbst z.B. das Bild des Minotaurus in den Sinn kam, hätte ich nicht gedacht, dass dieser Mythos in meinem inneren unbewussten Leben eine große Rolle spielt. Möglicherweise spielen Mythen unbewusst eine bedeutendere Rolle im Leben eines jeden Menschen, als wir es für möglich halten.

Joseph Campbell (1994) hat sich intensiv mit dem Thema der Macht der Mythen befasst. Er meint, dass sich Menschen ihre Kultur mit Mythen erschaffen haben, dass schon die ersten Bilder, d.h. die bis heute erhaltenen Bilder an Höhlenwänden, magischer Natur waren. Sie sagten etwas über das Selbstverständnis der Menschen aus. Die ersten Wörter, die niedergeschrieben wurden, bezogen sich auf die Götter und schufen den Wortmythos, der uns überliefert ist.

Der Mythos des Theseus z.B. erzählt die Geschichte des griechischen Helden Theseus. Dieser hatte sich die Aufgabe gestellt, den Minotaurus, ein Wesen mit menschlichem Körper und Stierkopf, im Labyrinth von Kreta zu besiegen. Es sollten nicht mehr alle neun Jahre sieben athenische Jungfrauen und Jungmänner ihm zum Fraß ausgeliefert werden müssen. Dieses war ein höchst gefährliches Unterfangen, denn Theseus musste sich dafür in die labyrinthartige Höhle begeben, den Minotaurus finden, ihn besiegen und wieder aus dem Labyrinth herauskommen. Er tötete das Ungeheuer und konnte mit Hilfe der Königstochter Ariadne – die ihm einen langen Faden gegeben hatte – den Weg aus dem Labyrinth finden.

Der Mythos von Theseus wird oft interpretiert als Darstellung der Auseinandersetzung mit den eigenen, noch unerkannten (aggressiven) Trieben, denen sich ein Mensch, besonders ein junger Mensch, stellen muss. Ein Mythos lässt viele Interpretationen zu, sagt immer nur zwischen den Zeilen, worin das Gleichnis für den Menschen bestehen könnte, aber gerade darin wird seine Faszination, Wirksamkeit und orientierende Kraft gesehen. Statt immer nur auf das alltägliche Leben und die alltäglichen Sorgen zu schauen, scheint es ein Bedürfnis und eine Hilfe für viele Menschen zu sein, das eigene Leben in einem größeren Muster erkennen, verstehen und sich daran orientieren zu können. In unserer Kultur braucht es die Aktivierung des inneren Helden und der inneren Heldin, wie z.B. Campbell (1994) und Zimbardo (2007) meinen.

Ein Mythos, aus dem sich Kultur entwickelt, ist zu unterscheiden von einem künstlich eingeführten politischen Mythos als stereotypes und gesteuertes Geschichtsbild, der große Gefahren mit sich bringt. Dieser künstlich geschaffene Mythos soll das im kollektiven Gedächtnis hervorheben, was eine bestimmte Partei oder Ideologie für notwendig hält.

Der Nationalsozialismus z.B. war eine derartige politische Bewegung, denn es wurden nicht nur Arbeitsplätze und kollektiver Zusammenhalt versprochen, sondern diese Bewegung wollte auch eine „sinnstiftende" Bewegung der großen Mythen, Symbole und Rituale sein. Aus verschiedenen Elementen wurde eine künstliche Mythologie zusammengebraut, die Helden der Vorzeit zu Identifikationsmustern für die Gegenwart verklärte. Einem suchenden, gekränkten Volk wurde geistige Orientierung und die Errichtung eines in die Ewigkeit reichenden „Tausendjährigen Reiches" versprochen. Es wurde z.B. ein „arischer" Ursprungsmythos geschaffen, der die Überlegenheit der Germanen über alle anderen definieren sollte. Auch heute wird in der rechten Szene die Mythologie dazu benutzt, völkisch-rassistischen Weltanschauungen Berechtigung und Plausibilität zu verleihen.

7.2.4 Die Macht der Märchen

Der Zauber und die geheime Botschaft der Märchen entführen uns in eine vergangene Welt des „Es war einmal". Märchen erzählen Geschichten, die heute als veraltet und grausam erscheinen mögen. Hinter der manifesten Geschichte liegt in den Tiefen symbolischer Bedeutung ihr wahrer Schatz (z.B. Fromm 1981; Kast 1983, 1984; Drewermann 2005). Kinder erfassen intuitiv den hohen Wert von Märchen; sie können von manchen nicht genug kriegen. Die Erzählungen können sie ahnen lassen, dass das Leben trotz allem, was sie an Kummer, Entbehrungen, Schicksalsschlägen und Problemen erleben, dennoch einen Weg bereithalten kann, der sie glücklich und zufrieden sein lässt. Man geht davon aus, dass Märchen erzählt wurden, um wichtiges intuitives Wissen über den Menschen an die nächste Generation weiterzugeben (Langs 1996). Sie waren nicht primär dazu gedacht, Kinder mit lustigen oder gruseligen Geschichten zu unterhalten, sondern es ist davon auszugehen, dass der Erzähler meist ein intuitives Wissen über den Menschen hatte und dieses Wissen in Bilder und Geschichten übersetzte und es so weitergeben konnte.

Wenn man in Psychotherapien mit Märchen arbeitet, kann ein Verständnis der vielen kleinen symbolischen Hinweise auf die Botschaften der Märchen aufmerksam machen. Wer ein Verständnis dieser Symbolik und Botschaften entwickelt hat, für den steht nicht mehr so sehr die manifeste Handlung im Vordergrund, d.h., es ist z.B. nicht so wichtig, ob die Hexe verbrannt oder lebenslang eingesperrt wird. Wichtig ist dann allein die eigentliche Botschaft, die hinter der Handlung steht, die möglicherweise den Patienten schon als Kind fasziniert und unbewusst beschäftigt hat.

7.2.5 Übungen: „Innere Quelle" und „Lieblingsmärchen"

Wenn es um die Heilung aus destruktiven Machtverstrickungen geht, dann heißt das oft, „die zerstreuten Teile wieder miteinander verknüpfen zu können, den Kreis zu schließen" (Hirigoyen 2002, S. 227). Patient und Psychotherapeut können gemeinsam nach Möglichkeiten und Wegen suchen, wie alte psychische Verletzungen heilen können. Beispielsweise können sie „lernen, ihre Autonomie zu schützen, mündliche Gewalt zu meiden, Angriffe auf ihre Selbstachtung zurückzuweisen. Die Person ist nicht ‚global' masochistisch, sondern der Perverse hat sie gefesselt aufgrund ihrer schwachen Stelle, die unter Umständen eine masochistische sein kann" (ebd., S. 228). Erst wenn diese Erkenntnis gewonnen wurde, können Patient und Psychotherapeut nach Wegen suchen, um dauerhafte Lösungen aus destruktiven Macht- und Ohnmachtverstrickungen zu ermöglichen.

Die beiden folgenden Übungen sind kleine Schritte, die Patienten unternehmen können, wenn sich eine Blockade gelöst hat, wenn innerlich etwas „in Fluss" gekommen ist. Aus der eigenen „inneren Quelle" schöpfen zu können verbindet Patienten z.B. mit ihrer inneren Kraft und Kreativität. Schon einfachste Meditationsübungen können eine große Wirkung haben, etwa die bekannte Kraftübung „Innere Quelle"

▪ Übung: „Innere Quelle"

Stelle dir fließendes Wasser vor ... in welche Richtung fließt es? ... folge dem Wasser gegen die Strömungsrichtung ... gehe weiter und weiter, bis du zur Quelle kommst ... das Wasser ist klar und kalt und erfrischt ... es ist deine und nur deine Quelle, die unerschöpflich ist.

▪ Übung: „Lieblingsmärchen"

Was war das Lieblingsmärchen deiner Kindheit? Erzähle es doch bitte! Was faszinierte dich besonders an der Geschichte, der Hauptperson, den anderen Personen?

7.3 Heilen: Das kalte Herz – Vom Verlust der Gefühle

Das Märchen „Das kalte Herz" ist ein bekanntes Märchen des früh verstorbenen Erzählers Wilhelm Hauff. Der Held dieses Märchens, Peter Munk (genannt Kohlenmunk-Peter), will gerne mehr sein, als er ist, und verkauft sein Herz an einen Sendboten des Bösen, den Holländer-Michel, der das Holz aus dem Schwarzwald teuer in Holland verkauft. Peter Munk verharrt im Zustand der Selbstentfremdung, indem er spielt, tanzt, trinkt und nach Reichtum und äußerlicher Geltung strebt. Die Wendung erfolgt durch eine Veränderung seiner inneren Einstellung und seiner Bewertungsmaßstäbe mit Hilfe des Tannhäuser Glasmännleins, das ihm noch eine Frist gewährte. Peter schafft die Umkehr in symbolträchtigen sieben Tagen. Peter und seine Frau Lisbeth finden wieder zueinander und bekommen ein Kind, und seine Mutter kann zurückkehren.

Symbol für die Macht des Geldes als alleiniger Endzweck und den Verlust der Gefühle ist das kalte Herz aus Stein, das reich macht und kalt bleibt, wenn die Armen klagen. Dieser Begriff des Endzwecks ist bei Simmel (1900, S. 358) zu finden, der schreibt:

> » Denn sogar schon solche Güter, die an sich gar nicht ökonomischer Natur sind, läßt das zum Endzweck gewordene Geld nicht als ihm koordinierte, definitive Werte bestehen; es genügt ihm nicht, sich neben Weisheit und Kunst, neben personale Bedeutung und Stärke, ja neben Schönheit und Liebe als ein weiterer Endzweck des Lebens aufzustellen, sondern indem es dies tut, gewinnt es die Kraft, jene anderen zu Mitteln für sich herabzudrücken.

Mittlerweile leiden viele Menschen, und nicht nur ausgeprägte Narzissten, an Angst und Gier zugleich. Ihre Beziehungen sind geprägt von Kälte, Eigennutz und mangelnder Empathie. Wolfgang Schmidbauer (2011) konstatiert, dass der Konsumgesellschaft die seelische Reife fehle und die moderne Geldwirtschaft gegen die Gefühle und die Empathie der Menschen arbeite. Homo consumens (Fromm 1976), der kaltherzige Verbraucher des Planeten, sei zum Aussterben verurteilt wie einst der Dinosaurier. Das kalte Herz entsteht aus Angst und Ohnmacht und nährt sich davon, aus der massiven Angst,

- von Gefühlen überrollt zu werden, ihrer nicht mehr Herr zu werden und in dieser Flut unterzugehen,
- in Trauer und Schmerz zu ertrinken,
- ins Bodenlose zu sinken und den Halt zu verlieren,
- plötzlich seiner selbst gewahr zu werden in seiner Hilflosigkeit.

So versuchen die Menschen, so lange es geht, das Besondere hervorzuheben und noch mehr konsumorientierte Maßlosigkeit zu leben, um den Preis, sich noch mehr von ihrer eigenen Gefühlswelt zu entfernen. So wird möglicherweise – ähnlich wie im Märchen vom Kohlenmunk-Peter – die Wiederentdeckung der Empathie auf verschiedenen Ebenen zur einzigen Rettungschance für den Homo sapiens.

- **Übung: „In Gefühle kommen"**

Wähle zuerst am besten vergleichsweise milde Situationen und Gefühle aus. Wenn du diese ersten Gefühle gespürt und beschrieben hast, wenden wir uns größeren Aufgaben zu.

Beschreibe die Gefühle, die sich einstellen beim Gedanken oder der Erinnerung an

- einen Arbeitskollegen, den du magst,
- einen schönen Fernsehfilm,
- einen schönen Sommertag,
- eine schöne Feier,
- einen verregneten Tag,
- ein enttäuschendes Essen in einem Restaurant,
- ein verpasstes Treffen,
- ein Kleidungsstück, das es nicht in deiner Größe gab.

7.4 Heilen: Das blutende Herz – Von der Ohnmacht der Melancholie

Das Gegenteil des steinernen Herzens ist das blutende Herz, das arm macht und ausblutet, wenn die Armen klagen und es gleichzeitig für die eigenen Nöte und Bedürfnisse kalt oder taub geworden ist. Die besonderen seelischen Risiken der helfenden Berufe – das betrifft Patienten aus helfenden Berufen und Psychotherapeuten selbst – genauer zu erkennen, ist nicht zuletzt aus psychohygienischen Gründen wichtig, manchmal im wahrsten Sinne des Wortes notwendig. Die oft tief verwurzelte Helferhaltung ist eine wesentliche Ursache der Burn-out-Erscheinungen, dem „Ausbrennen" einst engagierter und kompetenter Helfer. Hinzu kommt, dass es mit vielen eigenen Risiken verbunden ist, Menschen zu helfen, die schweren traumatischen Belastungen ausgesetzt sind oder waren. Pross (2009) beschreibt, wie Psychotherapeuten und Helferteams, die in Krisenregionen, nach Naturkatastrophen oder auch in der therapeutischen Praxis mit schwerstem Leid und Verstörung konfrontiert sind, an ihre Grenzen gelangen können.

Das Märchen vom Sterntaler erzählt die Geschichte eines armen Waisenkindes, das außer einem Stück Brot nichts besitzt. Es geht in die Welt hinaus und verschenkt unterwegs sein Brot, seine Mütze, sein Leibchen, sein Röckchen und schließlich auch sein Hemdchen. Da fallen die Sterne als Goldtaler vom Nachthimmel (Symbol für geistige Kraft), und es hat ein neues, feines Leinenhemdchen an, in das es sie aufsammeln kann. Dieses Märchen gibt u.a. die Botschaft, dass es für Gebende wichtig ist, auch empfangen und Ressourcen nutzen zu können. Auf diese Fähigkeit gilt es stets ein wachsames Auge zu haben.

Übung: „Empfangen"

Stelle dir den Kreis Deiner Lieben vor oder zeichne ihn auf. Nun schenkst Du in Gedanken oder auch laut ausgesprochen jedem „Drei Dinge, die ich an Dir liebe". Fühle, was Du sagst.

Beende den Kreis damit, dass Du Dir selbst drei Dinge sagst, die Du an Dir liebst.

Und wenn du diese Übung mit deinen Lieben in der Realität machst, fühle, was sie dir sagen.

7.5 Das Verhältnis von Rahmenhandhabung und Machtausübung

Nach der Bewältigung einer Machtfrage, der Lösung aus einer Machtverstrickung oder der Aufdeckung von eigener destruktiver Machtausübung sollte sich jeder Psychotherapeut fragen, ob die eigene Rahmenhandhabung zu den neu gewonnenen Erkenntnissen über Machtausübung passen oder ob er oder sie grundsätzlich etwas daran ändern sollte. Die Rahmengestaltung und -handhabung zeigt nämlich an, ob man die Macht der Umstände in förderlicher oder in destruktiver Weise nutzt. Damit kommen wir jetzt wieder zurück auf die Ebene des alltäglichen grundlegenden psychotherapeutischen Handelns.

Rahmenkomponenten: Die Macht der Umstände nutzen

Warum gestalten wir einen Rahmen eigentlich, wie wir ihn gestalten? Vielleicht denken Sie spontan: Wir tun dann, was wir für richtig halten. Wenn wir aber etwas länger überlegen, so merken wir möglicherweise, dass der Zusammenhang zwischen ethischen Prinzipien, unseren Überzeugungen und unserem Handeln längst nicht so eng ist, wie wir zunächst glauben. Lassen Sie mich das an einem Beispiel aus dem Alltag erläutern: Oft ernährt man sich „ungesünder" als man es „eigentlich" will. Man bewegt sich weniger, als man es sich vorgenommen hat. Man verbringt weniger Zeit mit Familie und Freunden. Kurz: Unser reales Verhalten ist oft weit von unseren Überzeugungen, Idealvorstellungen und Prinzipien entfernt. Jetzt könnte man ja meinen, dass wir alle eben zu schwach sind. Wir kennen alle Situationen, in denen der „innere Schweinehund" als Allegorie für die eigene Willensschwäche bemüht wird. Ich glaube jedoch, dass die von uns selbst gewählten Rahmenkomponenten des privaten und beruflichen Rahmens sowie die Rahmenbedingungen des gesellschaftlichen und politischen Rahmens einen sehr viel größeren Einfluss auf unser Verhalten haben, als uns normalerweise bewusst ist.

Lassen Sie uns ein Beispiel aus dem Alltagsleben anschauen: Nehmen wir an, Psychotherapeutin Reist-Gern befindet sich auf einer längeren Reise, beispielsweise zu den Lindauer Psychotherapiewochen, und bekommt Hunger. Sie hat sich schon lange vorgenommen, sich „gesünder" zu ernähren, aber sie hat heute für so eine lange Fahrt nicht genügend Essen und Getränke dabei. Getränke sind meist kein Problem, denn Wasser und Tee gibt es überall im Angebot. Aber das Essen: Sie hält als Autoreisende irgendwo an einer Tankstelle oder Bäckerei oder sie geht ins Bordbistro und wählt etwas aus dem Angebot. Insofern hat das vorhandene Angebot auf ihr Handeln auch einen starken Einfluss, möglicherweise einen ebenso starken wie ihre guten Vorsätze. Es ist klar, niemand, auch unsere Frau Reist-Gern nicht, ist gezwungen, sich ungesund zu ernähren. Sie hätte sich ja mehr von zu Hause mitnehmen können. Das wäre zwar unbequemer, aber es wäre möglich gewesen. Die Rahmenbedingungen allein können also weder der alleinige Grund noch Rechtfertigung sein.

Wenn wir genauer hinschauen, merken wir, dass das Problem darin besteht, dass wir normalerweise nicht nur ein Ziel verfolgen. Frau Reist-Gern z.B. hat nicht nur den Vorsatz, sich gesund zu ernähren, sondern auch das Ziel, wenig Reisevorbereitungszeit aufbringen zu müssen, nicht so schweres Gepäck zu haben und auf Reisen nicht so viel Zeit zu verlieren. In der Regel können wir nicht all unsere Ziele optimieren, und es gibt selten ein Ziel, dessen Optimierung wir allen anderen unterordnen. Die Zieloptimierung ist letztlich immer ein pragmatischer Kompromiss zwischen der Optimierung einer Vielzahl unterschiedlicher Ziele, und zwar unter den Rahmenbedingungen, die in der jeweiligen Situation gegeben sind. Konkret bedeutet das: Wenn Frau Reist-Gern auf ihrer Reise „plötzlich und unerwartet" Hunger hat, dann versucht sie, dieses Bedürfnis zu befriedigen, ohne ihre übrigen Ziele dabei aus den Augen zu verlieren. Sie geht also in eine Bäckerei oder ins Bordbistro und wählt aus dem vorhandenen Angebot. Sie könnte den Hunger aushalten oder könnte die Reise unterbrechen und sich auf die Suche nach einem Obst- und Gemüseladen begeben, aber wenn sie das nicht tut, dann nicht aus Bequemlichkeit, sondern weil sie dann andere Ziele nachrangig behandeln würde, z.B. rechtzeitig zur Tagung einzutreffen, in guter Stimmung und satt anzukommen.

Hier kommt die Macht der Rahmenbedingungen zur Entfaltung: Egal ob in der Bäckerei oder im Zug oder einem beliebigen Anbieter, wir wählen aus dem, was zur Auswahl steht. Es passiert selten, dass man ein Angebot so inakzeptabel findet, dass man es zurückweist und gar nichts nimmt. Wer bastelt schon immer eine Grußkarte, wenn im Angebot des Schreibwarenladens nicht die genau passende Karte enthalten war. Das bedeutet: Das vorgegebene Angebot hat einen sehr großen Einfluss auf unser Verhalten. Und auch vor Suggestion und Beeinflussung sind wir nicht geschützt. Es beeinflusst unsere Wahl, in welcher Position (in den Blick fallend oder versteckt) und wie attraktiv (als „Angebot der Woche" oder „unser Klassiker") die Alternativen präsentiert sind. Der Blick von Frau Reist-Gern z.B. fällt als Erstes auf das Schild „Angebot Belgische Zuckerwaffel" zusammen mit einem Heißgetränk", und sie entdeckt erst später das „Bircher-Müsli".

Insofern wählen wir, aber immer nur aus dem aktuellen Angebot. Wir wählen also nicht „frei", sondern bewegen uns in dem Rahmen, der uns durch das vorhandene Angebot gesteckt wird. Oft bemerken wir das gar nicht bewusst oder wir nehmen den Rahmen als fix und kaum beeinflussbar hin. Insofern wählen wir gebunden durch die zur Auswahl stehenden Alternativen und durch die Zeit und Energie – und gebunden auch durch die Menge der Energie, die wir dafür angesichts anderer Ziele und Aufgaben aufzuwenden bereit sind.

Vor vielen Jahren z.B. suchte ich Praxisräume zur Miete. Zu der Zeit war das Angebot klein, die angebotenen Räumlichkeiten schienen mir alles andere als optimal, und meine Wunschträume, z.B. eine separate Ein- und Ausgangstür zu haben, rückten in weite Ferne. Natürlich hätte ich die Möglichkeit gehabt, mehr Zeit und Kraft zu investieren, um eine attraktivere Alternative zu schaffen. Ich hätte warten können, hätte meine Suche räumlich ausdehnen können, hätte einen Kauf oder Bau einer Praxisimmobilie in Erwägung ziehen können, aber um den Preis, dadurch noch weniger Zeit für andere Ziele zu haben und dann deshalb dort mehr zu einer pragmatischen Wahl aus den gegebenen Alternativen gezwungen zu sein. Und so verhält es sich mit vielen Aufgaben: Die wichtigen und die weniger wichtigen, die im Zentrum unserer Aufmerksamkeit stehenden und die nicht bewusst beachteten, alle Aufgaben müssen irgendwie abgedeckt und erledigt werden, aber sie sind uns nicht alle gleich wichtig bzw. haben nicht alle eine so hohe Priorität, dass wir größere Abstriche an anderen Zielen in Kauf nehmen bzw. den dafür erforderlichen Preis bezahlen wollen. Oft handeln wir unter Zeitdruck und aus Pragmatismus in dem mehr oder weniger klaren Bewusstsein, dass das, was wir gerade tun bzw. wie wir es tun, so „eigentlich" nicht unseren Zielen und guten Vorsätzen entspricht, aber wir wissen auch, dass alles andere anstrengender, aufwändiger und obendrein noch mit spürbaren Nachteilen an anderer Stelle verbunden wäre. Also entscheiden wir uns vielleicht dafür, wieder keine Auseinandersetzung um das Bereitstellungshonorar zu führen, weil es uns zu anstrengend und risikobelastet scheint (Althoff 2013).

Aus diesen Überlegungen ergibt sich, dass man sich das dauernde unterschwellige schlechte Gewissen, unter dem viele Menschen angesichts dieser ständigen Kompromisse leiden, eigentlich sparen könnte zugunsten einer bewussten und reflektierten Betrachtung der zur Verfügung stehenden Alternativen. Statt sich mit einem schlechten Gewissen für die unvermeidlichen Kompromisse zu bestrafen, ist es gesünder und klüger, z.B.

- zu akzeptieren, dass Kompromisse immer unvollkommen sind,
- darauf zu achten, dass man sich der Kompromisshaftigkeit von Entscheidungen grundsätzlich bewusst ist,
- darauf zu achten, welche Kompromisse den eigenen Prioritäten zuwiderlaufen,
- zu erkennen, dass bei ständiger Übergehung von Gesundheit und Privatleben ein schlechtes Gewissen nicht hilft, sondern nur eine Kurskorrektur,
- zu erkennen, dass ein zwar vereinbarter, aber nicht tragfähiger Kompromiss durchaus ein schlechtes Gewissen verursachen kann, dass es aber mehr darauf ankommt, das Beste aus der Situation zu machen,
- zu bedenken, dass unsere Rolle in einer Machtverwicklung uns manchmal ein schlechtes Gewissen bereitet, dass aber nach der Bewältigung dieser Verwicklung nur eine auf die Rahmenhandhabung und die persönliche Weiterentwicklung bezogene Kurskorrektur hilfreich ist.

▪ Gegen die unreflektierte Übernahme von Rahmenkomponenten

So sehr wir manchmal unter den „faulen" Kompromissen des beruflichen und privaten Alltags leiden, so sehr scheint es sich lebenspraktisch bewährt zu haben, sich auf die Alternativen, die zur Verfügung stehen, zu konzentrieren und nicht ständig mit Möglichkeiten, die vielleicht besser wären, aber nicht verfügbar sind, beschäftigt zu sein. Gleichzeitig macht uns dieses zweckmäßige Verhalten jedoch anfällig dafür, die Vorgaben, die durch die Umstände gegeben sind, unreflektiert und unbewusst zu akzeptieren. Wir denken dann innerhalb des vorgegebenen Rahmens, ohne uns der Macht, die wir den Umständen damit einräumen, bewusst zu sein.

Beispiel

Psychotherapeut Druckvoll neigt dazu, wenn er unter Termindruck steht, höhere Risiken einzugehen, z.B. Geschwindigkeitsbegrenzungen zu überschreiten, wenn er zu spät von zu Hause losgefahren ist, oder lästige Nebenaufgaben zu vernachlässigen, z.B. die Dokumentation auf das Wochenende zu verschieben, oder schlechter Grenzen setzen zu können, z.B. noch mehr Termine in eine schon volle Woche hineinzudrücken. Manchmal ist er über sich selbst erschüttert, dass er wegen eines Termins, egal worum es geht, die Gesundheit von anderen und seine eigene aufs Spiel setzt und sich für die Zukunft schon weiteren Druck einlädt. Er wird sich in ruhigen Momenten darüber klar, dass er es unter dem Termindruck oder Druck der Verhältnisse noch nicht einmal bemerkt, wie sich seine Grenzen verschieben und wie dann die Rahmenbedingungen sein Handeln verändern, obwohl seine Überzeugungen und Ideale dieselben geblieben sind.

Vermutlich haben Deutsche im Vergleich zu Amerikanern eine im Durchschnitt höhere Altersrente, nicht weil sie dieser eine höhere Bedeutung zumessen als die Amerikaner, sondern weil in Deutschland automatisch ein fester Prozentsatz des Einkommens für die gesetzliche

Rentenversicherung abgeführt wird. Wäre es für Deutsche eine aktive Entscheidung, wie viel sie für die Alterssicherung zurücklegen wollten, würde vermutlich von heute auf morgen drastisch weniger einbezahlt.

Einen Beleg dafür, dass unsere persönliche Alterssicherung wenig mit einem typisch deutschen Sicherheitsbedürfnis zu tun hat, liefert m.E. das Beispiel der Berufsunfähigkeitsversicherung. Wenige Deutsche habe eine, obwohl damit ein existenzielles Risiko abgedeckt wird und obwohl Berufsunfähigkeitsversicherungen wahrscheinlich ähnlich sinnvoll wie Rentenversicherungen sind. Genauso verhält es sich mit der Entscheidung zur Psychotherapie. Es nehmen nicht deshalb weniger Amerikaner eine Langzeitpsychotherapie in Anspruch, weil sie dagegen sind oder diese nicht brauchen, sondern weil sie im Gegensatz zu Deutschen nicht damit rechnen können, dass die Kosten von ihren Krankenkassen – wenn sie denn überhaupt Mitglied einer Kasse sind – übernommen werden. Vermutlich neigen viele Menschen dazu, schwierige Entscheidungen entweder erst einmal aufzuschieben oder die jeweils empfohlene Variante zu wählen. Das gilt für die Alterssicherung, die Berufsunfähigkeitsversicherung und – oft ebenso riskant – für die Zustimmung zu Lizenzvereinbarungen und die Installation von Software, wo die meisten Kunden die Standardvorgaben übernehmen.

Auch mit Dingen, die uns eigentlich wichtig sind, passen wir uns an die gegebenen Umstände an, mit der Gefahr, dass diese Umstände sich nie ändern. Die Rahmenbedingungen sind selten so, dass sie langfristige Ziele auch auf kurz- oder mittelfristige Sicht begünstigen. Zwar hat Frau Reist-Gern das Ziel, sich gesünder zu ernähren, doch kurzfristig gibt es kein Dinkelgebäck an Tankstellen, und mittelfristig wird sie während der Lindauer Psychotherapiewochen nicht ständig klare Suppe kochen und Salat zubereiten können. Und möglicherweise wird sie, wenn sie heimkehrt, feststellen, dass ihr Kühlschrank leer ist und sich nur noch eine Tiefkühlpizza im Gefrierschrank befindet – es sei denn, Herr Reist-Gern hat eingekauft und schon alles frisch und lecker zubereitet.

Oft können wir es nicht verhindern, dass die kurz- und mittelfristigen Ziele die Regie übernehmen. Bevor wir im Alltag komplett Gefahr laufen, dass die Ausnahme zur Regel wird und wir meist den Weg des geringsten Widerstands gehen, können wir uns „Wecker" stellen und aufmerksam werden, wenn es sich lohnen könnte, es z.B. kurzfristig ein wenig

- komplizierter,
- ungewohnter,
- mühsamer,
- anstrengender

zu wählen.

Ein „Wecker" kann z.B. sein, mit sich selbst die Vereinbarung zu schließen, dass man sich bewusst klarmacht, dass gerade etwas schiefläuft, wenn man das zweite Mal den regelmäßigen Sport absagen will, wenn man das zweite Mal einen überzähligen Termin in den Kalender schieben will etc., und gegensteuernde Maßnahmen einleitet.

Umgekehrt bedeutet diese Neigung zum Weg des geringsten Widerstandes für uns als Anbieter, Entscheider oder Führungskraft, dass wir uns, um Veränderungen des Verhaltens zu erreichen, nicht so sehr an einer Veränderung von Einstellungen und Überzeugungen der Menschen ansetzen müssen. Vielmehr ist es wichtig, die Rahmenbedingungen (oder das Angebot) so zu verändern, dass ein anderes Verhalten aus ihrer subjektiven Sicht sinnvoll wird, um ihre Ziele zu erreichen. Die üblichen Bemühungen sind m.E. umgekehrt: Wir denken oft, dass wir andere Menschen erst überzeugen müssen, damit sie ein anderes Verhalten als sinnvoll und notwendig erkennen können. Aber erstens können wir uns nur selbst ändern und allein Worte können oft wenig an den Überzeugungen von Menschen rütteln. Zweitens gäbe es, selbst wenn eine Veränderung der Überzeugungen gelänge, keine Garantie dafür, dass daraus dann auch tatsächlich eine Verhaltensänderung und dann auch noch in der gewünschten Weise erfolgen würde. Insofern denke ich, wenn man jemanden zu einer Verhaltensänderung bewegen möchte, sollte man schauen, was man selbst zum Besseren verändern kann, d.h. sich konzentrieren auf eine Veränderung der eigenen Haltung und der Rahmenbedingungen. Letztlich ist das immer Ergebnis einer Kontextanalyse. Aus diesem Wissen ergibt sich eine besondere Verantwortung des Einzelnen, aber auch des Arbeitgebers, des Staates, des Anbieters.

Wenn man will, dass die Betroffenen eine möglichst sinnvolle Entscheidung treffen, dann sollte man diese Wahl voreinstellen, denn die meisten Menschen werden diese voreingestellte, implizit empfohlene Lösung wählen.

Manche Ökonomen sagen, dass sich allein durch klug gesetzte Standards Altersarmut, schlechte Ernährung, Energieverschwendung reduzieren ließen. Zudem wird es dann möglich, auf Druck und Zwang zu verzichten. Man wird niemandem eine gesunde Ernährung vorschreiben können oder wollen, aber wenn das Tagesmenü an der Raststätte oder im Bordbistro gesund, ins Auge fallend präsentiert und preisgünstig ist, werden sich wahrscheinlich mehr Menschen dafür entscheiden, und Frau Reist-Gern würde sich freuen.

Nebenbei bemerkt ist es umgekehrt ja auch wenig wirkungsvoll, als Konsument durch Meinungsäußerungen und öffentliche Kritik die Ansichten und Ziele der Konzerne, Machthaber und Anbieter verändern zu wollen. Es ist sinnvoller, das eigene Konsumverhalten zu ändern und andere auch dahingehend zu beeinflussen.

Für den therapeutischen Kontext könnte man es so formulieren: Wo immer Symptomatik auftaucht, lohnt es sich, über den Kontext bzw. die Rahmenkomponenten, die man selbst gesetzt hat, nachzudenken. Wie lässt sich das Verhalten bzw. die Symptomatik des Patienten verstehen? Als verursacht bzw. begünstigt durch die „Macht der Umstände"? Wie könnte durch eine Veränderung von Rahmenkomponenten ein förderlicheres Umfeld geschaffen werden? Welche Rahmenbedingungen machen es für den Patienten (unbewusst) sinnvoll, sich genau so zu verhalten? Oftmals ist ein besseres Verständnis der Rahmenbedingungen und der Reaktionen der Patienten darauf der Schlüssel dazu, das Verhalten und die Schwierigkeiten des Patienten zu verstehen und gleichzeitig eine positive klinische Entwicklung zu initiieren. Dass diese explizite Reflexion über die Rahmenkomponenten und damit die „Macht der Umstände" keineswegs trivial ist, legt z.B. Zimbardo (2007) in seinem Buch „Der Luzifer-Effekt – Die Macht der Umstände und die Psychologie des Bösen" eindrücklich dar.

Beispiel

Eine Patientin mittleren Alters ist zum Erstgespräch gekommen. Sie beginnt – ermuntert durch die Eingangsfrage des Analytikers – über den Anlass ihres Kommens und ihre Biographie zu berichten und redet und redet und redet.

Analytiker Herr Angestrengt hört zu, nimmt das Gesagte auf, hält sich zurück, gibt ab und zu ein „Hm" als Zeichen seiner Präsenz, bewegt sich ab und zu – alles ganz im Sinne der Rahmenkomponente der Neutralität. Er beobachtet seine Gegenübertragung, die erst in einem Gefühl der Überforderung besteht, dann sausen seine Ohren, ihm fällt kein Wort mehr ein, seine Einfühlung scheint nicht mehr zu funktionieren. Er interpretiert seine Gegenübertragung als Reaktion auf eine intrusive Beziehungsaufnahme. Auch auf ein Räuspern seinerseits oder einen eindringlichen Blick reagiert die Patientin nicht, sondern fährt fort. Als die Sitzung dem Ende entgegengeht, kann die Patientin die Frage, was sie mit der Therapie erreichen wolle, nicht beantworten, denn sie sagt:

„Das müssen Sie doch wissen. Ich habe Ihnen doch jetzt alles erzählt." Daraufhin sagt er: „So nicht." Sie: „Okay, dann eben nicht." Und geht.
Analytiker Herr Mühelos hat eine ähnliche Gegenübertragung. Er entschließt sich, aktiver zu werden und die Rahmenkomponente der Neutralität im Sinne der Haltung, sich konsequent auf die Seite der Ziele des Patienten zu stellen, zu verwirklichen (Control-Mastery-Methode, MBT). Er sagt: „Ja, und dann?" und unterbricht sie, wenn es ihm zu viel wird oder er nichts mehr versteht. Die Patientin fühlt sich sichtlich gestört, aber seine Unterbrechungen verändern ihr Verhalten. Sie gibt kürzere Antworten. Sie berichtet weiter; er hört zu und unterbricht, wenn er ermüdet; sie gibt Antworten. Es wird kein freudiges Zusammenwirken, aber immerhin ein ansatzweise zweiseitiges Gespräch. Er weiß nicht, ob die Behandlung gelingen kann, denn die kurzen Momente, in denen er die intensive Gegenübertragung zuließ, waren heftig. Aber sie vereinbaren ein weiteres Gespräch. Eine kleine Veränderung der Rahmenkomponente der Neutralität verändert den Ausgang des Erstgesprächs: Analytiker Angestrengt hat sich in ein Macht-/Ohnmachtsspiel verwickeln lassen, mit destruktivem Ausgang, während Analytiker Mühelos sich zwar auch auf seine Gegenübertragung einließ, dieser jedoch zugunsten einer förderlichen mentalisierungsbasierten Beziehungsgestaltung entgegensteuerte und damit die Beziehung ermöglichte.

Insgesamt sollte man also die Bedeutung von Einstellungen und Überzeugungen für das praktische Handeln weder über- noch unterschätzen. Das Wörtchen „eigentlich" weist sehr häufig darauf hin, dass wir anders handeln, als es „eigentlich" unseren Werten und Überzeugungen entspricht. Doch damit meinen wir ja nicht, dass unsere Einstellungen und Überzeugungen uns unwichtig sind und einfach übergangen werden sollten. Lassen Sie mich noch einmal das Beispiel von Geschwindigkeitsbeschränkungen bemühen. Wenn Sie für eine Geschwindigkeitsüberschreitung einen Bußgeldbescheid bekommen, macht es meist einen großen Unterschied, ob sie an einer Stelle „geblitzt" wurden, wo sie die Geschwindigkeitsbeschränkung nachvollziehen können oder nicht. Während viele sich bei einem Bußgeld wegen einer für sie nachvollziehbaren Geschwindigkeitsbeschränkung moderat ärgern, fällt die Reaktion bei einer willkürlich anmutenden Beschränkung wesentlich heftiger aus. Das kann sogar so weit gehen, dass das Bußgeld zwar bezahlt wird, jedoch die empfundene Willkür Hass und Feindschaft auf „die da oben" hinterlässt.

Gleichzeitig sollte man aber die Bedeutung von Einstellungen und Überzeugungen auch nicht unterschätzen. Es gilt die absolute Notwendigkeit, die gesetzten Rahmenbedingungen nachvollziehbar zu machen, wenn man sie nicht in grober Weise durchsetzen kann oder will (Althoff 2009, 2013). Gerade wenn Veränderungen stark in den Handlungsspielraum der Patienten eingreifen, hängt ihre Zustimmung und Einwilligung stark davon ab, ob diese Veränderungen für die Patienten nachvollziehbar sind oder willkürlich erscheinen. Selbst wenn Einstellungen und Überzeugungen meist nicht ausreichen, um Verhalten zu verändern, spielen sie doch eine wichtige Rolle als Katalysator der Veränderung.

Wenn man die „Macht der Rahmenbedingungen" erkannt hat, wird man also wissen, dass Überzeugungsarbeit nicht überflüssig ist. Sie bekommt jedoch einen anderen Stellenwert. Man wird nicht erwarten, dass Einstellungen und Überzeugungen Veränderung auslösen, wird aber erwarten, dass sie eine bestimmende Rolle für die Akzeptanz der Veränderungen spielen. Überzeugungsarbeit ist dann im therapeutischen Prozess eine sachliche Aufgabe, die den Patient dazu anregen kann, sich seiner Meinung, seiner Einstellungen und Bewertungen und seiner Veränderungsperspektiven bewusst zu werden. Über die konkrete psychotherapeutische Situation hinaus kann das Wissen um die Bedeutung der Macht der Umstände auch im größeren Rahmen dazu beitragen, dass gesellschaftliche Bedingungen sich verändern.

Die gesellschaftliche Dimension

M.-L. Althoff, *Macht und Ohnmacht mentalisieren*, Psychotherapie: Praxis,
DOI 10.1007/978-3-662-50329-4_8

Dieses abschließende Kapitel befasst sich mit der Dimension des Themas außerhalb der direkten Patient-Therapeut-Beziehung. Der veränderte Umgang mit Macht und Ohnmacht sollte im besten Fall für den Patienten in seinem Leben eine Veränderung und Verbesserung bewirken können und sich auch für den Psychotherapeuten als sinnvolle Bereicherung im beruflichen wie privaten Leben erweisen. Anderenfalls könnte man sich in einer idealen Traum- oder Als-ob-Welt bewegen, die unbewusst getragen ist von der gemeinsamen Vorstellung „Wenn die Welt nur anders wäre, dann würden wir es besser haben", was – sicherlich übertrieben formuliert – dann als „folie à deux" bezeichnet werden könnte.

Ebenso wie im individuellen, persönlichen, beruflichen wie privaten Rahmen kann die Veränderung der eigenen Haltung und der Rahmenbedingungen auch als Instrument gesellschaftlicher Veränderungen gesehen werden. Denn auch für angestrebte gesellschaftliche Veränderungen kann eine veränderte Haltung zusammen mit einer sinnvollen Gestaltung und Veränderung von Rahmenbedingungen von bestimmender Bedeutung sein. Diese Sicht auf die Dinge scheint mir notwendiger denn je zu sein angesichts der Nachrichten über die Endlichkeit von Ressourcen, den Klimawandel, Terror und Atomkriegsgefahr. Denn gleichzeitig macht die Internet-Kommunikation mit Lichtgeschwindigkeit uns alle zu Nachbarn. Lipton und Bhaerman (2009) z.B. sind überzeugt davon, dass sich alles zum Guten wenden kann und dass wir durch eine Veränderung unserer Überzeugungen die „spontane Evolution" unserer Art beeinflussen und damit eine erfreulichere Zukunft gestalten können. Wenn das gelänge, hieße es, dass ein Großteil der Menschen lernen würde, die „Macht der Umstände" zu nutzen und sich nicht in Ohnmacht gefangen zu fühlen.

8.1 Zur berufspolitischen Dimension

In Deutschland erleben wir im Bereich der Psychotherapie gerade, dass auf der Ebene der Berufspolitik daran gearbeitet wird, die Rahmenbedingungen von Versorgung und Ausbildung durch die Planung eines neuen Psychotherapeutengesetzes zu verändern, wodurch sich die jetzige Form von Versorgung und Ausbildung grundlegend verändern könnte. Die Psychotherapeuten, die in der Versorgung von Patienten und in der Ausbildung von Psychotherapeuten tätig sind, werden kaum dazu befragt, welche Veränderungen sie mehrheitlich für notwendig und sinnvoll erachten. Es wird auf höherer Ebene über die zukünftigen Rahmenbedingungen verhandelt und nicht auf Überzeugungsarbeit an der Basis gesetzt. Und wenn dann eine Veränderung beschlossen und realisiert sein wird, dann werden alle an der Basis Tätigen ihre Arbeit daran ausrichten (müssen).

8.1.1 Die Entwicklung der Richtlinien-Psychotherapie in Zahlen

Die 1967 in die kassenärztliche Versorgung eingeführte Richtlinien-Psychotherapie hat die Entwicklung der Psychotherapie in Deutschland nachhaltig beeinflusst. Die zahlenmäßig starke Dynamik spiegelt sich in den in ◘ Tab. 8.1 auf Grundlage von statistischen Angaben der Kassenärztlichen Bundesvereinigung versammelten Daten wider, die im Kommentar Psychotherapie-Richtlinien (Rüger et al. 2015) zu finden sind.

Diese Entwicklung gleicht einem Siegeszug der Richtlinien-Psychotherapie, mit der ja immerhin erreicht wurde, dass jeder versicherte Bürger ein Anrecht auf Kostenübernahme einer Psychotherapie bei entsprechend gegebener Indikation hat und dass jeder Psychotherapeut einen

Tab. 8.1 Anstieg der Anzahl von Psychotherapeuten (1980–2010)

Jahr	Anzahl der Psychotherapeuten in Deutschland
1980	1.600 Ärztliche Psychotherapeuten 550 Psychologische Psychotherapeuten und 430 Kinder- und Jugendlichenpsychotherapeuten 3.526 Ärztliche Psychotherapeuten 2.211 Psychologische Psychotherapeuten 682 Kinder- und Jugendlichenpsychotherapeuten
1998 (unmittelbar vor Verabschiedung des Psychotherapeutengesetzes)	8.571 Ärztliche Psychotherapeuten 7.997 Psychologische Psychotherapeuten und Kinder- und Jugendlichenpsychotherapeuten
2010	5.420 ausschließlich oder überwiegend psychotherapeutisch tätige ärztliche Psychotherapeuten (Summe aller Ärzte mit Befähigung zur Erbringung von Richtlinientherapie insgesamt 11.652) Etwa 13.801 Psychologische Psychotherapeuten Etwa 3.507 Kinder- und Jugendlichenpsychotherapeuten

gewissen Schutz vor dem Verfall der Honorare hat. Nichtsdestotrotz sollte man sich dessen bewusst sein, dass die Richtlinien-Psychotherapie mittlerweile unsere Vorstellung von Psychotherapie prägt. Das sei beispielhaft an einem kleinen Detail verdeutlicht: Fast niemand denkt mehr darüber nach, in welchen Fällen es eigentlich angezeigt ist, zu Beginn eines Behandlungsprozesses eine komplette Anamnese und Diagnostik zu erheben. Jeder Psychotherapeut weiß, dass Anamnese und Diagnostik erforderlich sind, um den Bericht an den Gutachter zum Antrag auf Psychotherapie schreiben zu können. Ich wende mich hier nicht dagegen, dass die Anamneseerhebung und Diagnostikphase stattfinden, ich plädiere lediglich dafür, sich der Weichenstellungen durch die Macht der Umstände bzw. der Rahmenbedingungen bewusst zu bleiben.

8.1.2 Das Gutachterverfahren

Die Notwendigkeit von Qualitätssicherung ist im Sozialgesetzbuch für alle Bereiche der gesetzlichen Krankenversicherung vorgeschrieben. Aktuell halte ich das Antrags- und Gutachterverfahren nach den Psychotherapie-Richtlinien und -Vereinbarungen für das beste der zur Auswahl stehenden Qualitätssicherungsinstrumente. Es muss natürlich diskutiert werden, in welchem Bereich und auf welcher Ebene Qualität gesichert werden soll und kann. Das Antragsverfahren und insbesondere das Berichteschreiben sind unbestreitbar aufwändig, aber das Verfahren schützt Psychotherapeuten durch (relativ) klare Bedingungen, denn

- durch die Vertiefung in den Fall verschafft der Psychotherapeut sich Klarheit,
- das Gutachterverfahren sichert das Weiterexistieren der Psychotherapie als Kassenleistung,
- jeder Psychotherapeut weiß, wann und in welchem Umfang Therapie erbracht werden kann,
- nach Bewilligung durch die Krankenkasse sind die genehmigten Stunden sicher,
- von der Krankenkasse darf keine Unterbrechung oder Änderung angeordnet werden,
- Therapeuten dürfen nicht in Regress genommen werden, z.B. wenn die Therapie keine Veränderung bewirkt hat.

Ich plädiere hier nicht für eine Beibehaltung des Gutachterverfahrens um jeden Preis und bis in alle Ewigkeit, sondern nur dafür, es so lange als bewährtes Verfahren festzuhalten, bis etwas Besseres, das den Einzelnen genauso schützt, gefunden sein wird. Damit möchte ich meiner Hoffnung Ausdruck verleihen, dass das berufspolitische Kräftespiel möglichst sachgerecht ausgetragen werden möge.

8.2 Die gesellschaftliche Dimension

Die Dynamik der Macht, die sich innerhalb einer therapeutischen Beziehung und auch auf der berufspolitischen Bühne abspielt, zeigt sich selbstverständlich in ähnlichen Szenarien auf der großen ökonomischen und politischen Bühne. Ich möchte hier nicht in trivialer Gleichsetzung behaupten, dass das therapeutische Arbeitsbündnis – im gegenseitigen Einvernehmen geschlossen – direkt vergleichbar sei mit dem großen und komplexen Geschehen rund um gesellschaftliche oder globale Vereinbarungen und Allianzen. Es gibt lediglich ein paar Phänomene auf der kleinen wie der großen Bühne, die ich gern in diesem Abschlusskapitel benennen möchte, und Gefahren, auf die ich hinweisen möchte.

8.2.1 Die Dynamik von Narzissmus und Macht

Man begegnet in der Machtpolitik auf Schritt und Tritt dem Dilemma, dass der Zugang zur Macht und deren Ausübung – allen rationalen Überlegungen von der Vergänglichkeit der Macht zum Trotz – unausweichlich Größen-, Unverwundbarkeits- und Grandiositätsphantasien nähren, während umgekehrt gerade diese Phantasien das unbedingte Karrierestreben und die Rücksichtslosigkeit begünstigen, die den Weg zu den Schaltzentralen der Macht ebnen. Anders ausgedrückt übt die ökonomische und gesellschaftliche Macht eine unwiderstehliche Anziehungskraft auf Menschen aus, die einer starken narzisstischen Bestätigung bedürfen.

Im Extremfall sind diese Menschen sogar narzisstisch gestört, und sie können aufgrund dieser Störung z.B. eine kompromisslose Karrieresucht, rücksichtslose Selbstbezogenheit, Gewinner-Verlierer-Mentalität und Mitleidslosigkeit verwirklichen, die ihnen den Weg zu ökonomischer oder politischer Macht frei macht. Es ist bekannt, dass diese Menschen so ihre (unbewussten) Gefühle von tiefer Ohnmacht, Hilflosigkeit und Minderwertigkeit zu kompensieren suchen. Zusätzlich lassen narzisstisch gestörte Führerpersönlichkeiten meist nur Förderer, Ja-Sager und Bewunderer und solche, die unabhängig von ihrer persönlichen Meinung besonders gut jemandem nach dem Mund reden können, in ihre Nähe, sodass sie sich auch noch eine ständige Bestätigung ihres Selbstbildes im Außen schaffen. Dadurch wird eine realistische Selbstwahrnehmung noch zusätzlich erschwert, und Illusionen und Feindbilder können sich verfestigen. Wirth (2002) spricht schon in der Einleitung zu seinem Buch „Narzissmus und Macht" zusammenfassend davon, dass der narzisstisch gestörte Mensch – geblendet von seinen eigenen Größenphantasien – den Kontakt zur gesellschaftlichen Realität verliere und letztlich scheitern müsse. Der Realitätsverlust begünstigt dann nach meiner Erfahrung in einem „geeigneten" Umfeld eine langsame Steigerung: Realitätsverlust, Abkehr von den eigenen Normen, Werten und Idealen, Machtbesessenheit, Rachsucht, Skrupellosigkeit, Zynismus, Brutalität, Ausbeutung, Menschenverachtung.

Es gibt so etwas wie einen gelungenen Narzissmus, also eine „wahre" Selbstliebe. Dieser gesunde Narzissmus zeichnet sich aus durch ein in der Regel relativ ausgeglichenes seelisches Gleichgewicht. Dass heißt aber natürlich nicht, dass derjenige immer frei davon ist, auch negative

Handlungen auszuführen, z.B. sich eigennützig zu verhalten, andere Menschen zu benutzen, Macht in Beziehungen spielen zu lassen, grandiose Phantasien von Zeit zu Zeit zu haben, auch mal rücksichtslos, neidisch, eifersüchtig zu sein, mal auf Rache zu sinnen, kurz: die Schattenseite auszuleben. Aber durch diese Anziehungskraft der eigenen Schattenseite besteht die Gefahr, diese entweder rigoros abspalten und projizieren zu müssen, z.B. auf die „krankhaften und perversen Narzissten" an der Macht „da oben", oder den Verführungen zu erliegen und nicht selbst auf oberer Ebene zu agieren, jedoch zum Steigbügelhalter „eigentlich" abgelehnter Machenschaften zu werden.

▪ Die narzisstische Persönlichkeit

Menschen, die an einer krankhaften narzisstischen Persönlichkeitsstörung „leiden", fallen durch ein ungewöhnliches Maß an Selbstbezogenheit im Umgang mit anderen auf sowie durch ihr starkes Bedürfnis, von anderen geliebt und bewundert zu werden. Auch findet man zugleich ein aufgeblähtes Selbstkonzept und ein maßlos erscheinendes Bedürfnis nach Bestätigung durch andere. Das Gefühlsleben ist flach ausgeprägt, und es gibt wenig Empathie für die Gefühle anderer. Wenn man genau hinschaut, bemerkt man auch, dass sie wenig Freude am Leben haben. Sie wirken rastlos und sind schnell gelangweilt, sodass längere vertiefende Gespräche kaum möglich sind. Eine narzisstisch gestörte Persönlichkeit ist oft von Misstrauen getrieben, hat schnell das Gefühl, abgewertet oder erniedrigt worden zu sein. Das meist dahinterliegende unbewusste Gefühl der Scham wird zu einem zersetzenden Gift, das Rache- und Vergeltungsphantasien freisetzt.

Meistens verhalten sich narzisstische Persönlichkeiten parasitär und ausnutzend in ihren Beziehungen zu anderen Menschen. Sie haben kein Gefühl dafür, dass sie über andere Menschen ohne jegliche Schuldgefühle verfügen, um sie, in dem Moment, in dem sie sie nicht mehr brauchen, fallenzulassen „wie eine ausgequetschte Zitrone" (Kernberg). Sie handeln nach dem Motto: „Better to reign in Hell than serve in Heaven" („Paradise Lost", John Milton, 1667).

Bekannt ist auch, dass diese Menschen sich gern mit intelligenten, reichen, mächtigen oder schönen Menschen umgeben, die sie schmücken und die sie für die Ausweitung ihrer Macht nutzen können, infrage stellen dürfen sie sie allerdings nicht. Die narzisstisch gestörte Person reagiert, obwohl sie selbst kompromisslos in ihren eigenen Kritikäußerungen ist, absolut überempfindlich auf jede Kritik oder Weigerung. Wenn sich dann jemand, der in einer Beziehung zu dieser Person steht, etwas entfernen oder dem Einfluss entziehen möchte, so wird er rigoros ausgestoßen. Das geht so weit, dass ihm jede Existenzberechtigung abgesprochen wird. Er existiert dann nicht mehr, endgültig nach dem Motto: Bist du nicht für mich, dann bist du gegen mich, und dann brauche ich dich nicht mehr. Das ist z.B. etwas, was normale Beziehungspartner weder verstehen noch glauben ertragen zu können. Der Realitätsverlust kann sich so weit steigern, dass die Skrupellosigkeit, der Zynismus und die Menschenverachtung ein Ausmaß erreichen, das für normale Menschen nicht auszudenken ist. All das funktioniert nur, weil es narzisstischen Persönlichkeiten in einem rätselhaften und erstaunlichen Ausmaß gelingt, sich vor den schmerzlichen Gefühlen in Beziehungen zu schützen, indem sie sich innerlich aus allem heraushalten. Die Rigidität, die Unbeirrbarkeit, die Unberührbarkeit (wenn andere schon längst zutiefst erschüttert sind) sind die größten Hindernisse für eine erfolgreiche psychotherapeutische Behandlung narzisstisch gestörter Persönlichkeiten. Wenn sie sich auf eine Behandlung einließen, müssten sie Schmerzen und Depression zulassen und würden sich subjektiv betrachtet zunächst elender fühlen als vorher. Im Grunde genommen besteht die psychische Krankheit in der Unfähigkeit, krank und schwach zu sein, der Unfähigkeit, zu leiden, zu trauern, Angst zu empfinden und eigene Schwächen zuzulassen – ein Paradox, aus dem es nur schwer einen Ausweg gibt.

Es ist m.E. deshalb so wichtig, sich dieser Strukturen und der eigenen Position bewusst zu sein, weil Narzissmus und Macht im Leben jedes Einzelnen eine Rolle spielen. Derartige Konflikte können auf jeder Ebene des gesellschaftlichen Zusammenlebens eine Rolle spielen, in Familien, Freundschaften, Gemeinden, im Berufsleben, im politischen Engagement. Überwiegend scheint die Meinung vorzuherrschen, dass Unfairness und unfaire Attacken ein Problem der freien Wirtschaft und der hohen Machtpolitik wären. Diese Meinung könnte eine Folge dessen sein, dass die Wirtschaft offen die Bedeutung von Strategie und Überzeugungskraft und Konkurrenz betont. Untersuchungen (Copray 2010) deuten aber darauf hin, dass das Phänomen im öffentlichen Dienst, in sozialen und kirchlichen Organisationen in noch häufiger vorkommt. Aber das zu glauben fällt manchem nicht leicht, denn das würde Illusionen zerstören. Wir tragen alle in unserem Umfeld Verantwortung dafür, dass narzisstische Störungen nicht einfach ausagiert werden dürfen, denn sie vergiften die Beziehungen auf allen Ebenen, sie verletzen, wirken destruktiv und zersetzend, können Menschen umbringen.

8.2.2 Die Rolle der Steigbügelhalter

Wie kann im politischen Geschehen weniger der aggressive, rücksichtslose Narzissmus und dafür mehr der normale, gesunde Narzissmus im Kräftespiel der Macht zum Zug kommen? Es ist nicht möglich, den guten vom bösen Machthaber zu unterscheiden. Es macht keinen Sinn, eine Spaltung in gut und böse, gesund und krank, vernünftigen, moralisch einwandfreien, unbestechlichen Menschen und krankhaft-narzisstischen, von der Macht korrumpierten Mächtigen zu vollziehen. Vielmehr möchte ich ein Beispiel geben:

Beispiel

„Der letzte König von Schottland – In den Fängen der Macht" ist ein Film aus dem Jahr 2006 nach dem gleichnamigen Roman von Giles Fodan (2001). Die Handlung ist frei erfunden, lehnt sich jedoch an Ereignisse aus der Regierungszeit des ugandischen Diktators Idi Amin an. Die Geschichte: Der junge Arzt Nicholas Garrigan trifft bei einem Verkehrsunfall *zufällig* auf den neuen Landesherrscher Idi Amin, der sich König von Schottland nennt, den er verarztet. Dieser überzeugt ihn daraufhin, sein Leibarzt zu werden. Idi Amin wird als ein extrem machtbesessener, narzisstischer, größenwahnsinniger und grausamer Herrscher dargestellt. Der junge Arzt wird vom Diktator ausgewählt und bevorzugt. Erst nach und nach wird ihm die schreckliche Geschichte Ugandas bewusst. Obwohl er von den Gräueltaten des Diktators zunehmend abgestoßen ist, erliegt er – für ihn selbst unbegreiflich – dessen Charme und Charisma. Er versucht sich zu befreien, der Zuschauer erlebt ihn aber merkwürdig willenlos. Man versteht als Zuschauer, dass er sich von den extrem unmoralischen Handlungen Idi Amins absetzen und fliehen will, zumal er mittlerweile sicher ist, dass auch er irgendwann von Amin umgebracht werden wird. Entgegen diesem bewussten Entschluss wird der Zuschauer Zeuge davon, dass Garrigan willenlos wird, sobald der Diktator ihn wieder braucht und sogar missbraucht. Er kann nicht rechtzeitig fliehen und bleibt im Land. Als es eigentlich schon nicht mehr möglich ist, gelingt ihm durch glückliche Zufälle und mit vielen Verlusten die Flucht. Als gebrochener Mann kehrt er in seine Heimat zurück.

Nicholas Garrigan ist als Prototyp eines narzisstischen Selbstobjekts eines Machtmenschen zu sehen. Giles Foden (2001) hat eine Romanfigur dargestellt, die uns helfen kann, unbegreifliche und unheilvolle Fehler, die sich in unserer Wirklichkeit ereignen, zu verstehen und möglicherweise zu vermeiden. In der Realität sieht es doch so aus, dass demokratische Regierungen immer wieder politische

Freundschaften mit Diktatoren eingehen und lange daran festhalten, bis sich endgültig herausstellt, dass diese Diktatoren entsetzliche Verbrechen ausüben, die Menschenrechte in gröbster Weise verletzen und letztlich auch Feinde jeder Demokratie sind. Was da geschieht, ist gerade nicht allein aus rationalen Überlegungen erklärlich.

Eine politische Psychoanalyse könnte rechtzeitig aufdecken, wer des Vertrauens würdig ist (Wirth 2002), denn allein moralisch-ethische Bedenken und Nutzen-Schaden-Analysen reichen nicht (für den ökonomischen Bereich vgl. auch Tuckett 2011). Eine politische Psychoanalyse könnte aufdecken, wenn Politiker, Vermittler und Wähler eines demokratischen Landes zu sekundär-narzisstischen Objekten von Machthabern geworden sind. Allein können sie aus der Beziehungsfalle der Macht ebenso wenig heraus wie der Protagonist Nicholas Garrigan (Foden 2001). Folgende Probleme müssen klar erfasst werden:

Problem 1 Charme und Verführungskraft des Machthabers und Verführbarkeit aufseiten des Opfers/der Opfer.

Problem 2 Erst das Scheitern des Machthabers öffnet Außenstehenden die Augen dafür, was im psychosozialen Arrangement der Macht zuvor gut verborgen bleiben konnte.

Problem 3 Diejenigen, die sich im Netz verfangen hatten, konnten die Unmoral und Verachtung zwar sehen, aber sich nicht befreien.

Problem 4 Mit dem drohenden Untergang versteht bzw. fühlt jeder zunehmend die unheilvolle Kehrseite, dass nämlich ein unvorstellbares destruktives und selbstdestruktives Potenzial mit dem gekränkten Narzissmus und dem befürchteten oder wirklichen Machtverlust, d.h. der Ohnmacht, freigesetzt wird.

Problem 5 Geltungsbedürfnis, Karrierestreben, Selbstbezogenheit und Bedenkenlosigkeit gelten in der Öffentlichkeit oft als Zeichen von Führungsstärke. Der Grat zwischen einer starken Führungskraft und heftigem Größenwahn scheint schmal, sodass der Wahn eine Zeit lang übersehen werden kann.

Problem 6 Unreife Persönlichkeiten, Paranoiker und Psychopathen haben in Diktaturen und Monarchien eine gute Chance, an die Macht zu kommen bzw. sich dort zu halten. Wer aber kann in einer Demokratie krankhafte Narzissten stoppen? Vermutlich gelingt es der Langsamkeit von Gesetzgebung, dem langen Marsch durch die Institutionen, den Ausführungsbestimmungen, die erst erlassen werden müssen, den Machtwütigen zwar nicht unschädlich zu machen, ihn aber doch zu begrenzen.

Problem 7 Es wird wahrscheinlich nicht gelingen, Menschen mit einer narzisstischen Persönlichkeitsstörung von Macht fernzuhalten, denn Macht wird – wie schon erwähnt – gesucht, um Gefühle von Ohnmacht, Hilflosigkeit und Minderwertigkeit zu kompensieren, und übt deshalb eine unwiderstehliche Anziehungskraft aus.

Problem 8 Wenn nun aber die ganze Verantwortung für die Phänomene von korrumpierender und dazu noch korrumpierter Macht dem oder den Mächtigen zugeschoben wird, dann sieht man die Fehler und Problemursachen nur beim anderen. Dann fühlt man sich ohnmächtig und befindet sich doch zugleich in einer zynischen und selbstgerechten Haltung. Dann wäre man nämlich in der Gruppe der Co- oder Komplementär-Narzissten gelandet, die dem Narzissten die Steigbügel halten.

Wenn wir es mit Macht zu tun haben, müssen wir unseren eigenen Narzissmus im Auge behalten: Was übt Anziehung aus? Wann stehen wir in der Gefahr, in eine komplementär-narzisstische Haltung zu fallen? Wo versagen unsere empathischen Kräfte? Wo haben wir uns schon verführen lassen? Wo sind wir bestechlich? Wo sind wir bereit, strategisch vorzugehen? Wann nennen wir uns selbst narzisstisch gesund und wann erkrankt?

Im therapeutischen Alltag sind wir im besten Fall in der Regel immer auf der Suche nach einer Balance.

8.3 Gutfreund oder Bestleister? – Hand aufs Herz

Um noch einmal mit dem Beispiel in ▶ Kap. 1 zu fragen: „Fühlen Sie sich nun eher zum Volk der Gutfreunde oder dem der Bestleister hingezogen?" Sicher antworten fast alle: „Zu beidem!". Und es kommt vermutlich darauf an, in welchem Bereich des Systems man arbeitet, ob in der Versorgung von Patienten, der Ausbildung von Psychotherapeuten, der Berufspolitik, in welchem Ausmaß man mal in dem einen und dem anderen Volk lebt. In jedem Tätigkeitsfeld ist ein anderes Mischungsverhältnis von professioneller und persönlicher Beziehung sinnvoll. Und vielleicht wählen wir ja gerade das Feld zu unserem Haupttätigkeitsfeld, welches am ehesten zu uns passt.

Mit Blick auf die tägliche Praxis, für die dieses Buch ja geschrieben wurde, kann festgestellt werden, dass wir in der täglichen therapeutischen Arbeit mit einer Strategie von Glaubwürdigkeit, Überzeugungskraft und Erfolgsorientierung bei vollem Einsatz unseres Wissens und Könnens allein nicht weit kommen würden. Die Patienten suchen und brauchen echte Beziehungen, in denen ihnen Mitgefühl entgegengebracht wird. Und viele Behandlungsansätze ermutigen uns dazu, Echtheit und Authentizität in die Begegnungen und Beziehungen einzubringen. Insofern verwirklichen wir Offenheit und Ehrlichkeit auf einer ganz persönlichen Ebene in der therapeutischen Beziehung, die doch auch ihre ganz eigenen Regeln und Gesetze hat. Wir müssen ständig eine adäquate Mischung aus professioneller und persönlicher Hinwendung zum Patienten in Einklang bringen. Und auch Patienten müssen ihre persönlichen Gefühle beschränken auf den Bereich der professionellen Begegnung. Jedoch: Wir können uns zumindest theoretisch und in der Phantasie von Patienten leichter aus der Beziehung zurückziehen, während sich der Patient in einer Abhängigkeit, die je nach Phase der Therapie unterschiedlich stark sein kann, sieht. Es ist eine Tatsache, dass man einen Therapeuten, zu dem eine Bindung entstanden ist, nicht mal eben austauschen kann. Dadurch entsteht eine Asymmetrie in der Beziehung. Bewusste und unbewusste Minderwertigkeitsgefühle, die dadurch unweigerlich mehr oder weniger entstehen, müssen beachtet werden, und es muss betrachtet werden, wie diese kompensiert werden. Wir können als Psychotherapeuten darauf einwirken, dass die Menschen, auf die wir Einfluss haben (zu diesen gehören wir selbst auch), unvermeidlich entstehende Minderwertigkeitsgefühle gut kompensieren und ihre (und wir unsere) narzisstischen Bedürfnisse in einem gesunden Bereich halten. Nach Adler besteht eine gute, wünschenswerte Kompensation in einem Abbau vertikaler Strukturen zugunsten der Entwicklung von Mitgefühl und Gemeinschaftsgefühl und Dazugehörigkeit (■ Abb. 8.1).

Diese Kompensation ist von weitreichender und zugleich auch hochpolitischer Bedeutung, denn Empathie, das Mitfühlen, sowie das Gemeinschafts- und Dazugehörigkeitsgefühl bilden die Grundlage des menschlichen Zusammenlebens. Diese Basis ist bei den meisten Menschen noch erreichbar. Deshalb sollten die, die die Bedeutung von Mitgefühl und kognitiver wie emotionaler Empathie erfassen und Schmerzen fühlen können,

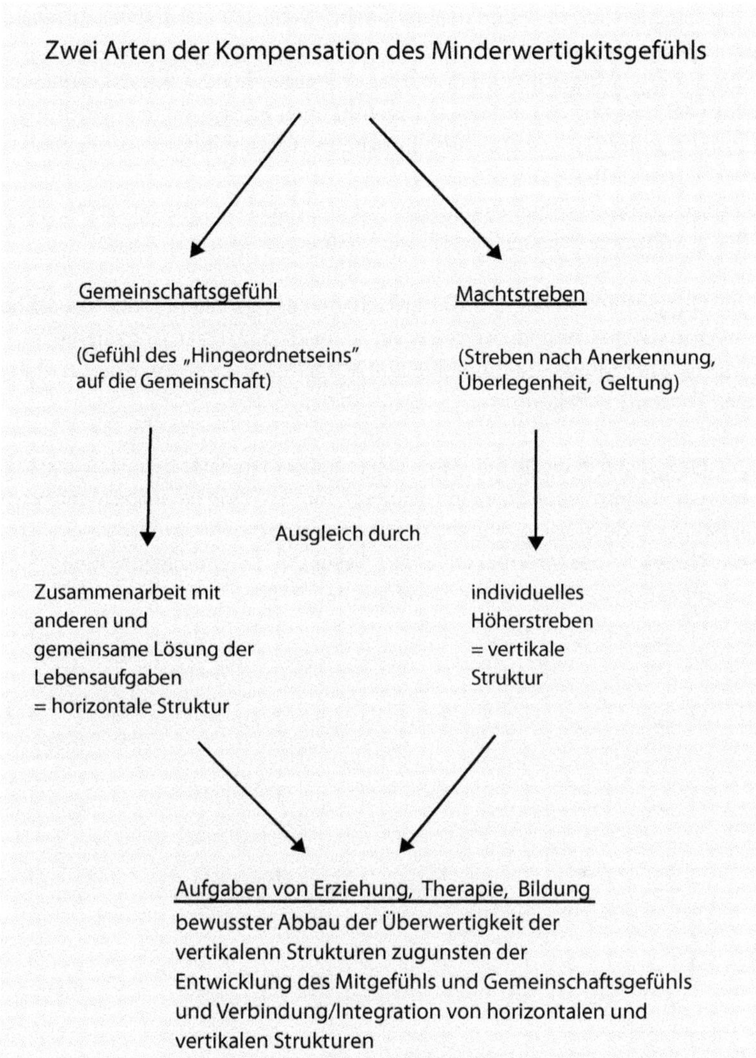

Abb. 8.1 Kompensationsarten des Minderwertigkeitsgefühls (nach Adler)

- dieses in kluger Weise offen leben und zeigen können,
- an geeigneten Orten offen darüber sprechen können,
- das Gespräch darüber fördern,
- versuchen, aus unseren gegenwärtigen Krisen (Wirtschaft, Terror, Politik) zu lernen,
- das Wettbewerbs- und Profitmotiv in seinen Wirkungen erkennen,
- wissen, was es heißt, dass schätzungsweise ein Drittel der Menschen eine unmenschliche bis grausame Kindheit hatte, nämlich dass einige von ihnen gerade dadurch unter den Bedingungen von Wettbewerb und Profit die erfolgreichsten von allen sind,
- erkennen, wann die Gefahr besteht, zum Steigbügelhalter zu werden,

- wissen, dass eigenen Schmerz und den der Opfer erleben zu können der Anfang der Veränderung bzw. Gesundung ist,
- versuchen, anderen Mitgefühl und Empathie gegenüber Lebewesen nahezubringen,
- z.B. die Entwicklung von durch Liebe, Mitgefühl und Güte geprägten Beziehungen beschleunigen, indem sie gesunde Beziehungen zwischen Kindern und Tieren fördern (vgl. Sevecke et al. 2013),
- konstruktiven Einfluss geltend zu machen, um die Macht des Mitfühlens zu verteidigen, zur Wirkung kommen zu lassen und für die Weiterverbreitung zu sorgen.

„Mitgefühl und Empathie sind Begriffe, die die Debatten um die Zukunft der Menschheit bestimmen", meinte Arno Gruen in einem Interview am 30.08.2015 in 3Sat (nachzulesen in Gruen 2014 und 2016). Macht und Einfluss mit Empathie und Mitgefühl auszuüben bedeutet, dass Empathie eine politische Dimension bekommt.

» Geist ist eingedrungen in die Natur, wie das Messer dringt in eines Baumes Mark. Nunmehr freilich kann die toddrohende Schneide nicht aus dem Stamme herausgezogen werden, denn der Baum würde dabei verbluten. Aber niemand darf behaupten, dass ein Schwert im Herzen der Weltesche das Merkmal sei für ihre Gesundheit. (Jean-Jacques Rousseau, Über den Ursprung der Ungleichheit unter den Menschen, 1750)

Serviceteil

M.-L. Althoff, *Macht und Ohnmacht mentalisieren*, Psychotherapie: Praxis,
DOI 10.1007/978-3-662-50329-4

Literatur

Adler A (1927) Menschenkenntnis. Menschenkenntnis. Fischer, Frankfurt a.M. 1966

Albani C, Blaser G, Geyer M, Kächele H (1999) Die „Control-Mastery" Theorie – eine kognitiv orientierte psychoanalytische Behandlungstheorie von Joseph Weiss. Forum Psychoanal 15: 224–236

Allen JG, Fonagy P (2006) Mentalisierungsgestützte Therapie. Klett-Cotta, Stuttgart 2009

Allen JG, Fonagy P, Bateman AW (2011) Mentalisieren in der psychotherapeutischen Praxis. Klett-Cotta, Stuttgart 2008

Allen JG (2013) Mentalizing in the Development and Treatment of Attachment Trauma. Karnac Books, London

Althoff ML (2009) Der Sichere Rahmen. Peter Lang, Frankfurt a.M.

Althoff ML (2013) Die vakante Sitzung in Psychoanalyse und Supervision. Forum Psychoanal 29: 139–160

Arendt H (1963a) Wahrheit und Politik. In: Wahrheit und Lüge in der Politik. Zwei Essays. Piper, München 1972

Arendt H (1963b) Eichmann in Jerusalem. Ein Bericht von der Banalität des Bösen. Piper, München 2011

Bandura A (1976) Lernen am Modell. Ansätze zu einer sozial-kognitiven Lerntheorie. Klett, Stuttgart

Bandura A (1979) Sozial-kognitive Lerntheorie. Klett-Cotta, Stuttgart

Bateman AW, Fonagy P (2006) Psychotherapie der Borderline-Persönlichkeitsstörung. Ein mentalisierungsgestütztes Behandlungskonzept. Psychosozial-Verlag, Gießen 2008

Bateman AW, Fonagy P (2008) Comorbid Antisocial and Borderline Personality Disorder and comorbid Antisocial Personality Disorder: mentalization based treatment. Journal of Clinical Psychology 64: 1–14

Bateson G (1996) Ökologie des Geistes: anthropologische, psychologische, biologische und epistemologische Perspektiven. Suhrkamp, Frankfurt a.M.

Bauer-Jelinek C (2007) Die geheimen Spielregeln der Macht. Ecowin Verlag, Salzburg

Bauers J (2007) Prinzip Menschlichkeit. Warum wir von Natur aus kooperieren.
Hoffmann und Campe, Hamburg

Bergmann-Mausfeld G (2006) Pathologische Passung, Mentalisierung und negative therapeutische Reaktion. Forum Psychoanal 22: 249–267

Bergmann-Mausfeld G (2013) Die Vertreibung aus der Hölle. Zur Bindungskraft früher pathogener Bindungserfahrungen. Forum Psychoanal 29: 459–475

Bion WR (1959) Angriffe auf Verbindungen. In: Bott Spillius E (Hrsg) (1990) Melanie Klein heute, Bd 1. Verlag Internationale Psychoanalyse, München, S 110–139

Bischof-Köhler D (2011) Soziale Entwicklung in Kindheit und Jugend – Bindung, Empathie, Theory of Mind. Kohlhammer, Stuttgart

Blair RJR (2005) Responding to the emotions of others: Dissociating forms of empathy through the study of typical and psychiatric populations. Conscious and Cognition 14: 698–718

Böllinger L (2008) Macht. In: Mertens W, Waldvogel B (Hrsg) Handbuch psychoanalytischer Grundbegriffe. Kohlhammer, Stuttgart, S 441–446

Brandl Y, Bruns G, Gerlach A, Hau S, Janssen PL, Kächele H, Leichsenring F, Leuzinger-Bohleber M, Mertens W, Rudolf G, Schlösser AM, Springer A, Stuhr U, Windaus E (2004) Psychoanalytische Therapie. Eine Stellungnahme für die wissenschaftliche Öffentlichkeit und für den Wissenschaftlichen Beirat Psychotherapie. Forum Psychoanal 20: 13–125

Brockmann J, Kirsch H (2010) Konzept der Mentalisierung – Relevanz für die psychotherapeutische Behandlung. Psychotherapeut 55: 279–290

Buchheim P, Cierpka M (Hrsg) (2000) Macht und Abhängigkeit. Lindauer Texte. Springer, Berlin Heidelberg

Campbell J (1994) Die Kraft der Mythen. Artemis & Winkler, Zürich

Chamberlain D (1990) Woran Babys sich erinnern. Kösel, München

Copray N (2010) Fairness. Der Schlüssel zu Kooperation und Vertrauen. Gütersloher Verlagshaus, Gütersloh

Cremerius J (1995) Lehranalyse und Macht. In: Schmidt-Lellek CJ, Heimannsberg B (Hrsg) (1995) Macht und Machtmissbrauch in der Psychotherapie. Edition Humanistische Psychologie, Köln, S 99–122

Dreikurs R (2009) Psychologie im Klassenzimmer. Klett-Cotta, Stuttgart

Drewermann E (2005) Dornröschen. Patmos, Ostfildern

Eickelpasch R, Rademacher C (2004) Identität. Transcript Verlag, Bielefeld

Eiguer A (1989) Le pervers narcissique et son complice. Dunod, Paris

Epiktet (o.J.) Handbüchlein der Moral. Übs. u. hrsg. v. K. Steinmann. Reclam, Stuttgart 2004

Ermann M (2005) On perverse thinking. Int Forum Psychoanal 14: 188–192

Euler S, Schultz-Venrath (2014) Mentalisierungsbasierte Therapie (MBT) – Mentalisieren als Grundlage wirksamer Psychotherapien. Psychotherapie im Dialog 15: 40–43

Ferenczi S (1933) Sprachverwirrung zwischen den Erwachsenen und dem Kind. In: Schriften zur Psychoanalyse, Bd 2. Fischer, Frankfurt a.M. 1972
Fink-Eitel H (1992) Dialektik der Macht. In: Angehrn E et al. (Hrsg) Dialektischer Negativismus. Suhrkamp, Frankfurt a.M., S 35–56
Foden G (2001) Der letzte König von Schottland. Aufbau Verlag, Berlin
Fonagy P (1995) Playing with reality: the development of psychic reality and its malfunction in borderline personalities. Int J Psychoanal 76: 39–44
Fonagy P (2003) Bindungstheorie und Psychoanalyse, 3. Aufl. Klett-Cotta, Stuttgart 2009
Fonagy P, Target M (1996) Playing with reality, II: the development of psychic reality from a theoretical perspective. Int J Psychoanal 77: 459–479
Fonagy P, Target M (1998) Ein interpersonelles Verständnis des Säuglings. In: Hurry A (Hrsg) (2002) Psychoanalyse und Entwicklungsförderung von Kindern. Brandes & Apsel, Frankfurt a.M., S 11–42
Fonagy P, Target M (2006) Psychoanalyse und die Psychopathologie der Entwicklung. Klett-Cotta, Stuttgart
Fonagy P, Gergely G, Jurist E, Target M (2004a) Affektregulierung, Mentalisierung und die Entwicklung des Selbst. Klett-Cotta, Stuttgart
Fonagy P, Gergely G, Jurist EL, Target M (2004b) Entwicklungsaufgaben der normalen Adoleszenz und adoleszenter Zusammenbruch. In: Fonagy P, Gergely G, Jurist EL, Target M (2004) Affektregulierung, Mentalisierung und die Entwicklung des Selbst. Klett-Cotta, Stuttgart, S 320–342
Foucault M (1987) Das Subjekt und die Macht. In: Hubert L, Dreyfus PR. Michel Foucault. Jenseits von Strukturalismus und Hermeneutik. Athenäum, Frankfurt a.M., S 241–261
Freud S (1915) Bemerkungen über die Übertragungsliebe. GW X, S 306–321
Freud S (1920) Jenseits des Lustprinzips. GW XIII, S 1–69
Freud S (1932) Warum Krieg? GW XVI, S 13–27
Fromm E (1976) Haben oder Sein. Deutsche Verlags-Anstalt, München
Fromm E (1981) Märchen, Mythen, Träume. Rowohlt, Reinbek b. Hamburg
Gergely G, Watson J (1996) Die Theorie des sozialen Biofeedbacks durch mütterliche Affektspiegelung. Selbstpsychologie 17/18: 143–194
Gergely G, Watson J (1999) Early social-emotional development: Contingency perception and the social biofeedback model. In: Rachat P (ed) Early Social Cognition: Understanding Others in the First Months of Life. Erlbaum, Hillsdale, NJ, pp 101–137
Gilligan C (1983) Die verlorene Stimme. Campus, Frankfurt a.M.
Goleman D (2008) Soziale Intelligenz. Knaur, München
Greene R (1999) Power – die 48 Gesetze der Macht. Hanser, München
Greenson R (1967) The Technique and Practice of Psychoanalysis, Vol 1. International Universities Press, New York
Grof S (1975) Topographie des Unbewussten: LSD im Dienst der tiefenpsychologischen Forschung. Klett-Cotta, Stuttgart
Gruen A (1984) Der Verrat am Selbst. Die Angst vor Autonomie bei Mann und Frau. Causa, München
Gruen A (2014) Wider den Gehorsam. Klett-Cotta, Stuttgart
Gruen A (2016) Wider die kalte Vernunft. Klett-Cotta, Stuttgart
Gruen A, Weber D (2001) Hass in der Seele. Herder, Freiburg i.B.
Jarass H (2014) „Alles was ich liebe, muss ich zerstören". Forum Psychoanal 30: 325–340
Habermas J (1981) Philosophisch-politische Profile. Suhrkamp, Frankfurt a.M.
Habermas J (1985) Die neue Unübersichtlichkeit. Kleine Politische Schriften V. Suhrkamp, Frankfurt a.M.
Häusel HG (2008) Brain View. Haufe, Planegg
Haslam-Hopwood TC, Allen JG, Stein A, Bleiberg E (2009) Verbesserung des Mentalisierens durch Psychoedukation. In: Allen JG, Fonagy P. Mentalisierungsgestützte Therapie. Klett-Cotta, Stuttgart, S 347–374
Hesse H (1987) Demian. GW Bd. 5. Suhrkamp, Frankfurt a.M.
Hinsch R, Pfingsten U (2007) Das Gruppentraining sozialer Kompetenzen (GSK). Grundlagen, Durchführung, Materialien. Beltz, Weinheim
Hirigoyen MF (2002) Die Masken der Niedertracht. dtv, München
Hüther G (2006) Die Macht der inneren Bilder. Vandenhoeck & Ruprecht, Göttingen
Hüther G, Weser I (2015) Das Geheimnis der ersten neun Monate. Beltz, Weinheim
Hurni M, Stoll G (1999) Der Hass auf die Liebe. Psychosozial-Verlag, Gießen
Janov A (1981) Gefangen im Schmerz. Fischer, Frankfurt a.M.
Janov A (1993) Der neue Urschrei: Fortschritt in der Primärtherapie. Fischer, Frankfurt a.M.
Janov A (2000) The Biology of Love. Prometheus, New York
Janov A (2012) Vorgeburtliches Bewusstsein. Scorpio, München
Janus L (2011) Der Seelenraum des Ungeborenen. Patmos, Ostfildern
Jurist EL (2008) Mind and yours. In: Jurist EL, Slade A und Bergner S (Hrsg) Mind to mind. Infant research, neuroscience and psychoanalysis. Other Press, New York
Kahl-Popp J (2010) Kontextanalytische Supervision in der psychoanalytischen Ausbildung. Psychotherapeut 55: 471–476

Kächele H (2006) Psychotherapeut/Psychotherapeutin Person – Persönlichkeit – Funktion. Psychotherapie 11(2): 136–140

Kämmerer A, Funke J (2004) Seelenlandschaften. Streifzüge durch die Psychologie. 98 persönliche Positionen. Vandenhoeck & Ruprecht, Göttingen

Kast V (1983) Mann und Frau im Märchen. Eine psychologische Deutung. Walter, Olten

Kast V (1984) Familienkonflikte im Märchen. Eine psychologische Deutung. Walter, Olten

Kast V (1988) Imagination als Raum der Freiheit. Walter, Olten

Kernberg OF, Dulz B, Eckert J (2005) WIR: Psychotherapeuten über sich und ihren „unmöglichen" Beruf. Schattauer, Stuttgart

König K (2008) Brüder und Schwestern. Geburtenfolge als Schicksal, 14. Aufl. Vandenhoeck & Ruprecht, Göttingen

Kohlberg L (1974) Zur kognitiven Entwicklung des Kindes. Suhrkamp, Baden-Baden

Konrad K, Uhlhaas PJ (2011) Das adoleszente Gehirn. Eine Perspektive. In: Uhlhaas PJ, Konrad K (Hrsg) Das adoleszente Gehirn. Kohlhammer, Stuttgart, S 261–264

Konrad K, Firk C, Uhlhaas PJ (2013) Hirnentwicklung in der Adoleszenz. Dtsch Ärzteblatt 25: 425–431

Kraus B (2002) Konstruktivismus – Kommunikation – Soziale Arbeit. Radikalkonstruktivistische Betrachtungen zu den Bedingungen des sozialpädagogischen Interaktionsverhältnisses. Carl-Auer-Systeme, Heidelberg

Kraus B (2013) Erkennen und entscheiden. Beltz, Weinheim/Basel

Künkel F (1929) Die Arbeit am Charakter. Die neuere Psychotherapie in ihrer Anwendung auf Erziehung, Selbsterziehung und Seelenführung. Bahn, Schwerin

Künkel F (1935) Grundzüge der praktischen Seelenheilkunde. Hippokrates, Stuttgart

Kuiper PC (1980) Die seelischen Krankheiten des Menschen. Huber, Stuttgart

Leman K (2004) Geschwisterkonstellationen – die Familie bestimmt ihr Leben, 6. Aufl. Moderne Verlagsgesellschaft, Frankfurt a.M.

Langs RJ (1982) Psychotherapy: A Basic Text. Jason Aronson, New York

Langs RJ (1984) Die Angst vor validen Deutungen und vor einem festen Rahmen. Forum Psychoanal 5: 1–18 (1989). Original: Making interpretations and securing the frame. International Journal of Psychoanalysis 10: 3–23

Langs RJ (1992) Science, systems, and psychoanalysis. Karnac, London

Langs RJ (1994) Doing Supervision and Being Supervised. Karnac, London

Langs RJ (1996) The Evolution of the Emotion-processing Mind. With an Introduction to Mental Darwinism. Karnac Books, London

Langs RJ (2004) Fundamentals of Adaptive Psychotherapy and Counselling. Palgrave, New York

Leuzinger-Bohleber M (2001) Katamnesen – ihre klinische Relevanz. In: Stuhr U, Leuzinger-Bohleber M, Beutel M (Hrsg) Langzeit-Psychotherapie. Perspektiven für Therapeuten und Wissenschaftler. Kohlhammer, Stuttgart

Lipton BH, Bhaerman S (2009) Spontane Evolution. Koha, Burgrain

Luhmann N (1975) Macht, 4. Aufl. UTB, Stuttgart 2012

Luyten P, Fonagy P, Lowyck B, Vermote R (2011) Assessment of mentalization. In: Bateman AW, Fonagy P (ed) Handbook of Mentalizing in Mental Health Practice. American Psychiatric Pub., Washington, DC, pp 43–65

Machiavelli N (1513) Il Principe. Übs. und hrsg. von Rudolf Zorn. Kröner, Stuttgart 1972

Meyer AE, Richter R, Grawe K, von der Schulenburg J-M, Schulte B (1991) Forschungsgutachten zu Fragen eines Psychotherapeutengesetzes. Bundesgesundheitsministerium, Bonn

Miller A (1979) Das Drama des begabten Kindes. Suhrkamp, Berlin

Miller A (2007) Dein gerettetes Leben. Suhrkamp, Berlin

Moeller ML (1982) Sich selbst überleben. Kursbuch 70: 71–99

Nietzsche F (1874) Unzeitgemäße Betrachtungen – Schopenhauer als Erzieher. Insel, Berlin 1981

Nietzsche F (1883) Also sprach Zarathustra. In: Gesammelte Werke. Anaconda Verlag, Köln 2012

Nietzsche F (1980) Sämtliche Werke. Kritische Studienausgabe in 15 Bänden, 3. Aufl. Hrsg. von Giorgio Colli und Mazzino Montinari. dtv, München 2009

Overbeck G (1997) Der Koryphäenkiller. Suhrkamp, Frankfurt a.M.

Panksepp J (2003) Feeling the Pain of Social Loss. Science 302: 237–239

Person ES (2003) Feeling Strong. How power issues affect our ability to direct our own lives. Harper Collins, London

Piegler T (2003) Macht, Ohnmacht und Machtmissbrauch in psychotherapeutischen Beziehungen. Psychotherapie Forum 3: 106–112

Portele G (1989) Autonomie, Macht, Liebe. Konsequenzen der Selbstreferentialität. Suhrkamp, Frankfurt a.M.

Portele G, Roessler K (1994) Macht und Psychotherapie. Ein Dialog. Edition Humanistische Psychologie, Köln

Pross C (2009) Verletzte Helfer. Klett-Cotta, Stuttgart

Rank O (1924) Das Trauma der Geburt und seine Bedeutung für die Psychoanalyse. Psychosozial-Verlag, Gießen 2007

Reddemann L (2001) Imagination als heilsame Kraft. Klett-Cotta, Stuttgart
Reddy V (2008) How Infants Know Minds. Harvard University Press, London
Reerink G (2014) Nachdenken mit Bion. Forum Psychoanal 30: 421–440
Riemann F (1961) Grundformen der Angst. Ernst-Reinhardt-Verlag, München
Roth G, Strüber N (2014) Wie das Gehirn die Seele macht. Klett-Cotta, Stuttgart
Rousseau J-J (1750) Über den Ursprung der Ungleichheit unter den Menschen. Felix Meiner, Hamburg 1995
Rüger U, Dahm A, Dieckmann M, Neher M (2015) Faber/Haarstrick. Kommentar Psychotherapie-Richtlinien, 10. Aufl. Urban & Fischer, München
Sandler J (1976) Gegenübertragung und Bereitschaft zur Rollenübernahme. Psyche 30(4): 297–305
Sapute AB, Lieberman MD (2006) Integrating automatic and controlled processes into neurocognitive models of social cognition. Brain Research 1079(1): 86–97
Schmidbauer W (1977) Die hilflosen Helfer. Über die seelische Problematik der helfenden Berufe. Rowohlt, Reinbek bei Hamburg
Schmidbauer W (1997) Wenn Helfer Fehler machen. Rowohlt, Reinbek bei Hamburg
Schmidbauer W (2011) Das kalte Herz. Von der Macht des Geldes und dem Verlust der Gefühle. Murmann,
Hamburg
Schmidbauer W (2015) Kann eine (Lehr-)Analyse ungültig sein? Forum Psychoanal 31: 53–68
Schmidt-Lellek CJ, Heimannsberg B (Hrsg) (1995) Macht und Machtmissbrauch in der Psychotherapie. Edition Humanistische Psychologie, Köln
Schore AN (1994) Affect Regulation and the Origin of the Self. Lawrence Erlbaum, Hillsdale, NJ
Schultz-Venrath U (2013) Lehrbuch Mentalisieren. Klett-Cotta, Stuttgart
Sevecke K, Franke S, Krischer MK (2013) Tierquälerei als Symptom von Callous-Unemotional Traits bei inhaftierten Jungen und Mädchen. Kindheit und Entwicklung 22(3): 165–173
Simmel G (1900) Philosophie des Geldes. Anaconda, Köln 2009
Smith DL (1991) Hidden Conversations. Routledge, London
Sohni H (2011) Geschwisterdynamik. Psychosozial-Verlag, Gießen
Sowarka B (1995) Soziale Intelligenz und soziale Kompetenz. In: Sarges W (Hrsg) Management-Diagnostik. Hogrefe, Göttingen, S 365–382
Spangenberg E (2014) Behutsame Trauma-Integration (TRIMB). Klett-Cotta, Stuttgart
Springer A, Gerlach A, Schlösser A-M (Hrsg) (2005) Macht und Ohnmacht. Psychosozial-Verlag, Gießen
Steinbeis N, Bernhardt BC, Singer T (2012) Impulse control and underlying functions of the left DLPFC mediate age-related and age-independent individual differences in strategic social behavior. Neuron 73(5): pp 1040–1051
Sterba R (1934) The fate of the ego in psychoanalytic therapy. Int J Psychoanalysis 15: 117–112
Stern D et al. (2012) Veränderungsprozesse. Psychosozial-Verlag, Gießen
Taubner S (2008) Entsteht Einsicht im Täter-Opfer-Ausgleich? Eine empirische Studie am Beispiel adoleszenter Gewaltstraftäter. Monatszeitschrift für Kriminologie 91(4): 281–294
Taubner S (2015) Konzept Mentalisieren. Psychosozial-Verlag, Gießen
Taubner S, Sevecke K, Nolte T, Roussow T, Bateman AW (2015) Manual for Menalization-based-treatment for conduct-disorder (MBT-CD). Unveröff. Manuskript
Thorwart J (2015) Zur Prävention von Grenzverletzungen in der psychoanalytischen Ausbildung. Forum Psychoanal 31; 35–51
Tibone G, Schmieder-Dembek B (2015) Abstinenz und Abstinenzverletzungen in der psychoanalytischen Ausbildung. Forum Psychoanal 31; 17–34
Tuckett D (2011) Minding the Markets. Palgrave Macmillan, Basingstoke
Upledger JE (1996) Auf den inneren Arzt hören. Hugendubel, München
Wampold BE (2001) The great psychotherapy debate: Model, methods, and findings. Lawrence Erlbaum Associates, New York
Watzlawick P (1983) Anleitung zum Unglücklichsein. Piper, München
Weber M (1922) Wirtschaft und Gesellschaft. Siebeck, Tübingen
Weiss J (1993) How Psychotherapy Works. Guilford Press, New York
Wiegand-Grefe S, Schuhmacher M (2006) Strukturelle Gewalt in der psychoanalytischen Ausbildung. Psychosozial-Verlag, Gießen
Willi J (1975) Die Zweierbeziehung. Spannungsursachen, Störungsmuster, Klärungsprozesse, Lösungsmodelle. Rowohlt, Reinbek bei Hamburg
Winnicott DW (1965) Reifungsprozesse und fördernde Umwelt. Studien zur Theorie der emotionalen Entwicklung. Psychosozial-Verlag, Gießen 2002
Wirth HJ (2002) Narzissmus und Macht. Zur Psychoanalyse seelischer Störungen in der Politik. Psychosozial-Verlag, Gießen
Zimbardo PH (2007) Der Luzifer-Effekt. Spektrum-Verlag, Heidelberg 2008

Internetadressen

Deutsches Institut für Psychotraumatologie (2016) Sexuelle Übergriffe in Psychotherapie, Psychiatrie, und psychologischer Beratung. http://www.psychotraumatologie.de/missbrauch/informationen (Zuletzt gesehen: 16.03.2016)

Stangl W (2001) Der Begriff der sozialen Kompetenz in der psychologischen Literatur (Version 2.0). p@psych e-zine 3. Jg. http://paedpsych.jk.uni-linz.ac.at/PAEDPSYCH/SOZIALEKOMPETENZ/ (Zuletzt gesehen: 28.02.2016)

www.staufenbiel.ch/bewerbung-karriere/soft-skills/die-wichtigsten-soft-skills/fuehrung.html (Zuletzt gesehen: 28.02.2016)

Stichwortverzeichnis

A

B

C

D

E

F

G

H

I

K

M

N

O

P

Q

R

S

T

U

V

W

Z

GPSR Compliance
The European Union's (EU) General Product Safety Regulation (GPSR) is a set of rules that requires consumer products to be safe and our obligations to ensure this.

If you have any concerns about our products, you can contact us on

ProductSafety@springernature.com

In case Publisher is established outside the EU, the EU authorized representative is:

Springer Nature Customer Service Center GmbH
Europaplatz 3
69115 Heidelberg, Germany

www.ingramcontent.com/pod-product-compliance
Ingram Content Group UK Ltd.
Pitfield, Milton Keynes, MK11 3LW, UK
UKHW022117051026
15623UKWH00003B/912
9783662503287